Maida
Der große TRIAS-Ratgeber
Multiple Sklerose

Die Autorin

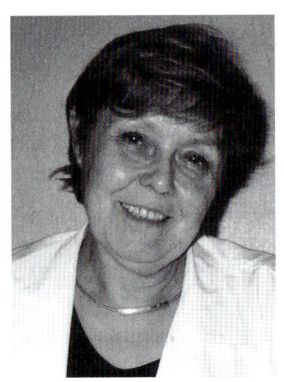

Univ.-Prof. Dr. med. Eva Maria Maida ist Neurologin und arbeitet in eigener Praxis in Wien, Österreich. Den Schwerpunkt ihrer Tätigkeit hat sie auf die Behandlung und Beratung von MS-Patienten gelegt. Ihre über 25-jährige Erfahrung mit Multipler Sklerose hat sie in diesem Ratgeber zusammengefasst, der nun bereits in der 4. Auflage vorliegt.

Univ.-Prof. Dr. med. Eva Maria Maida

Der große TRIAS-Ratgeber

Multiple Sklerose

- Diagnose MS: Was Ihnen jetzt hilft
- Wie Sie bewusst und aktiv Ihren Alltag gestalten
- Alles über die neuen Behandlungsmöglichkeiten

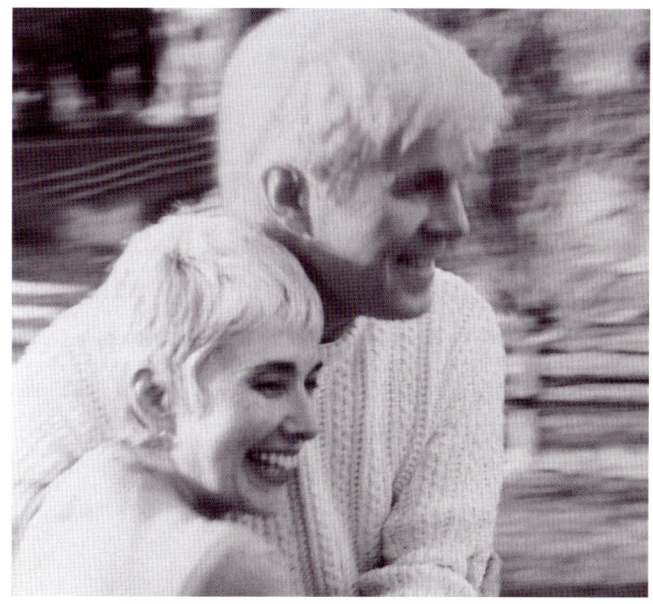

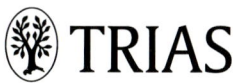

Inhalt

Inhalt

Inhalt

Zu diesem Buch

Wenn Sie gerade mit der Diagnose Multiple Sklerose (MS) oder auch nur dem Verdacht auf MS konfrontiert wurden, stürzen wahrscheinlich viele Fragen auf Sie ein: Was erwartet mich? Welche Hilfe gibt es? Was muss ich beachten? Wie soll ich mein Leben gestalten? Wie schnell schreitet die Krankheit voran? Muss ich mit Behinderungen rechnen? Die Krankheit – das Ungewisse, das mit ihr verbunden ist – macht Angst, vor allem zu Beginn. Das ist normal. Die meisten Menschen empfinden so: Sie verbinden mit MS ein schlimmes Leiden, das in kurzer Zeit zu schweren Behinderungen führt. Doch das muss nicht sein. Nicht jede MS verläuft schwer, und es gibt mittlerweile gute Möglichkeiten, den Krankheitsverlauf günstig zu beeinflussen.

Seit mehr als 25 Jahren betreue ich Menschen mit MS. Kein Schicksal gleicht dem anderen. Jeder hat seine ganz persönlichen Ängste, seine eigenen Probleme mit der Krankheit und in der Beziehung zu anderen Menschen zu meistern. Meine Aufgabe besteht nicht nur darin, Medikamente zu verordnen; ich möchte jedem meiner Patienten helfen, die Ängste zu überwinden und die Krankheit zu bewältigen. Für Sie als Betroffenen ist es besonders wichtig, MS nicht zu verdrängen, sondern sich von Anfang an aktiv mit ihr auseinander zu setzen. Gut informierte Patienten fühlen sich sicherer im Umgang mit der Krankheit, und es gelingt ihnen besser, damit leben zu lernen und Ängste abzubauen. Über seine

Krankheit Bescheid zu wissen ist nicht nur für die Behandlung wichtig, sondern auch, um sie in die Lebensplanung einbeziehen zu können.

Heute trifft das Bild der raschen Verschlechterung, das der neurologischen Beschwerden und der baldigen Beeinträchtigung des Lebens weniger zu als je zuvor. Die Grundlagenforschung hat besonders in den letzten Jahren wichtige neue Erkenntnisse gebracht. Neue Behandlungsformen wurden entwickelt, und die bereits seit etlichen Jahren verfügbaren Therapien wurden individuell besser eingesetzt.

Wichtig ist, dass unmittelbar nach der Diagnose gehandelt wird bzw. dass die Diagnose überhaupt gestellt wird. Erst seit wenigen Jahren weiß man, dass bereits im Frühstadium die Weichen für die Zukunft gelegt werden. Denn gerade zu Beginn der MS entstehen – wenn nicht eingegriffen wird – nicht zu behebende Schäden im Nervensystem. Im Laufe der Zeit summieren sich diese Schäden, und so kann es nach Jahren zu bleibenden neurologischen Störungen kommen. Durch zu langes Warten vergeht also wertvolle Zeit. Viele der schon länger Erkrankten befinden sich jetzt in dieser Situation. Die Behandlung wurde zu spät begonnen. Doch das sollte für Sie kein Grund zur Resignation sein: Die jetzigen Therapien können auch noch im fortgeschrittenen Stadium den Krankheitsverlauf verlangsamen. Und man darf davon ausgehen, dass die Medizin in absehbarer Zeit Möglichkeiten findet, Schäden im Nervensystem zu reparieren.

In meiner Praxis begegnet mir immer wieder viel Trauriges, aber auch viel Schönes. Ich lerne von den Kranken zum Nutzen anderer, und ich lerne auch für mich selbst. Es gibt so viele starke Menschen unter den MS-Kranken, die ihr Leben wunderbar meistern – trotz Beeinträchtigung und trotz des Damoklesschwertes des Schubes, das über ihnen schwebt. Jeder Schub bei einem Patienten bedeutet, neu zu kämpfen – auch für mich. Es lohnt sich für jeden Kranken, sich zu wehren, in jedem Stadium der Krankheit und erst recht dann, wenn die Krankheit durch andere Schicksalsschläge noch belastender und das Leben noch ungerechter empfunden wird. Kämpfen Sie nicht nur für die Verbesserung Ihres körperlichen Befindens, sondern auch für die Stärkung Ihrer Seele und somit der gesamten Persönlichkeit – das ist für die Krankheitsbewältigung so wichtig. Ich

kann nicht für Sie als Betroffenen kämpfen (leider), aber ich helfe gerne dabei – mit medizinischen Mitteln, mit seelischer Unterstützung und mit Beratung. Vielleicht ein wenig auch mit diesem Buch.

Es ist das Ziel dieses Ratgebers, die aktuellen Kenntnisse über die Krankheit und deren Behandlung zu vermitteln, alle Fragen zum Leben mit MS so gut wie möglich zu beantworten und zu helfen, mit den psychologischen Belastungen durch die Erkrankung fertig zu werden. Ein besonders wichtiges Anliegen ist es mir, Ihnen nahe zu bringen, dass sich die MS heute nicht mehr zu der Krankheit entwickeln muss, wie sie in den alten Büchern beschrieben ist – denn:

Multiple Sklerose ist zwar noch nicht heilbar, aber behandelbar.

Dr. Eva Maria Maida

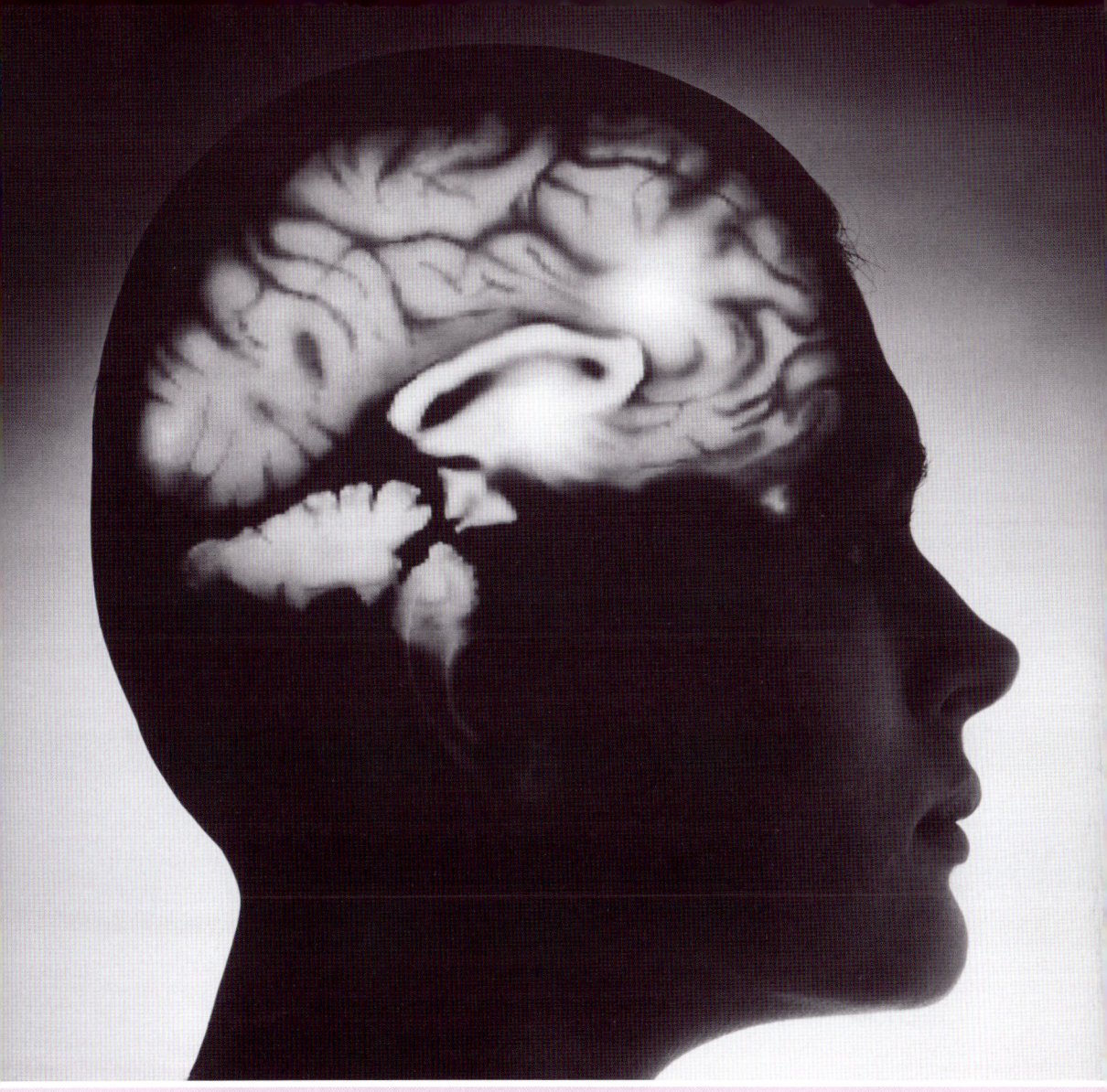

Multiple Sklerose verstehen lernen

Den meisten Menschen, die mit der Diagnose MS konfrontiert werden, erscheint die Krankheit zunächst wie ein Buch mit sieben Siegeln. Sie wissen nicht, was sich in ihrem Körper abspielt und was womöglich alles noch auf sie zukommen kann. Damit Sie Ihre Krankheit besser verstehen und dadurch leichter bewältigen lernen, erfahren Sie im folgenden Kapitel die wichtigsten medizinischen Grundlagen. MS ist eine entzündliche Erkrankung des Zentralnervensystems (ZNS), eine Autoimmunerkrankung. Zum besseren Verständnis ist es deshalb notwendig, etwas über den Aufbau des Nervensystems und die Funktionsweise des Immunsystems zu wissen.

Aufbau und Funktion des Nervensystems

Schäden im Zentralnervensystem (ZNS) können verschiedenartige neurologische Ausfälle verursachen. Das hängt davon ab, welche Stellen im Nervensystem betroffen sind. Für eine wirksame Behandlung ist es entscheidend zu wissen, mit welchen Beschwerden Sie sich an einen Neurologen wenden sollten. Manchmal können selbst gute Hausärzte bestimmte Krankheitserscheinungen bei MS nicht richtig deuten, weil etliche andere Erkrankungen mit ähnlichen Symptomen einhergehen können. Nicht selten kommt es vor, dass die Umgebung Ihre Beschwerden nicht anerkennt, weil nichts zu sehen ist. Man glaubt Ihnen einfach nicht. Es ist deshalb für Sie als Betroffenen ganz wichtig zu wissen, welche Symptome auftreten können und wie diese sich entwickeln.

Das Nervensystem besteht aus Zentralnervensystem (ZNS) und peripherem Nervensystem (Abb. 1), das ZNS aus Gehirn mit Großhirn, Kleinhirn und Hirnstamm und Rückenmark. Die Sehnerven ordnet man funktionsmäßig ebenfalls dem ZNS zu. Zum peripheren Nervensystem gehören die Nervenwurzeln, die vom Rückenmark abgehen und sich dann in die Endnerven an Extremitäten und Rumpf aufteilen. Dazu die von der Unterfläche des Gehirns zum Gesicht ziehenden Hirnnerven. Periphere Nerven und Hirnnerven leiten die im ZNS entstandenen Bewegungsimpulse zu den Muskeln weiter. Ebenso leiten die Nerven die Eindrücke, die von den Reizen der Sinnesorgane einschließlich der Hautempfindung und von den bewegten Muskeln und Gelenken kommen, an das ZNS weiter, wo sie bewusst oder unbewusst registriert werden.

Schaltstellen und Überträgerstoffe

Das Nervensystem besteht aus Nervenzellen, die in der Lage sind, elektrische Signale zu verarbeiten. Die Weiterleitung erfolgt in Form elektrochemischer Vorgänge an Schaltstellen, den Synapsen. Die ankommenden elektrischen Impulse am Ende des Nerven setzen eine der Impulsstärke entsprechende Menge chemischer Überträgerstoffe (Neurotransmitter) frei, die vom nachgeschalteten Nerven aufgenommen und in elektrische Impulse zurückverwandelt werden. Muskeln besitzen ähnliche Schaltstellen (Muskelendplatten), an denen die elektrischen Impulse in die zur Muskelfunktion notwendigen chemischen Stoffe umgewandelt werden.

Ist ein Nerv geschädigt, werden infolge der geringeren elektrischen Impulse weniger Neurotransmitter an den Synapsen und an den motorischen Endplatten in den Muskeln freigesetzt. Nach einiger Zeit dauerhafter Schädigung verlieren die Strukturen ihre Fähigkeit, elektrische Impulse zu leiten und genauso viele Neurotransmitter zu produzieren wie früher, selbst wenn ein vorgeschalteter Nerv oder Nerventeil wieder besser funktioniert. Es kommt zur Schrumpfung – Atrophie – des Nerven und der Muskeln. Im Fall der Muskeln nennt man dies auch Inaktivitätsatrophie, weil die Muskeln durch den Schaden nicht mehr normal aktiv arbeiten können.

Wichtig

Im normal arbeitenden Nervensystem geben die Strukturen, die Impulse empfangen (Muskeln, Haut, Sinnesorgane), wieder elektrische Signale ab, die zurück in das Zentralnervensystem (ZNS) geleitet werden. Ist dieses Gleichgewicht durch einen Schaden gestört, entsteht ein Teufelskreis: In ZNS-Zellen, die weniger Impulse empfangen, vermindert sich die Fähigkeit, elektrische Impulse weiterzuleiten. Die Folge: Die Atrophie – und damit auch die Störung – nimmt zu. Durch frühzeitige Behandlung

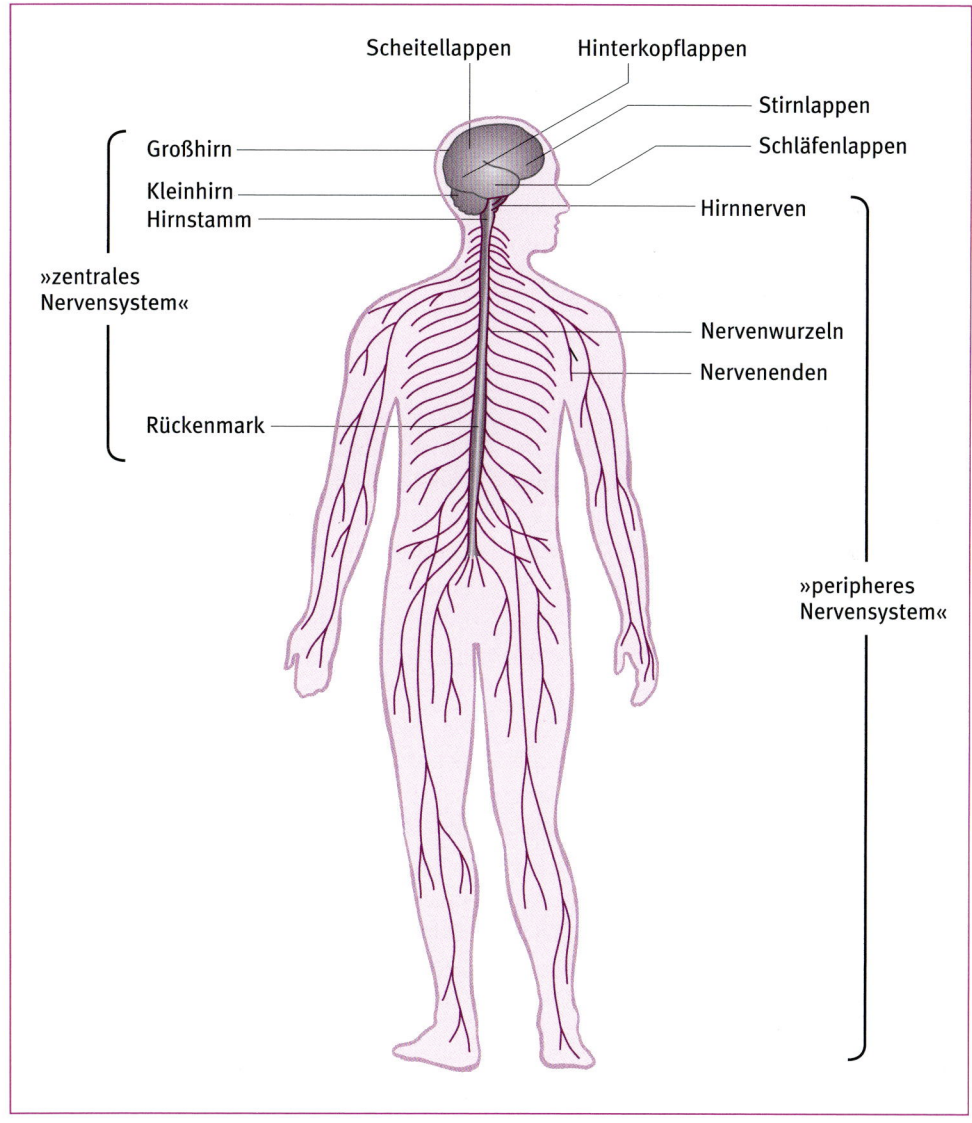

Abb. 1: Aufbau des Nervensystems (zentrales und peripheres Nervensystem).

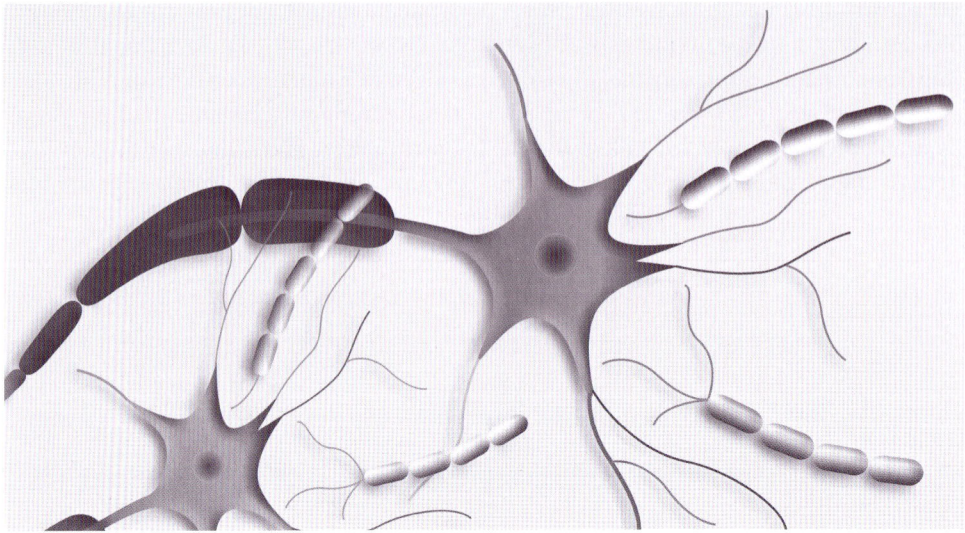

Abb. 2: Nervenzellen (Neuronen) bestehen aus Zellkörper, Zellkern, einem langen Hauptfortsatz (Axon) und kurzen Fortsätzen (Dendriten). Die Verbindungsstellen zwischen zwei Nervenzellen bezeichnet man als Synapse.

und durch ausreichende Bewegung kann die Verminderung der Nerven- und Muskelfunktion am ehesten hinausgezögert oder vermieden werden.

Graue und weiße Substanz

Das Zentralnervensystem ist aus der so genannten »grauen« und »weißen« Substanz aufgebaut. Die graue Substanz besteht aus den Zellkörpern der Nervenzellen. In ihnen werden die Impulse für Muskelbewegungen, Sprache, intellektuelle und emotionelle Leistungen gebildet (oder weitergeschaltet). Die Empfindungsimpulse von Haut, Muskeln und Gelenken und den Sinnesorganen enden hier. Sie haben eine hellgraue Farbe und werden deshalb als »graue Substanz« des ZNS bezeichnet. Von diesen Nervenzellen führen lange Fortsätze – so genannte Axone – durch Gehirn und Rücken-

mark zu den Schaltstellen der Nervenwurzeln und Hirnnerven. Diese Nervenfortsätze sind von einer je nach Funktion des Nerven verschieden dicken Schicht von Markscheide oder Myelin umhüllt. Sie wirken beim Betrachten weißlich, und daher wird die Gesamtheit der von Markscheide umgebenen Nervenbahnen des Gehirns und Rückenmarks »weiße Substanz« oder »Marklager« des ZNS genannt.

Axone und Markscheide

Im Innenteil der Nervenstränge, in den Axonen, ist die elektrische Leitung relativ langsam. Die Markscheide (Myelin) dient vor allem der raschen Weiterleitung der elektrischen Nervenimpulse. Sie wird von eigenen Zellen, den Oligodendrozyten, gebildet. Sie besteht aus Proteinen, Lipiden und zuckerhaltigen Fett- und Eiweißstof-

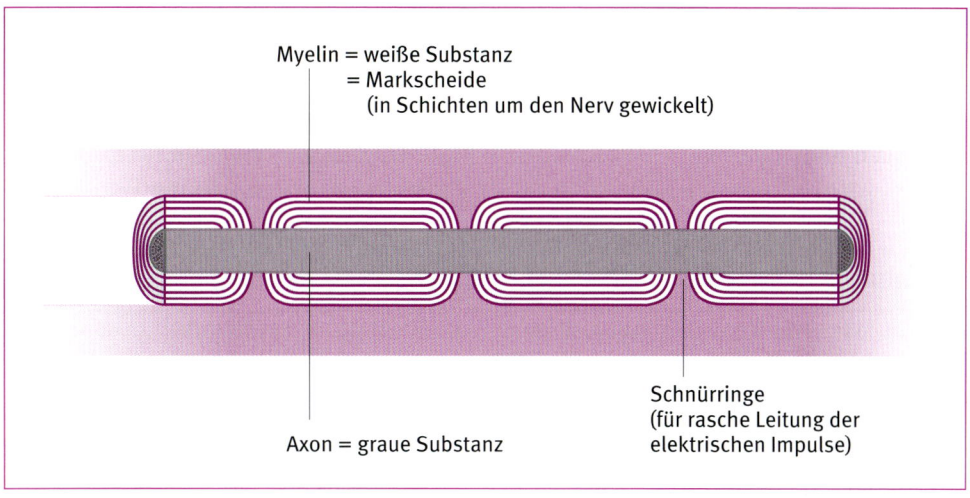

Abb. 3: Markhaltiger Nerv.

fen. Die Markscheide bildet eine Art Isolationsschicht um die Axone, die aber in regelmäßigen Abständen unterbrochen ist (Schnürringe), so dass eine Art von fortlaufenden Kurzschlüssen entsteht: Die elektrischen Impulse springen über die Markscheide hinweg rasch von Schnürring zu Schnürring (Abb. 3). Damit erfolgt die elektrische Leitung schneller als in den Axonen selbst.

Zerstörte Markscheiden und Axonschäden

Wird ein Stück Markscheide durch einen Krankheitsprozess zerstört, nehmen die elektrischen Impulse an dieser Stelle den Weg über die Axone; die Funktion in dieser Nervenbahn ist dann langsamer und im Ablauf verändert. Bis vor wenigen Jahren war man der Ansicht, dass bei MS nur die Markscheide entzündlich verändert wird. Neue Forschungsergebnisse haben jedoch gezeigt, dass schon ab Beginn der Krankheit die Axone mit betroffen sind. Das Aus-

maß der Mitbeteiligung des Axons bestimmt maßgeblich den Krankheitstyp. Die durch MS bedingten Veränderungen im Myelin sind wesentlich leichter spürbar, weil die normale rasche elektrische Nervenleitung gestört ist, wogegen die Schädigung des Axons sich eher unbemerkt im Hintergrund entwickelt.

Wichtig

War man früher der Ansicht, dass sich beschädigte Zellen im Zentralnervensystem (ZNS) überhaupt nicht nachbilden können, weiß man seit einigen Jahren, dass sich Veränderungen im Myelin reparieren können (Remyelinisierung). Diese dürfen allerdings nicht zu groß und es dürfen auch nicht zu viele sein. Axonschäden hingegen lassen sich nicht reparieren oder sich bestenfalls im Anfangsstadium der MS gering bessern. Die Entdeckung der Remyelinisierung und der Axonbeteiligung bei MS hat entscheidend dazu beigetragen, dass man es heute als überaus wichtig betrachtet,

15

mit der Behandlung möglichst frühzeitig zu beginnen – solange die Regenerationsfähigkeit des Myelins noch erhalten ist und wenn noch wenige bleibende Axonschäden vorhanden sind.

Pyramidenbahn und regelnde Bahnen

Im ZNS hat jede Funktion einen festen Platz, die einzelnen Bahnen haben ganz bestimmte Aufgaben. Sie leiten entweder Bewegungs- oder Empfindungsimpulse bzw. vegetative oder seelisch-geistige Impulse. Beispielsweise gehen Impulse für jede einzelne Bewegung von einer bestimmten Stelle der Gehirnrinde im Stirnhirn aus – getrennt für die Bewegungen der rechten und linken Körperhälfte. Sie sammeln sich in einer gemeinsamen Bahn – der Pyramidenbahn. Sie enthält für jede einzelne Bewegung bestimmte Nervenfasern und zieht sich durch das ZNS bis zu den Schaltstellen im Rückenmark, die für die Weiterleitung der Bewegungsimpulse auf den Muskel sorgen.

Außer den einfach und direkt leitenden Bahnen, etwa der bereits erwähnten Pyramidenbahn, enthält das ZNS zahlreiche Bahnen, die regelnd eingreifen: Einzelne Bewegungen bzw. Empfindungen werden verstärkt und andere zugleich gehemmt. So sind fein abgestimmte Bewegungen möglich. Indem einzelne Empfindungswahrnehmungen vom Großhirn in den Vordergrund, andere in den Hintergrund geschoben werden, können wichtige von unwichtigen Eindrücken getrennt werden. Schließlich steuert ein Abschnitt des ZNS – der Hirnstamm – auch sämtliche automatischen vegetativen Vorgänge im Körper selbst, wie die Herz-, Kreislauf- und Atemtätigkeit, die Blasen- und Darmfunktion und die Hormonausschüttung. Und er reguliert Reaktionen des Körpers auf Umwelteinflüsse, wie etwa auf Temperaturschwankungen.

Ventrikelsystem und zerebrospinaler Liquor

In das ZNS ist ein Hohlraumsystem – das Ventrikelsystem – integriert, das in Verbindung mit einem spaltförmigen Hohlraum um Gehirn und Rückenmark steht. In diesen Hohlräumen befindet sich eine Flüssigkeit, der so genannte zerebrospinale Liquor. Dieser zirkuliert langsam und ist am Stoffaustausch zwischen Blut und Nervengewebe beteiligt.

Nervenbündel

Für jede einzelne Bewegung ist nicht nur eine einzige Nervenfaser zuständig, sondern jeweils ein ganzes Bündel. Ist in einem solchen Bündel ein Teil der Nervenfasern durch einen Krankheitsprozess geschädigt, ist die Funktion des Nervenstranges beeinträchtigt. Die zum Strang gehörende Bewegung ist gestört, d. h. behindert. Nur wenn der ganze Strang zerstört ist, ist seine Funktion unterbrochen. Die dazugehörige Bewegung ist überhaupt nicht mehr möglich, wie etwa bei einer kompletten Querschnittlähmung des Rückenmarks nach einem Unfall.

Zwischen den Blutgefäßen im Nervensystem und dem Nervengewebe selbst besteht eine Barriere, die so genannte »Blut-Hirn-Schranke«, die viele Stoffe – vor allem auch krankheitserzeugende – in verminderter Konzentration ins Nervengewebe übertreten lässt. Umgekehrt werden Stoffe, die bei Erkrankungen des ZNS freigesetzt werden, zwar in den Liquor abgegeben, können aber nicht im Blut nachgewiesen werden. Das gilt vor allem für die bei Entzündungen des Nervensystems auftretenden Veränderungen. Daher nimmt der Liquor bei der Diagnose der MS eine wichtige Stellung ein.

Die Blut-Hirn-Schranke lässt bei normaler Funktion auch Abwehrzellen nicht vom Blut in das ZNS übertreten, wie das bei MS der Fall ist. Die Erforschung dieses Mechanismus führte zu Überlegungen für neue Behandlungen bei MS.

Arbeitsweise und Funktion des Immunsystems

Die Aufgabe des Abwehrsystems besteht darin, uns vor einem »körperfremden Stoff«, einem so genannten Antigen – meist ein krank machender Erreger –, zu schützen. Das Immunsystem spürt diesen auf und tötet ihn ab. Erreger besitzen mehrere Antigene. Für jedes einzelne Antigen werden speziell darauf programmierte spezifische Abwehrzellen in Form eines »Lymphozytenklons« gebildet sowie spezifische Antikörper (gelöste Abwehrstoffe).

Das Zusammenspiel der einzelnen Bestandteile des Immunsystems führt zu einer Kettenreaktion von fortlaufender Anregung (Stimulation) der »aktiven« (in Vermehrung und Arbeit befindlichen) Abwehrzellen, bis der Erreger ausgeschaltet ist. Danach setzt in Form einer zunehmenden Hemmung der Stimulation (Suppression) eine Gegenregulation ein, bis die Abwehrreaktionen schließlich beendet werden. Es bleiben »immunologische Gedächtniszellen« zurück und eine kleine Menge spezifischer Antikörper. Erfolgt irgendwann wieder ein Eindringen des gleichen Erregers, werden die Gedächtniszellen sofort aktiv, und es werden spezifische Abwehrzellen und eine größere Menge Anti-

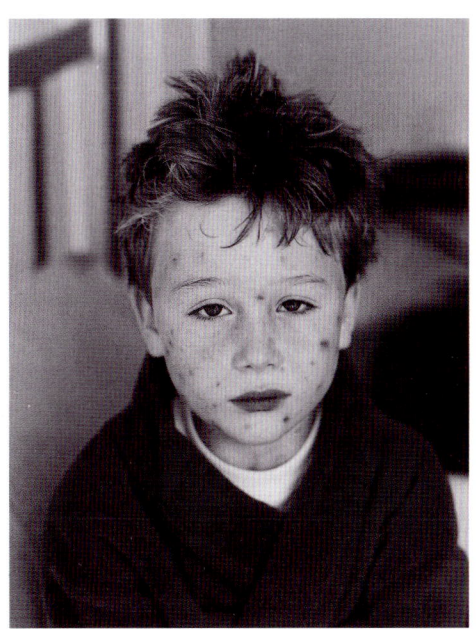

Wer als Kind Masern hatte, erkrankt nicht noch einmal daran. Immunologische Gedächtniszellen und spezifische Antikörper verhindern, dass sich der Erreger ein weiteres Mal ausbreiten kann.

körper bereit gestellt. Sie verhindern, dass der Erreger in Körperzellen eindringt. Deswegen erkrankt man an vielen Infektionen nur ein Mal im Leben (z. B. Masern, Röteln) oder erkrankt gar nicht erst, wenn man gegen einen Erreger geimpft wurde.

Perfektes Zusammenspiel: Die Immunreaktion

An der Immunreaktion sind mehrere Komponenten beteiligt. Die Kettenreaktion läuft so lange ab, bis die »Fremdkörper« beseitigt sind. Ein großer Teil der aktiven Immunzellen stirbt dabei ab (programmierter Zelltod = Apoptose).

Die T-Helfer-Zellen setzen im Zuge ihrer Aktivierung ebenfalls chemische Botenstoffe frei (Zytokine wie Tumor-Nekrose-Faktor = TNF-alpha oder Interleukin 2 und 6 = IL-2 und IL-6). Diese regen weitere T-Helfer-Lymphozyten zur Aktivität an und wirken auf die B-Zellen, damit mehr Antikörper produziert werden. Zudem stimulieren sie die Bildung von zytotoxischen T-Suppressor-Lymphozyten, die unter Vermittlung von Antikörpern die Antigene dort aufspüren, wo sie sich innerhalb von Körperzellen versteckt halten. Das eigene Gewebe wird bei diesem Vorgang allerdings mit angegriffen. Dies bezeichnet man als Autoimmunreaktion (»auto-« = griechisch »selbst«).

GRUNDLAGEN

So läuft die Immunreaktion ab

- Makrophagen (Abräumzellen oder Fresszellen) nehmen einen Teil der Antigene in sich auf und versuchen sie selbst anzugreifen. Sie setzen zugleich chemische Botenstoffe frei – so genannte Zytokine –, die auf die anderen Zellen des Abwehrsystems mobilisierend wirken. Antikörper produzierende B-Lymphozyten und T-Helfer-Lymphozyten vom Typ TH1 werden so zur Aktivität angeregt.
- Blutgerinnungsfaktoren fördern die Entzündung. Durch eine Verklumpung von Blutplättchen (Thrombozytenaggregation) wird der Eintritt von Abwehrzellen und gelösten Abwehrstoffen (Antikörpern) in das Gewebe erleichtert, Fibrinogen verstärkt die Abwehrreaktionen.
- Eine Untergruppe von Lymphozyten, die B-Lymphozyten (B-Zellen), formen sich um zu Plasmazellen, die Antikörper – so genannte Immunglobuline (IgG, IgM, IgA) – bilden. Diese Antikörper, also gelöste (humorale) Abwehrstoffe, verbinden sich

unter Mitwirkung weiterer Stoffe, den Komplementfaktoren, mit den Antigenen zu Immunkomplexen. Dabei werden die Antigene so blockiert, dass sie nicht so leicht ins Gewebe eindringen können (antikörpervermittelte Immunreaktion oder Immunreaktion vom Soforttyp). Makrophagen nehmen die Immunkomplexe auf und beseitigen diese.
- Andere Untergruppen von Lymphozyten, die T-Helfer-Lymphozyten (TH1-Zellen) und Killerlymphozyten, bilden an ihrer Oberfläche genau zum Antigen passende Stoffe, so genannte Rezeptoren, aus. Mit diesen docken sie an den »Fremdkörpern« – den Antigenen – an, um sie zerstören zu können (zellvermittelte Immunreaktion oder Immunreaktion vom verzögerten Typ). Makrophagen räumen wiederum die Bruchstücke der Antigene weg und veranlassen zugleich die B-Zellen, auch gegen diese Bruchstücke Antikörper zu produzieren.

Schließlich aktivieren die T-Helferzellen eine andere Untergruppe von T-Suppressor-Lymphozyten, die TH2-Zellen (»Unterdrückerzellen«). Diese drosseln durch die Freisetzung von hemmenden Zytokinen (u. a. Interleukin 10 = IL-10) die T-Helfer-Zellen und die B-Lymphozyten. Der Angriff der Abwehrzellen wird beendet. Freie Antikörper, die kein freies Antigen mehr finden, blockieren umgekehrt wiederum die Funktion der T-Suppressor-Zellen. Auf diese Weise hören die Abwehrreaktionen auf, wenn alle Antigene ausgeschaltet worden sind. Es bleibt eine Gruppe (»Klon«) von inaktiven Lymphozyten zurück, die oben erwähnten »immunologischen Gedächtniszellen«, in welche die stattgefundene Abwehr gegen die speziellen Antigene des Eindringlings (z. B. des Erregers) einkodiert ist und lange erhalten bleibt.

Wichtig

Bei MS bilden sich immunologische Gedächtniszellen und Antikörper gegen Myelin, also gegen einen Bestandteil des eigenen Nervensystems. Deswegen bezeichnet man MS als Autoimmunerkrankung. Sie ist eine chronische Erkrankung, weil Gedächtniszellen gegen Myelin immer wieder nachproduziert werden.

Autoimmunkrankheit – Defekt im Abwehrsystem

Zurzeit ist wissenschaftlich noch nicht geklärt, weshalb Autoimmunkrankheiten überhaupt entstehen. Man geht von einem Defekt im Abwehrsystem aus. Das Immunsystem soll den Menschen vor krank machenden Eindringlingen schützen. Es soll Erreger attackieren und nicht die eigenen Körperzellen. Es kann aber diese Barriere überwinden und körpereigenes Gewebe angreifen, wenn sich ein Erreger den Abwehrvorgängen widersetzt, indem er das Immunsystem blockiert oder sich im Gewebe versteckt. Auch dann ist nämlich Gefahr im Verzug. In der Natur geschieht nichts Sinnloses.

Eine Autoimmunreaktion ist nicht grundsätzlich »böse«, sondern sie ist Teil der normalen Abwehrstrategie. Sie schützt den Körper vor Erregern, die sich den Abwehrmechanismen zu entziehen versuchen, um ihr Überleben zu sichern. Der Defekt im Immunsystem, der zu einer Autoimmunerkrankung führt, besteht nicht in der Möglichkeit, Autoimmunreaktionen zu bilden. Er ist vielmehr Ausdruck einer viel zu starken Abwehrreaktion, die nicht mehr abgestellt werden kann.

Wie entsteht eine Autoimmunkrankheit?

Für die Entwicklung einer Autoimmunkrankheit gibt es mehrere theoretische Möglichkeiten. Die Überlegungen gelten für alle Autoimmunerkrankungen. Am Beispiel der MS dargestellt, kommen folgende Ursachen in Frage:

▪ Die Markscheide (Myelin) hat sich durch Erreger, die sich in den Nerven befinden, stellenweise verändert, wurde also »fremd«. Diese Annahme könnte am besten erklären, warum die entzündlichen Veränderungen nicht das ganze Myelin betreffen, sondern im ZNS verstreute Stellen.

▪ Das Myelin wurde durch äußere Einflüsse chemisch verändert.

▪ Der Myelinschicht fehlt ein bestimmter Bestandteil, durch den das Abwehrsystem des Embryos »lernen« kann, eigenes Gewebe zu tolerieren (Entstehung der Immuntoleranz).

- Das Immunsystem ist nicht fein genug ausgebildet, um eigene Myelinbestandteile und Myelin ähnliche Strukturen eines Erregers voneinander unterscheiden zu können.
- Eine Abwehrreaktion, bei der es zur Aufhebung der Immuntoleranz gegen Markscheidenstrukturen gekommen ist – etwa im Rahmen einer akuten Infektion –, wird nicht mehr abgestellt, sondern es bilden sich Gedächtniszellen gegen körpereigenes Myelin.
- Die weißen Blutzellen produzieren einen Stoff, der es möglich macht, dass eigenes Gewebe angegriffen wird. Wenn die Immunzellen – genetisch bedingt – zu wenig von diesem Stoff produzieren, bekommt man zwar seltener Krebs, aber eine Autoimmunerkrankung entwickelt sich leichter. Kürzlich hat ein Wissenschaftler in Wien einen solchen Stoff

entdeckt, das Protein (Eiweißkörper) Cb-1b. Die Versuchstiere bekamen bei Ausschaltung des Proteins eine MS.

An die Entdeckung des Proteins Cb-1b knüpfen sich Hoffnungen auf eine neue Therapieform bei MS.

Ungeklärt ist, ob eine einzige Ursache vorliegt oder mehrere Faktoren zusammentreffen müssen, damit eine Autoimmunerkrankung entsteht.

Es ist eine Eigenheit des Immunsystems, dass bei irgendeiner Stimulation der Abwehr – einer Infektion oder Impfung – die bereits vorhandenen Lymphozytenklone (Gedächtniszellen) mitaktiviert werden, auch wenn diese gar nicht gebraucht werden; es kommt zu einer unspezifischen Mitreaktion des Immunsystems. Diese Tatsache ist für MS von Bedeutung, denn solche Mitreaktionen können ein Aufflackern der Entzündung und somit Krankheitserscheinungen zur Folge haben.

Biologische Grundregulationen und Immunsystem

Das Immunsystem sichert unser Überleben und nimmt im Wechselspiel zwischen unserem Körper und der Außenwelt eine zentrale Stellung ein. Alle Faktoren, die Einfluss auf unsere biologischen Grundregulationen nehmen, beeinflussen auch die Funktion des Immunsystems. Dazu zählen etwa die Hormonregulation, Ernährungsverwertung, Anpassung an Temperaturveränderungen und Jahreszeitenwechsel, Stressbewältigung, Regulation von Biorhythmus und

Schlaf-Wach-Rhythmus und damit in Verbindung auch die psychische Befindlichkeit.

Die neuen Erkenntnisse über die Zusammenhänge zwischen den biologischen Grundregulationen – vor allem von seelischen Einflüssen und Stress – und der Funktion des Immunsystems ermöglichen den MS-Betroffenen, an der Behandlung aktiv mitzuarbeiten.

Ursachenforschung rund um MS

Fragt man nach den Ursachen der MS, so ist zu unterscheiden zwischen

- der Entstehung der Krankheit im Allgemeinen, d.h. der eigentlichen krankheitsauslösenden Ursache und
- der Entstehung der Herde (Plaques) im Nervensystem, d.h. der unmittelbaren Krankheitsursache.

Um die MS vollständig ausheilen oder nach Möglichkeit ihre Entstehung verhindern zu können, muss man die grundlegenden Ursachen kennen. Das ist heute leider immer noch nicht der Fall. Meiner Meinung nach ist dank neuer Forschungstechniken in etwa zehn Jahren damit zu rechnen. Große Hoffnung setzt man in die Gentechnik. Über den Ablauf der entzündlichen Vorgänge weiß man zum Glück bereits viel mehr, so dass Methoden zur Bekämpfung der Entzündung entwickelt werden konnten. Das ist wichtig, um die Krankheitsausbrüche – sie werden als Schübe bezeichnet – behandeln zu können.

Auch wenn die genaue Ursache der MS heute also noch nicht bekannt ist, so stehen wenigstens schon Möglichkeiten zur Behandlung der Beschwerden zur Verfügung, und diese werden laufend verbessert – ein Grund zur Hoffnung.

Die ersten Erklärungsversuche

Ärzten ist MS seit über 100 Jahren bekannt. Da zu dieser Zeit die Kenntnisse über die Funktionen der einzelnen Nervenbahnen und ihre Schädigungszeichen noch unvollständig waren und das Krankheitsbild obendrein äußerst wechselhaft ist, dauerte es fast ein halbes Jahrhundert, bis man Veränderungen, die an Gehirn und Rückenmark von MS-Kranken gefunden wurden, in Beziehung zu Beschwerden und Verlauf der MS setzen konnte. Erst dann also ließ sich die Krankheit mit ihren diversen Erscheinungsformen als Einheit beschreiben.

Um die Jahrhundertwende begannen die Forscher, sich intensiver Gedanken über die eigentliche Ursache der MS zu machen. Die zur Verfügung stehende Technik und die Methoden der Forschung waren damals aber nicht auf dem Stand, der genaue Einblicke erlaubte.

Mögliche Krankheitsauslöser

Aufgrund verschiedenartiger Einzelbeobachtungen, anfänglich an Gehirnen verstorbener MS-Kranker, später zusätzlich mit Hilfe neu entwickelter Techniken – auch im Liquor und Blut – wurden Theorien zur Ursache der MS entwickelt (Abb. 4).

Diskutiert wurden vor allem:

- eine angeborene oder durch chronische Vergiftungen, Unfälle oder sonstige äußere Einflüsse erworbene Entwicklungsstörung der Markscheide,
- eine Schädigung der Markscheide durch Durchblutungsstörungen und Gerinnselbildung in den kleinen Venen des ZNS,
- eine Entzündung der Markscheide.

In den 1940er Jahren dachte man vor allem an eine verstärkte Empfindlichkeit des Myelins (Vulnerabilitätstheorie) infolge einer Durchblutungsstörung und Gerinnselbil-

21

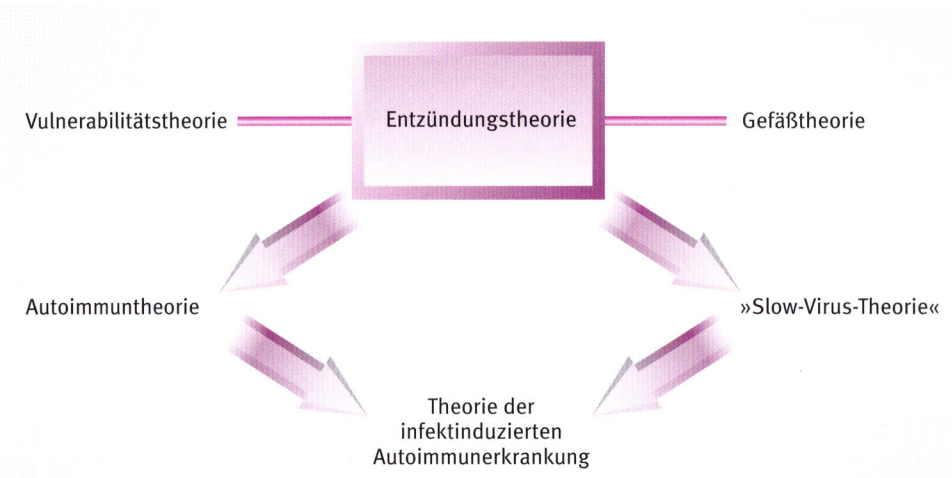

Abb. 4: Entwicklung der Theorien zur MS-Entstehung.

dung in den kleinen Venen des ZNS. Danach würde die Blut-Hirn-Schranke durchlässig werden und Entzündungszellen in das ZNS eintreten. Allerdings bleibt die Frage offen, warum das ausgerechnet bei jungen Menschen auftreten sollte. Überdies kann die Blut-Hirn-Schranke bei verschiedenen Zuständen durchlässig werden – etwa bei hohem Fieber oder Migräne. MS müsste sehr viel häufiger auftreten, wäre diese Theorie richtig. Bis heute wird auch immer wieder eine chemische Veränderung des Myelins als Ursache der MS diskutiert, etwa durch Umweltgifte oder durch Quecksilberablagerungen (Amalgam). Auch in diesem Fall ist schlecht erklärbar, warum MS bei jungen Menschen beginnt, die sehr viel kürzere Zeit mit den Giften belastet wurden als ältere Menschen.

Dass MS eine entzündliche Ursache habe, vermutete man bereits in den 1920er Jahren, weil entzündliche Veränderungen der Markscheide die eindeutigsten Befunde an den Gehirnen MS-Kranker waren. Dazu kann eine Entzündung die anderen Theorien stützen, weil ein Erreger im ZNS eine Entwicklungsstörung der Markscheide verursachen und die Entzündungszellen beim Eintritt ins Nervensystem Venenschäden auslösen können. Da die Beobachtungen zu den Theorien von langjährig Erkrankten stammten, war allerdings schwer zu entscheiden, ob sie wirklich direkt mit der Ursache der MS in Verbindung standen oder nur eine Spätfolge des langen Krankheitsgeschehens waren.

Wichtig

Bis heute ist noch nicht klar, was die chronische Entzündung des ZNS bei MS in Gang setzt. Zur Diskussion stehen:

▮ eine chronische Infektion des ZNS,
▮ eine so genannte »Slow-Virus«-Infektion,
▮ eine reine Autoimmunreaktion ohne Erregerbeteiligung,

- eine infekt-induzierte Autoimmuner-krankung (durch Erreger in Gang gesetzt).

Die Methoden zum Nachweis von Erregern und von immunologischen Vorgängen waren früher nicht so gut wie heute. Um indirekte Hinweise auf die Natur der Krankheit zu erhalten, wurden daher Untersuchungen in verschiedenen Forschungszweigen durchgeführt. Im Folgenden sollen die wichtigsten Ergebnisse dieser umfangreichen Sammlung von Forschungsdaten kurz dargestellt werden.

Epidemiologische Forschung

Epidemiologische Studien dienen dem Zweck, sich systematisch Kenntnisse über das natürliche Vorkommen einer bestimmten Krankheit zu verschaffen, über Faktoren, die ihr Auftreten bei bestimmten Menschen oder Menschengruppen bestimmen oder beeinflussen und die eine mögliche Rolle für den Verlauf der Erkrankung spielen. Dazu erfasst man die Zahl der Erkrankten in den verschiedenen Weltgegenden, in einzelnen Ländern und kleinen Regionen. Man bestimmt die Häufigkeit des Auftretens der Erkrankung in den einzelnen Jahrgängen; man befragt große Bevölkerungsgruppen über früher durchgemachte andere Krankheiten und über Erkrankungen in der Familie. Dazu kommen Erhebungen über bisherige und zurzeit des Krankheitsausbruchs vorliegende Lebensumstände wie Wohnumfeld, soziale und psychische Gegebenheiten, Lebensgewohnheiten und Berufssituation. Auch die Zusammenhänge zwischen rassischen, klimatischen, jahreszeitlichen, ökologischen und zivilisatori-schen Bedingungen und mit etwaigen Epidemien anderer Krankheiten werden untersucht.

In der MS-Forschung haben epidemiologische Untersuchungen entscheidende Beiträge zur Aufklärung von Faktoren geleistet, die das Auftreten der Krankheit begünstigen. Hier sollen nun die wichtigsten Ergebnisse und Schlüsse, die man in Bezug auf die mögliche Ursache der MS ziehen kann, angeführt werden (Tab. 1).

Frauen sind häufiger betroffen

In sämtlichen Untersuchungen stellte man fest, dass Frauen nahezu doppelt so häufig von MS betroffen sind wie Männer. Man erklärt dies durch Unterschiede im Verhalten des Immunsystems, das Frauen für Allergien und Autoimmunerkrankungen anfälliger macht. Auch andere Autoimmunkrankheiten, die nicht das Nervensystem betreffen, treten bei Frauen häufiger auf. Da hierfür offenbar die hormonellen Unterschiede von Bedeutung sind, hat sich vor mehreren Jahren ein eigener Wissenschaftszweig entwickelt, der die Zusammenhänge zwischen Hormonen und Immunsystem untersucht: die Immunendokrinologie. Die Ergebnisse dieses Forschungsgebietes sind auch für MS von Bedeutung, beispielsweise für die Beurteilung der Einflüsse einer Schwangerschaft, der Pille etc. auf die Krankheit.

Weltweit starke Unterschiede

Besonders hilfreich für die Ursachenforschung ist die Erfassung der Zahl an Betroffenen innerhalb verschiedener Bevölkerungsgruppen (Populationen), getrennt nach geografischen Regionen, einzelnen

Tab. 1: Epidemiologische Daten zur MS-Forschung

Ergebnisse	Mögliche Bedeutung
Frauen häufiger betroffen als Männer	Unterschiedliche Funktion des Immunsystems unter hormonellem Einfluss
Unterschiedliche geografische Verteilung	Rassisch-genetische Einflüsse Mikrobiologische Einflüsse
Klimatische Einflüsse	Unterschiedliches Verhalten von Erregern in verschiedenen Klimazonen
Zivilisationseinflüsse	Einflüsse des Hygienestandards auf Infektionen und Immunreaktionen Industrielle Einflüsse Ernährungsgewohnheiten
Altersabhängigkeit der MS	Verhalten des Immunsystems altersabhängig verschieden Mikrobiologische Einflüsse
»Cluster«-Bildung	Mikrobiologische Einflüsse
Vereinzelt familiäre Häufung	Genetische Einflüsse Mikrobiologische Häufung

Ländern und Landstrichen (Prävalenzrate = Häufigkeit in einer bestimmten Population). Dabei zeigt es sich, dass MS in stark unterschiedlicher Häufigkeit auftritt (Abb. 5). Man findet Regionen mit hoher MS-Rate von 30 oder mehr Erkrankungsfällen pro 100 000 Einwohner (Nord- und Mitteleuropa, nördliche USA, Südaustralien

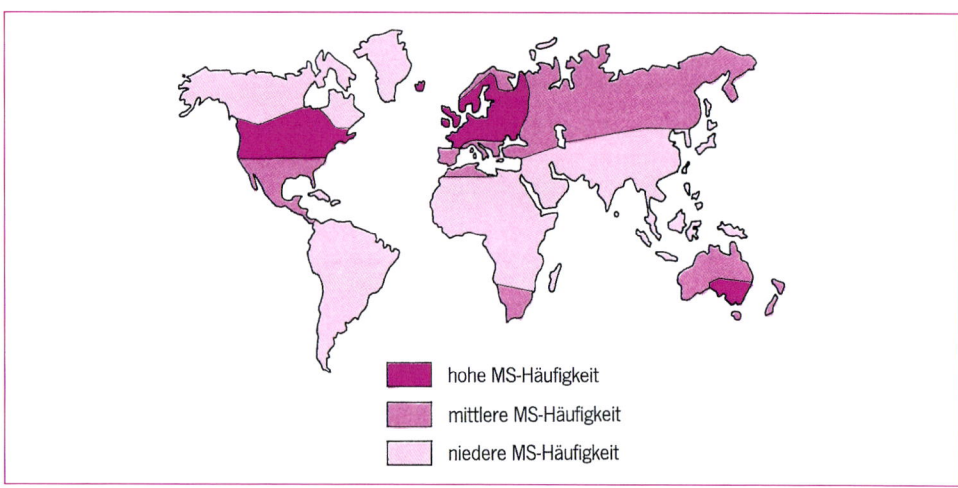

hohe MS-Häufigkeit

mittlere MS-Häufigkeit

niedere MS-Häufigkeit

Abb. 5: Erkrankungsrisiko in Abhängigkeit von der geografischen Lage.

und Neuseeland), mit mittlerer MS-Rate von fünf bis 29 Kranken pro 100 000 Einwohner (Südeuropa, südliche USA, mittleres Südamerika, Südafrika, Nordafrika, Nordaustralien, Nordskandinavien) und mit niedriger MS-Rate von weniger als fünf MS-Kranken pro 100 000 Einwohner (Afrika, Asien, Alaska und Grönland, Karibische Inseln).

Wichtig

In Deutschland, Österreich und der Schweiz tritt die Krankheit nach Auswertungen in den 1980er Jahren (also noch vor Entwicklung der Magnetresonanztomographie) bei 50 bis 80 Personen pro 100 000 Einwohnern auf. Diese Zahlenangaben liegen mit Sicherheit zu tief. Heute geht man von einer Häufigkeit von 100 bis 150 Betroffenen pro 100 000 Einwohner aus, also 0,1–0,15 % der Bevölkerung.

Durch die bessere Diagnostik mittels Magnetresonanztomographie (MRT oder MRI = Magnetic resonance imaging) können die Kranken heute früher erfasst werden. Dies gilt auch für ältere, nicht schwer Betroffene, deren neurologische Beschwerden man früher für eine andere Krankheit gehalten hätte. Außerdem tritt MS häufiger als noch vor ein paar Jahren bei sehr jungen und bei schon älteren Menschen auf. Unser ungesunder und gehetzter Lebensstil und die Zunahme seelischer Leiden könnten für den Anstieg der Krankenzahlen verantwortlich sein. Interessant ist auch, dass MS gerade in den Ländern zunimmt, wo die Krankheit bislang nicht sehr verbreitet war, z. B. in Ägypten. Vielleicht verhalten sich Erreger, die Touristen mitbringen, in warmen Ländern anders als bei uns, oder die Bevölkerung reagiert mit stärkeren Abwehrreaktionen, weil bestimmte Erreger früher nicht so verbreitet waren.

Die geografische Lage der Gebiete mit hoher MS-Häufigkeit ist zwischen 40° und 60° nördlicher Breite, also in Europa und Nordamerika und 30° und 40° südlicher Breite (Australien und Neuseeland). Diese

MS und Lebensstandard

Die Krankheit tritt gehäuft in Ländern mit hohen Hygienestandards auf und auch eher in der mittleren und höheren sozialen Schicht mit ihren besseren Hygienemöglichkeiten. Diese haben einerseits zur Folge, dass sich bei Kindern das Immunsystem langsamer entwickelt, wodurch nach einer akuten Infektion leicht Erregerreste im Körper bleiben (Persistenz von Erregern). Eine persistierende Infektion ist einer der sehr wahrscheinlichen Gründe für die Entstehung von MS. Andererseits werden bei hohem Hygienestandard Kinderkrankheiten oft relativ spät durchgemacht. Eine englische Studie zeigte ein erhöhtes MS-Risiko bei späten Masern-, Mumps-, Rötelinfektionen (zwischen dem 12. und 15. Lebensjahr).

Zivilisatorische Einflüsse auf das Entstehen von MS wären auch im Zusammenhang mit industriellen Standards denkbar, beispielsweise in Form einer Entwicklungsstörung der Markscheide durch Umweltgifte. Die epidemiologischen Untersuchungen konnten solche Einflüsse bis heute jedoch nicht bestätigen.

GRUNDLAGEN

Verteilung könnte durch dreierlei Faktoren bedingt sein:

- Rassische und somit genetische Einflüsse, da diese Regionen überwiegend von Weißen besiedelt sind.
- Klimatische Einflüsse. Es könnte bedeuten, dass sich Erreger in gemäßigtem Klima anders verhalten als in sehr kalten oder sehr heißen Zonen.
- Zivilisationsbedingte Einflüsse wie etwa der Einfluss des Hygienestandards auf die Durchseuchungsrate und auf das durchschnittliche Alter des Erstkontaktes mit bestimmten Erregern.

Auch Ernährungsgewohnheiten spielen eine Rolle

Auch Ernährungsgewohnheiten könnten einen Einfluss haben, wie etwa der Konsum von »ungesunden« Fetten, Fleisch- und Milchprodukten, der in den Ländern hoher MS-Häufigkeit signifikant ist. Es könnte ein solcher Einfluss auf die MS-Entstehung nicht sicher bewiesen, aber als begünstigender Faktor auch nicht ganz ausgeschlossen werden.

Die wichtigsten Erkenntnisse brachten epidemiologische Untersuchungen an Einwanderern aus MS-reichen in MS-arme Zonen, z. B. Europäer nach Südafrika und Amerikaner und Europäer nach Israel. Es konnte nachgewiesen werden, dass die Krankheitsanlagen bereits vor dem 15. Lebensjahr vorhanden sein müssen, auch wenn die Krankheit selbst viel später ausbricht. Außerdem findet man in einzelnen eng umgrenzten Gebieten unerwartet hohe Zahlen von MS-Fällen, die so genannte »Cluster-Bildung«, z. T. auch in Gegenden mit insgesamt geringem Vorkommen (z. B.

in Enna/Sizilien). Es konnten aber keine Epidemien im Zusammenhang mit der Häufung nachgewiesen werden. MS ist keine ansteckende Krankheit.

Genetische Forschung

Die MS ist keine Erbkrankheit, aber es finden sich Hinweise darauf, dass eine gewisse genetische Prädisposition (erbliche Bereitschaft) zur MS gegeben ist. Schließlich wird das Immunsystem vererbt (»immune response«-Gene). Ausgangspunkt für genetische Untersuchungen war die epidemiologische Beobachtung, dass vor allem Weiße von MS betroffen sind, was nicht nur aus der geografischen Verteilung hervorgeht, sondern auch aus den Unterschieden zwischen der MS-Häufigkeit unter Schwarzen und Weißen in Amerika und Südafrika.

Erhöhte erbliche MS-Empfänglichkeit

Die Ansicht, dass eine gewisse erbliche MS-Empfänglichkeit vorliegt, wird durch die gelegentlich beobachtete Häufung von Erkrankungen in einer Familie gestützt. Bei diesen Betroffenen finden sich die mit erhöhter MS-Empfänglichkeit verknüpften HLA-Faktoren häufiger, als es nach dem üblichen genetischen Verteilungsmuster in einer Familie zu erwarten wäre. Es dürfte sich dabei um eine zufällig häufigere Vererbung der MS-typischen HLA-Faktoren in einer Familie handeln. Das Risiko, an MS zu erkranken, wenn in der engen Blutsverwandtschaft (Eltern, Geschwister) jemand von MS betroffen ist, ist 4-fach höher als in einer MS-freien Familie. Das normale Erkrankungsrisiko von etwa 0,1 % erhöht sich in diesem Fall auf 0,4 %, ist also insgesamt immer noch niedrig. Lediglich bei eineiigen Zwillingen ist das Erkrankungsrisiko wesentlich höher: In 75 % der Fälle sind beide Zwillinge betroffen.

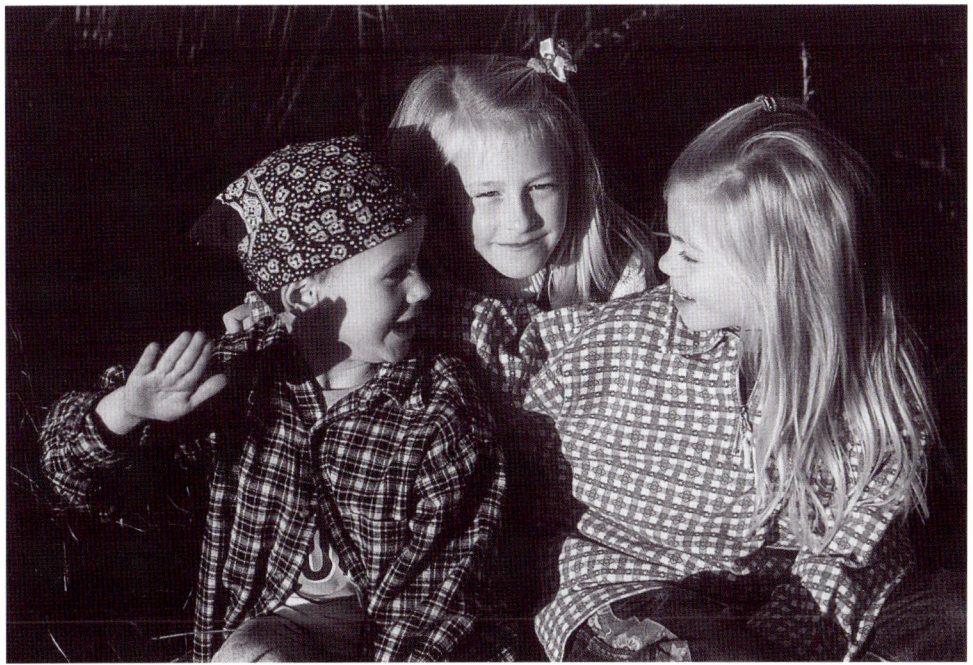

Leiden Eltern oder Geschwister an MS, ist das Risiko, ebenfalls zu erkranken, um das Vierfache erhöht. Das gilt auch für Zwillinge.

Gewebsfaktoren oder HLA-Faktoren

An der Oberfläche von Blut und Körperzellen gibt es den Blutgruppen ähnliche Substanzen, die Gewebs- oder HLA-Faktoren. Diese werden bei jedem Menschen durch ein erbliches Muster von etwa zehn bis 15 (von derzeit über 100 bekannten) HLA-Genen gebildet. Für die Immunantwort sind die erblichen Muster auf den Lymphozyten entscheidend (die bei Virusinfektionen und bei der MS eine große Rolle spielen).

MS-Patienten zeigen zwar kein einheitliches erbliches Muster, bestimmte HLA-Faktoren sind bei ihnen jedoch gehäuft. Außerdem wird die Verteilung der verschiedenen Untergruppen von Immunglobulinen vererbt, was auch auf die vier Untergruppen von Immunglobulinen vom Typ IgG zutrifft. Diese sind für die Bildung von Abwehrstoffen gegen die unterschiedlichen Erreger zuständig. Obwohl die Gesamtmenge der Immunglobuline bei MS-Kranken normal hoch ist, zeigt sich bei ihnen häufig ein relativ niedriger Spiegel in einer dieser Untergruppen. Ich untersuche gerade, ob hier ein Zusammenhang mit den Verlaufsformen der MS besteht und ob diese auf eine bestimmte Immuntherapie besonders gut ansprechen.

GRUNDLAGEN

Die Tatsachen,

- dass nicht einmal bei eineiigen Zwillingen grundsätzlich beide Geschwister betroffen sind,
- dass in Familien die krankheitstypischen HLA-Faktoren wesentlich häufiger vorhanden sind, als tatsächlich MS-Fälle auftreten,
- und dass diese HLA-Faktoren in der Bevölkerung MS-reicher Zonen sehr häufig vorkommen, ohne dass eine MS entsteht,

beweisen, dass die erbliche Empfänglichkeit insgesamt gering ist und für sich allein nicht zur MS-Entwicklung ausreicht. Andere Einflüsse, wie Infekte in einer bestimmten Entwicklungslage des Immunsystems, sind offensichtlich notwendig.

Anders ausgedrückt:

Die Anlage zur MS entwickelt sich dann, wenn der »richtige« (MS-auslösende) Erreger den »richtigen« (MS-empfänglichen) Menschen zum »richtigen« Zeitpunkt (in der Kindheit) befällt.

Bei so vielen ineinander greifenden Faktoren ist es nicht verwunderlich, dass selbst in Familien, in denen mehr als ein Erkrankter vorkommt, keine direkte Erblichkeit zu erkennen ist. Es können Geschwister oder ein Elternteil und ein Kind genauso betroffen sein wie Cousin oder Cousine und Tante oder Onkel 1. und 2. Grades oder einer der Großeltern oder sogar Urgroßeltern, gleichermaßen mütterlicher- wie väterlicherseits. Damit bei vorhandener Anlage tatsächlich MS ausbricht, sind zusätzliche Einflüsse auf das Immunsystem notwendig. Und – das kann man heute durch die Forschungsergebnisse belegen – bei den Betroffenen sind diese Einflüsse unterschiedlich.

Immunologische Forschung

Eine chronische Entzündung kann sich entwickeln:

- wenn ein Erreger in der Phase der akuten Entzündung nicht restlos beseitigt wurde,
- aufgrund einer Abwehrstörung keine passende Abwehrreaktion gebildet wurde oder
- der Erreger im Gewebe versteckt ist und sich so der Abwehr zu entziehen versucht oder
- wenn als Folge eines Fehlers im Immunsystem eigene Körperbestandteile angegriffen werden. Wenn sich also eine Autoimmunreaktion entwickelt, deren Zustandekommen auf S. 19 beschrieben wurde,
- wenn Abwehrvorgänge am Ende der akuten Entzündungsphase durch eine Störung in der Steuerung (Immunregulationsstörung) nicht mehr völlig gestoppt werden, wie das normalerweise der Fall ist.

Welcher der drei Faktoren oder ob alle drei zusammen für die Entstehung von MS verantwortlich sind, ist noch immer nicht eindeutig klar.

Die experimentelle allergische Enzephalomyelitis

Neue Impulse brachten Tierversuche in den 1930er Jahren. Man erzeugte bei den Tieren eine allergische Entzündung des Gehirns (experimentelle allergische Enzephalomyelitis = EAE). Durch Injektion zunächst von Markscheide und später von Bruchstücken der Markscheide (dem so genannten basischen Markscheidenprotein, MBP) treten bei dieser »experimentellen Krankheit« im ZNS Plaques wie bei der MS auf, und zwar in Form einer akuten neurologischen Krankheit. In den 1970er Jahren wurde dann eine chronische, schubhaft verlaufende Form der experimentellen allergischen Enzephalomyelitis erzeugt (»chronic relapsing EAE«), indem man ganz jungen Tieren basisches Markscheidenprotein injizierte. Man kam auf diese Idee, weil die Anlage zur MS schon in der Kindheit entsteht. In diesem Tiermodell ähnelten nicht nur die Plaques im ZNS der MS, sondern auch der Krankheitsverlauf.

Dieser Umstand machte das Tiermodell zu einem besonders wertvollen Hilfsmittel in der Forschung. Ich selbst habe ab Anfang der 1980er Jahre die im Tierversuch verwendete Technik eingesetzt und die gegen Myelin gerichteten T-Helfer-Lymphozyten regelmäßig gemessen. Ich konnte dadurch die Krankheit sehr gut überwachen und den Erfolg von Behandlungen überprüfen, noch lange bevor dies mit anderen Untersuchungen, z. B. der Magnetresonanztomographie, möglich war.

Was immer man über Tierversuche denken mag – mit Hilfe der chronisch schubhaften EAE konnten in der Forschung und in der Erprobung von Therapien große Fortschritte erzielt werden. Für die Aufklärung der grundlegenden Ursachen ist die EAE allerdings nicht geeignet, weil sie durch künstlich injiziertes Myelin ausgelöst wird. So

etwas kommt unter natürlichen Bedingungen nicht vor. Es ist nicht ganz einsichtig, warum ohne auslösenden Grund beim Menschen zu irgendeinem Zeitpunkt das eigene Immunsystem die Markscheide als fremd ansehen und angreifen sollte. Eine reine Autoimmunreaktion (Autoimmuntheorie) ohne speziellen Grund als Ursache der MS ist nicht anzunehmen.

Produktion von Antikörpern

Es wurde eine ganze Reihe von auffälligen und vom Normalen abweichenden Immunreaktionen gefunden (Tab. 2), deren zusammenfassende Beurteilung für die Ursache der MS aber noch nicht möglich ist. Die erste wichtige Beobachtung war eine chronische, also über die ganze Krankheitszeit hinaus andauernde Produktion von Antikörpern (gelöste Abwehrstoffe) im Nervensystem, die im Liquor nachzuweisen ist. Obwohl man diesen Befund schon seit Jahrzehnten kennt, ist seine Bedeutung für die Ursache der MS noch nicht klar. Die Antikörper enthalten sowohl Abwehrstoffe gegen verschiedene Viren – bei jedem einzelnen Kranken ein etwas anderes Muster – als auch eine lokale Produktion von Antikörpern gegen Myelin (»Auto-Antikörper«). Die wichtigsten Auto-Antikörper sind die gegen die Myelin bildenden Nervenzellen, die Oligodendrozyten (Anti-MOG-Antikörper), und die gegen das basische Myelinprotein (Anti-MBP-Antikörper). Diese beiden sind auch im Blut nachweisbar.

Die Anzahl und die Aktivität (Reaktionsstärke) von myelinreaktiven T-Helfer-Lymphozyten und die Menge an Auto-Antikörpern gegen Myelin (Anti-MOG- und Anti-MBP-Antikörper) sowie die Aktivität der

Tab. 2 Immunologische Forschungsergebnisse

▪ **Autoimmunphänomene**
 – zelluläre Immunreaktion gegen Markscheide: myelinreaktive T-Helfer-Lymphozyten
 – Antikörper gegen Bestandteile der Markscheide: Anti-MOG- und Anti-MBP-Antikörper

▪ **Immunregulationsstörung**
 – Verschiebung des T-Helfer/-T-Suppressor-Zell-Verhältnisses
 – Funktionsstörung der T-Suppressor-Zellen

▪ **Störung unbekannter Spezifität**
 – chronische Produktion von IgG-Antikörpern im Liquor

Makrophagen (Fresszellen) im ZNS sind hauptverantwortlich für die Schwere des Krankheitsverlaufs.

Myelinantigene

Wegen der Parallelen zwischen MS und dem Tiermodell (s. S. 29), also der chronisch schubhaften EAE, bei der die Autoimmunreaktionen die Krankheit auslösen, interessiert sich die Forschung intensiv für diese Autoimmunphänomene. Vor allem die zellulären Autoimmunreaktionen sind von besonderem Interesse, weil die EAE bei Versuchstieren nicht nur durch die Injektion von basischem Markscheidenprotein ausgelöst werden kann, sondern auch durch die Übertragung von Lymphozyten der erkrankten auf gesunde Tiere (»Transfer-EAE«). Lymphozyten, die gegen basisches Markscheidenprotein und andere Myelinantigene allergisch reagieren, lösen die Krankheitserscheinungen also unmittelbar aus. Auch beim Menschen wurde ein solcher Zusammenhang mit der Entstehung der Plaques gefunden.

Auch wenn solche gegen die Markscheidensubstanzen (Myelinantigene) gerichteten Abwehrvorgänge (Autoimmunphäno-

mene) offensichtlich von entscheidender Bedeutung sind, so ist doch die Frage,
▪ was sie erzeugt hat (z. B. welcher oder welche Erreger) und über welchen Mechanismus sie entstanden sind (z. B. über Kreuzreaktionen oder über Versuche, an einen im Myelin versteckten Erregerrest heranzukommen, und
▪ warum sie nicht mehr ausgeschaltet werden.

Für den Fortgang der Autoimmunreaktion können mehrere Gründe verantwortlich sein:
▪ Die Immunregulation ist durch einen Fehler im Abwehrsystem defekt.
▪ Die Steuerung der Abwehrvorgänge (Immunregulation) ist durch den Erreger blockiert.
▪ Die Abwehrvorgänge enden nicht, weil der Erreger nicht beseitigt wurde.
▪ Durch ständige Nachproduktion von aktiven Autoimmunzellen und Auto-Anti-körpern ist die Gegenregulation überfordert.
▪ Das Immunsystem hat in der frühen Kindheit nicht gelernt, harmlose, ruhende Erreger zu tolerieren.

Wichtig

Die beiden letztgenannten Gründe sind am ehesten anzunehmen. In der Forschung wäre es ebenso wichtig, diesen Mechanismus aufzuklären wie die auslösende Ursache der Autoimmunphänomeme zu finden. Derzeit wird die Immunregulation bei MS relativ wenig wissenschaftlich untersucht. Es ist bei allen noch offenen Fragen aber klar, dass MS keinesfalls eine durch Immunschwäche ausgelöste Krankheit ist, sondern die Folge einer gesteigerten Abwehrreaktion. Deswegen wird sie auch mit abwehrhemmenden Medikamenten am erfolgreichsten behandelt.

Mikrobiologische Forschung

Wenn die epidemiologischen Studien auch auf einen Erreger als Ursache hindeuten, konnte bislang keiner identifiziert werden. Bereits in den 1920er Jahren zog man einen Erreger als Ursache der MS in Betracht, und die Suche danach wurde bis heute zu einem immer wichtigeren Forschungsschwerpunkt.

Die Infekttheorie: Suche nach »dem« MS-Erreger

Es sind im Laufe der Zeit so ziemlich alle Arten von Erregern mit der MS in Verbindung gebracht worden. Was immer an Erregertypen in der Forschung gerade modern oder neu entdeckt worden war, wurde als mögliche Ursache angesehen und oft auch bei Kranken nachgewiesen: Spirochäten, Rickettsien, Tuberkelbazillen, Toxoplasmen, Borrelien, Chlamydien und verschiedene Viren. Ein gemeinsamer Erreger wurde jedoch nicht gefunden, so dass »der« MS-Erreger bis heute nicht entdeckt ist. Vielleicht ist es gar nicht nur ein Erreger, sondern eine ganze Reihe von ihnen löst unter ganz bestimmten Bedingungen die Krankheit aus.

Da die Untersuchungen auf Erreger vielfach an Gehirnen verstorbener Patienten durchgeführt wurden, ist die Beurteilung positiver wie negativer Befunde schwer: Positive Erregernachweise bei einzelnen Kranken könnten daher rühren, dass aufgrund der unterschiedlichen Immunreaktionen eine normalerweise klassische spätere Infektion atypisch verläuft und die Erreger somit eine Folge und nicht die Ursache der MS sind. Negative Befunde schließen nicht aus, dass ursprünglich ein Erreger vorhanden war, der aber durch die zahlreichen immunologischen Angriffe im Laufe der Erkrankung entfernt worden ist.

Die »Slow-Virus«-Theorie

Durch die Entdeckung von »Slow-Virus«-Erkrankungen im ZNS in den 1970er Jahren rückte die Erregertheorie gegenüber der reinen Autoimmuntheorie stärker in den Vordergrund. Eine Slow-Virus-Infektion befällt das ZNS, ohne gleich eine akute Gehirnhautentzündung oder andere akute neurologische Symptome auszulösen. Sie führt erst nach monate- oder jahrelanger Inkubationszeit zu einer langsam zunehmenden neurologischen Erkrankung. Derartige Erkrankungen gibt es bei Tieren (z. B. Visna bei Schafen) und beim Menschen (z. B. progressive multifokale Leukenzephalopathie). Die Veränderungen im Gehirn weisen allerdings eine weit geringere Ähnlichkeit mit MS auf als die EAE, oder die Erkrankungen verlaufen anders als MS, so dass die reine Slow-Virus-Theorie wiederum in den Hintergrund trat.

Theorie der infekt-induzierten Autoimmunerkrankung

Es gibt einige Virusinfektionen, bei denen herdförmige allergisch-entzündliche Markscheidenzerstörungen auftreten können, die wie die Plaques bei MS aussehen. Die Erkrankungen zeigen einen anderen Verlauf als MS. Sie dienten jedoch als Modell für Überlegungen, dass bei der MS ein oder mehrere Erreger zu Autoimmunreaktionen führen könnten. Es ist denkbar, dass unter ganz bestimmten Bedingungen Erreger nicht zu einer akuten oder subakuten, d. h. weniger heftig verlaufenden Erkrankung führen, sondern zu einer chronischen Erkrankung (wie sie die MS ist).

In den 1990er Jahren wurde eine neue Technik entwickelt, die ganz kleine Bruchstücke von Erregern im Gewebe nachweisen kann (PCR-Technik). Mit dieser Methode hat man bei einem großen Teil der MS-

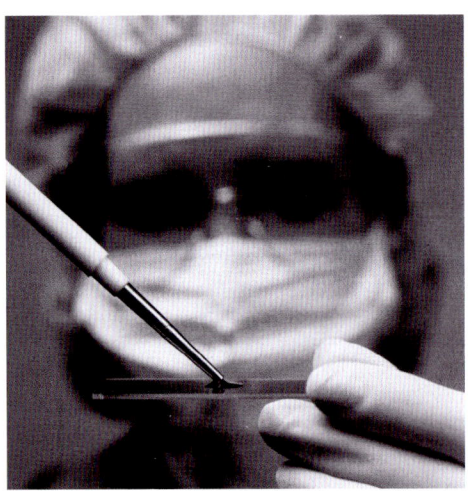

Bei einem Großteil von MS-Betroffenen konnte man anhand der PCR-Technik in den 1990er Jahren kleine Bruchstücke von Erregern nachweisen. Es handelte sich dabei um Viren der Herpesgruppe.

Patienten Viren der Herpesgruppe gefunden. Dazu gehören Herpes-simplex-Virus Typ 1 und 2, das HHV-6-Virus, von dem eine Untergruppe bevorzugt das Nervensystem befällt, das Herpes-zoster-/Varicellen-Virus, das Epstein-Barr-Virus (EBV) – der Erreger des Pfeiffer'schen Drüsenfiebers –, das HHV-8-Virus, besonders in den Tropen verbreitet, und das Cytomegalie-Virus.

Unter anderem wurde mittels PCR bei 90 % der verstorbenen MS-Kranken mit Hauptmanifestation der MS im Halsteil des Rückenmarks (dort entspringt der Nerv, der die Gesichtshaut versorgt) Herpes simplex nachgewiesen. In mehreren Untersuchungen fand man HHV-6, vor allem die Meningitis auslösende Untergruppe. Eine epidemiologische Untersuchung ergab, dass MS-Kranke weitaus häufiger als andere Menschen bereits in der Kindheit eine Gürtelrose (Herpes zoster) durchgemacht hatten. Diese Erkrankung tritt als Folge einer Windpocken-Infektion üblicherweise erst in höherem Lebensalter auf. Das EBV-Virus ist aus immunologischen Gründen ebenfalls interessant, weil die Abwehrstoffe gegen das Virus eine immunologische Kreuzreaktion mit Myelin aufweist (die Antikörper gegen das Virus sind wegen einer Ähnlichkeit in der Struktur auch gegen Myelin gerichtet).

In diversen Untersuchungen wurden andere persistierende Erreger bei einem großen Teil der Kranken nachgewiesen, etwa Chlamydia pneumoniae (ein Bakterium, das Atemwegserkrankungen verursacht), Hepatitisviren oder Retroviren. Natürlich könnten diese persistierenden Erreger auch die eigentlichen MS-Erreger sein. Da

Fortdauernde (persistierende) Infektionen

Dass Herpesviren MS auslösen, ist vorstellbar. Sie lösen von Natur aus in Nervenzellen persistierende Infektionen aus. Das heißt, die Viren bleiben auch in den Zellen, wenn die akute Infektion vorbei ist, und verstecken sich vor Abwehrreaktionen. So etwa verharrt das Fieberblasenvirus in einem Ganglion (Nervenknoten) des sensorischen Gesichtsnerven (Trigeminusnerv).

Wenn diese Viren aktiv werden, etwa bei einem Infekt, wandern sie entlang des Nerven zu Lippen oder Nase. Und wenn sie einmal in die andere Richtung wandern, dorthin, wo der Nerv im ZNS entspringt, landen sie aber nicht bei allen Betroffenen nachzuweisen sind, ist das nicht sehr wahrscheinlich.

in Gehirn und Rückenmark. Es besteht dann die Gefahr einer schweren, oft tödlichen Hirnhautentzündung. Vielleicht haben sich im Laufe der Evolution Menschen herausgebildet, bei denen infolge ihres besonders starken Abwehrsystems eine Hirnhautentzündung verhindern werden kann. Um den Preis allerdings, dass eine MS-Anlage entsteht, weil das Immunsystem gegen das Gewebe reagiert, in welchem die Erreger andauernd verharren. Eine spätere neuerliche Vermehrung der Viren – etwa nach einem Infekt oder bei längerer seelischer Belastung – würde die Krankheit endgültig zum Ausbruch bringen.

Wichtig

Möglich wäre, dass ein Erreger mit ähnlichen Strukturen, wie sie das Nervensystem besitzt, die Immunreaktionen gegen Myelin in Gang setzt (»mimikry«). Außer dem bereits erwähnten EBV-Virus erzeugen z. B. der Erreger von Keuchhusten oder Mycoplasma pneumoniae (der Erreger von Atemwegsinfektionen) derartige Reaktionen. Man hat in Blut und Liquor von MS-Kranken Abwehrstoffe gegen eine ganze Reihe von Erregern gefunden.

Denkbar wäre, dass es nicht nur einen MS-Erreger gibt, sondern dass alle genannten Erreger unter bestimmten Bedingungen zur Erkrankung führen können. Auch epidemiologische Untersuchungen stützen die Annahme von mehreren möglichen MS auslösenden Erregern. Dass verschiedene spät durchgemachte Kinderkrankheiten in Beziehung zur MS stehen und dass grippeartige Erkrankungen (Erkrankungen der Luftwege, Nebenhöhlenentzündungen) in den Jahren vor Ausbruch der Krankheit gehäuft auftreten, spräche dafür. Wenn die MS auch durch einen Erreger ausgelöst wird, so ist sie doch mit Sicherheit nicht sexuell übertragbar oder auf andere Weise ansteckend.

Zusammenfassung und Ausblick

Fasst man die heutigen Ergebnisse detaillierter Forschungen auf verschiedenen Gebieten zusammen, so kommt man zu folgendem Schluss:

▪ Dem letzten Stand der Forschung entsprechend ist die MS eine infekt-induzierte Autoimmunerkrankung bei genetischer Prädisposition (erblicher Bereitschaft). Mehrere Faktoren müssen zusammenwirken, damit eine MS entsteht.

- Ob ein oder mehrere Erreger die Autoimmunerkrankung auslösen, ist noch ungeklärt, ebenso welche zusätzlichen Faktoren den Ausbruch begünstigen.

Am wahrscheinlichsten ist die Annahme, dass die MS-Anlage durch einen im ZNS persistierenden Erreger – vermutlich einen der Herpesgruppe – entsteht. In einem zweiten Schritt wird die Krankheit dann in Gang gesetzt.

Dieser zweite Schritt, die eigentliche Ursache dafür, dass die MS-Anlage in die Krankheit übergeht, kann Folgendes sein: eine neuerliche Aktivierung und Vermehrung des persistierenden Erregers bei einer Überforderung oder vorübergehenden Schwäche des Immunsystems

- in Folge von mehreren kurz aufeinander folgenden Infekten,
- lang anhaltenden Entzündungen,
- länger dauerndem Negativstress,
- seelischen Konflikten,
- einer Infektion mit einem Erreger, der eine immunologische Kreuzreaktion mit Myelin auslöst.

Es ist derzeit unbekannt, ob a) eine Infektion als Folge der MS-Anlage zuerst die für die Immunregulation verantwortlichen Zentren im ZNS befällt und so die Entwicklung von Autoimmunreaktionen ermöglicht (die wiederum durch Freisetzung von Myelinantigenen neue Autoimmunreaktionen zur Folge haben). Oder ob b) zuerst die Autoimmunphänomene auftreten, die in einem parallelen Schritt das Immunregulationszentrum so stören, dass die Autoimmunreaktionen nicht mehr abgeschaltet werden (Abb. 6). Der Wissenstand ist also derselbe wie um den (oder die) MS auslösende(n) Erreger.

Durch die Entdeckung eines oder mehrerer »MS-Erreger« wird man in Zukunft vielleicht die Entstehung der MS durch eine Impfung verhindern können. Für die heute Erkrankten ist die jetzt schon geklärte Tatsache von größter Bedeutung, dass es sich um eine Autoimmunerkrankung handelt. Über zunehmend bessere Möglichkeiten, Autoimmunphänomene zu beeinflussen, kann die Krankheit behandelt werden.

Schäden im Nervensystem: Die Entwicklung der Krankheit

Aufbau und Funktion des Nervensystems sowie die Vorgänge bei Immunreaktionen haben Sie im vorigen Kapitel kennen gelernt. Damit wird das Verständnis der auf den nächsten Seiten beschriebenen vielgestaltigen Beschwerden und unterschiedlichen Folgezustände bei MS leichter. Die Vielgestaltigkeit der Erkrankung hat folgende Ursachen:

- Die vom Krankheitsprozess befallenen Stellen sind unterschiedlich groß.
- Sie befinden sich verstreut (»disseminiert«) in verschiedenartiger Anordnung in den Nervenbahnen.

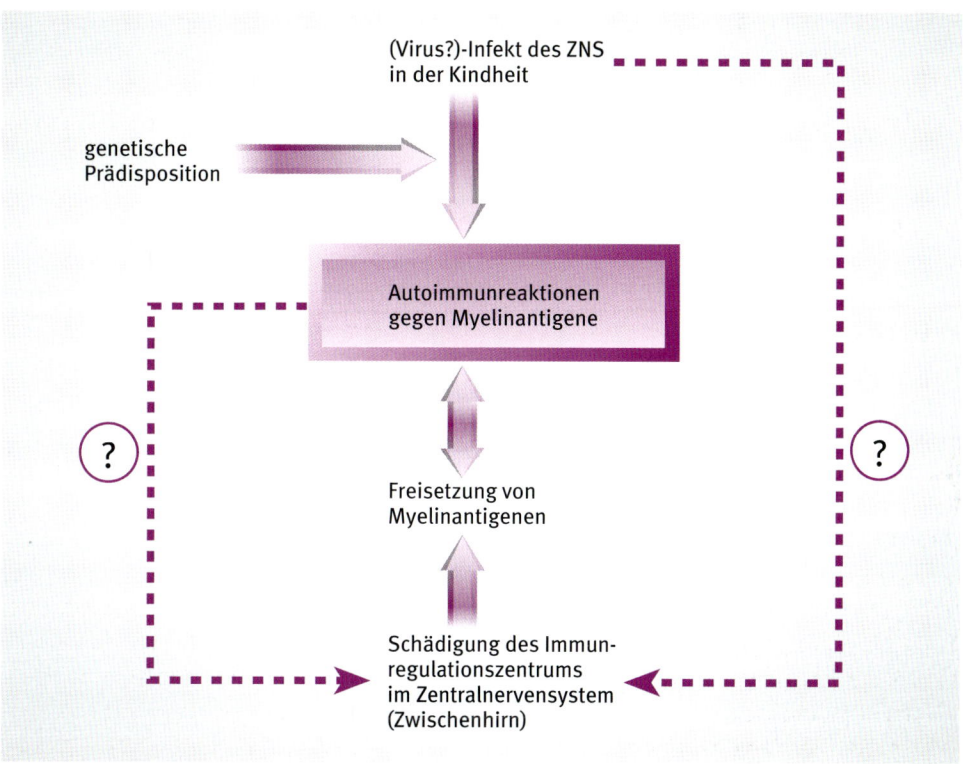

Abb. 6: Möglichkeiten der MS-Entwicklung.

▮ Die von frischen Aufflackerungen der Entzündung betroffenen Stellen wechseln im Krankheitsverlauf.

▮ Die Reparationsvorgänge (Wiederherstellungsvorgänge) sind verschieden ausgeprägt.

Plaques – entzündliche Veränderungen in den Nervenbahnen

Die erkrankten Stellen nennt man Plaques. Sie befinden sich ausschließlich im ZNS. Es handelt sich um herdförmige Entzündungen. Da die Entzündung der Markscheide (weiße Substanz, Myelin) im Vordergrund steht, nennt man die Plaques auch Entmar-kungsherde (Demyelinisationsherde). Wie man erst seit wenigen Jahren weiß, sind die Axone (graue Substanz) in den Plaques von Beginn der MS an unterschiedlich stark mit betroffen. Da sich Axone im Gegensatz zu Myelin auch im Frühstadium der MS nicht regenerieren können, bestimmt das Ausmaß der Axonbeteiligung maßgeblich die Schwere und die Geschwindigkeit der Entwicklung von bleibenden neurologischen Ausfällen.

35

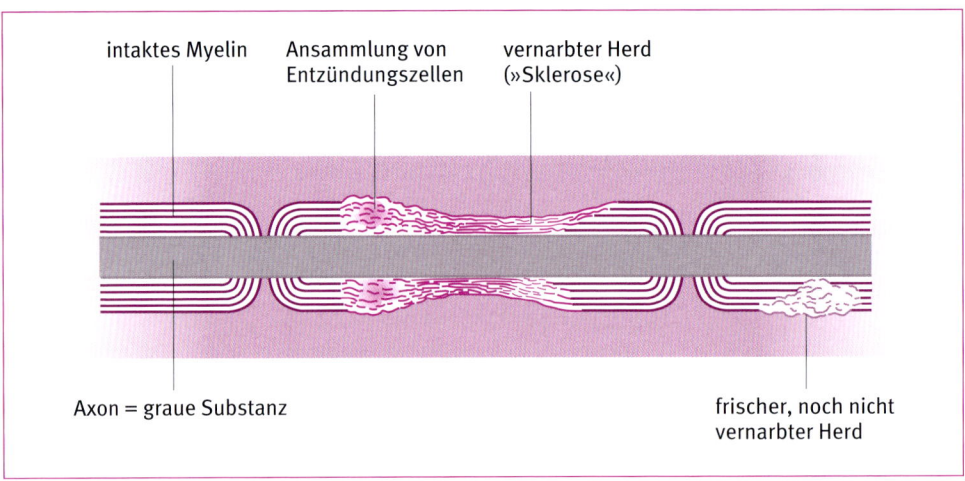

intaktes Myelin

Ansammlung von
Entzündungszellen

vernarbter Herd
(»Sklerose«)

Axon = graue Substanz

frischer, noch nicht
vernarbter Herd

Abb. 7: MS-Plaque (entzündlicher Entmarkungsherd).

Periventrikuläre, subkortikale und konfluierende Plaques

Die Plaques befinden sich im Gehirn bevorzugt direkt neben dem Liquor führenden Ventrikelsystem (periventrikuläre Plaques), aber auch im Großhirn in der Nähe der Hirnrinde (subkortikale Plaques), im Hirnstamm und im Kleinhirn sowie im Rückenmark und in den Sehnerven, seltener in anderen Hirnnerven. Sie finden sich immer entlang kleiner Venen (Abb. 7). Ihre Größe kann beträchtliche Unterschiede aufweisen: Sie reicht von nur mikroskopisch erkennbaren kleinsten Herden bis zu denjenigen mit mehreren Millimetern bis wenigen Zentimetern Durchmesser. Die großen Herde bilden sich meist durch Zusammenfließen von kleineren, die bei den Krankheitsausbrüchen (Schüben) nebeneinander in den gleichen Nervenbahnen entstehen (konfluierende Plaques), oder sie bilden sich durch Ausbreiten der Plaques an ihren Rändern.

Je nach der Stärke der Entzündung können große bleibende Herde innerhalb von Jahrzehnten oder von Monaten entstehen.

Aktive Plaques

Für die Behandlung ist es sehr wichtig, die Vorgänge bei der Plaques-Bildung zu kennen. Die aktiven Plaques gehen häufig mit akuten neurologischen Symptomen einher, sehr kleine aktive Plaques können aber auch »stumm« bleiben, d.h. keine merklichen neurologischen Ausfälle verursachen (latente Demyelinisierung). Der überwiegende Anteil gesunden Gewebes gleicht diesen ganz geringen Funktionsausfall aus. Auf lange Sicht können solche latenten Plaques aber an Bedeutung gewinnen. Neben den »aktiven« Plaques finden sich im ZNS vereinzelt Stellen mit geringen herdförmigen Lymphozytenansammlungen, in deren Zentrum das Myelin noch intakt ist. Diese sind noch nicht aktiv, können es aber im Rahmen eines späteren Krankheitsausbruches werden. Ähnliches findet man auch oft an den Rändern bereits vernarbter Plaques.

Wichtig
Wie schon erwähnt, sind Plaques im ZNS um kleine Venen herum positioniert. Das spricht dafür, dass Venen die »Eintrittspforten« für die Erkrankung sind, was durch Untersuchungen am oben besprochenen Tiermodell der MS, der EAE, und an Kranken bestätigt werden konnte.

Was passiert, wenn sich eine frische Plaque bildet?

Die gegen die Markscheide gerichteten Autoimmunlymphozyten werden in den Lymphorganen gebildet. Sie ruhen dort als inaktive immunologische »Gedächtniszellen« (memory cells). Wenn das Abwehrsystem angeregt wird – bei einer Infektion (Schubauslöser), aber auch ohne erkennbaren Grund – werden die Zellen »aktiviert« und treten in die Blutbahn ein. Kleine Mengen schwach aktivierter Autoimmunzellen können nicht in das ZNS übertreten. Deswegen führt nicht jeder Infekt zu einem Krankheitsausbruch.

Wenn sich eine frische Plaque bildet, wandern gegen Myelin gerichtete Abwehrzellen über die Blut-Hirn-Schranke in die betroffene Stelle des ZNS. Es kommt zu einer Verklumpung von Blutplättchen (Thrombozytenaggregation). Dadurch werden die Gefäßwände der Blut-Hirn-Schranke durchlässiger. Zellen der Blut-Hirn-Schranke werden über bestimmte Anlagerungsstellen (Rezeptoren an den Gefäßzellen der Blut-Hirn-Schranke, z. B. VCAM) von den Abwehrzellen immunologisch aktiviert: Es kommt zur vermehrten Aktivität bestimmter Enzyme, der Matrix-Metalloproteinasen. Bei diesen Vorgängen können die Abwehrzellen über die jetzt durchlässige Blut-Hirn-Schranke in das ZNS eintreten. Die Gefäßzellen an der Blut-Hirn-Schranke sind somit direkt an der Plaquebildung beteiligt, und die Gefäßwände sind oft auch entzündet. Außerdem werden bereits im ZNS vorhandene Zellen über Zytokine (immunologische Botenstoffe) aktiviert. Es tritt zudem Fibrinogen, ein entzündungsfördernder Blutgerinnungsfaktor, in das Gewebe ein, dessen Abbauprodukte weitere Abwehrzellen anlocken. Es entsteht eine entzündliche Schwellung und Aufsplitterung der Markscheide. Entzündungszellen dringen in die Markscheide ein.

In frisch entstandenen (aktiven) Plaques finden sich Ansammlungen von T-Helfer-Lymphozyten und T-Killer-Lymphozyten. Diese greifen die Markscheide direkt an. Auch Antikörper produzierende B-Lymphozyten bzw. Plasmazellen und freie Antikörper gegen Myelin sind in den Plaques vorhanden. Es werden Makrophagen (Abräumzellen oder Fresszellen) stimuliert, welche die durch die Entzündung entstandenen Myelinbruchstücke abbauen und abtransportieren und zugleich wiederum über Zytokine die T-Lymphozyten anregen. Alle diese Zellen befinden sich mehr im Zentrum einer Plaques. Mehr an den Plaquerändern sammeln sich T-Suppressor-Lymphozyten, die zusammen mit Anti-

37

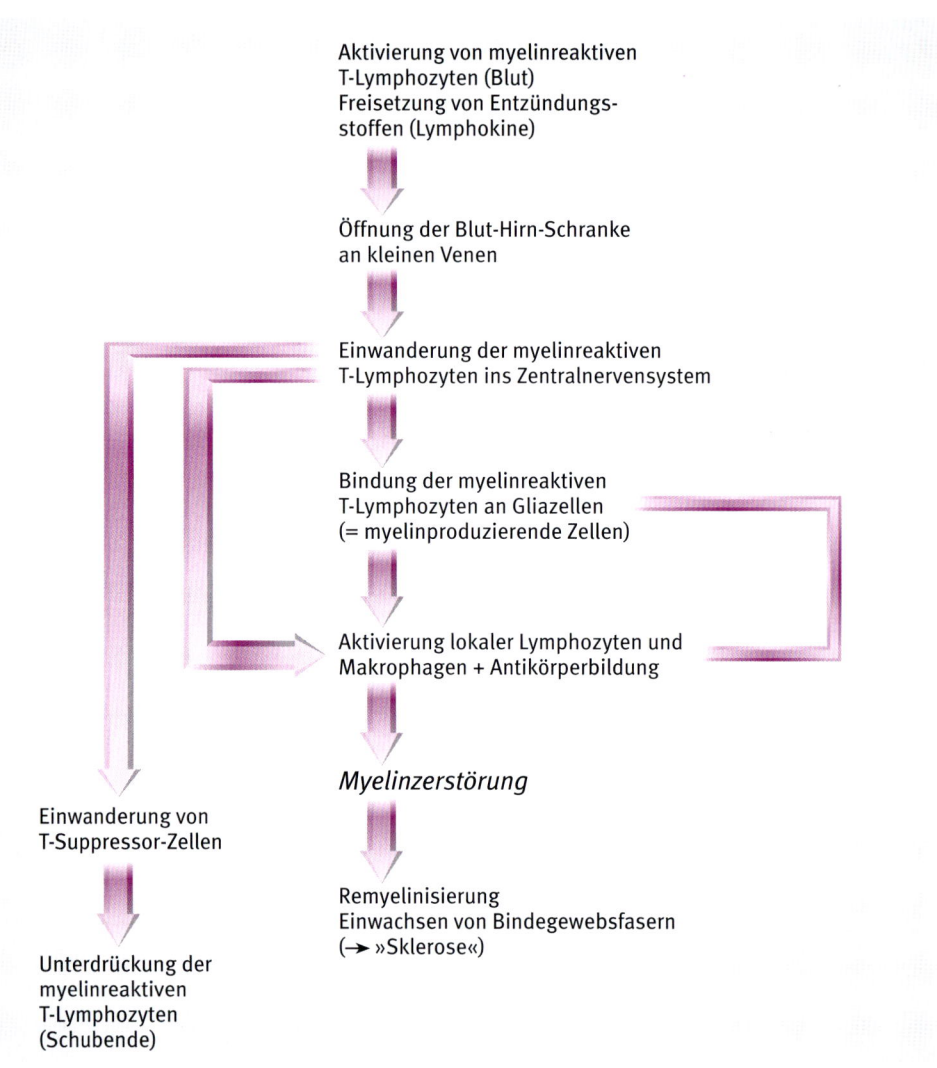

Aktivierung von myelinreaktiven
T-Lymphozyten (Blut)
Freisetzung von Entzündungs-
stoffen (Lymphokine)

Öffnung der Blut-Hirn-Schranke
an kleinen Venen

Einwanderung der myelinreaktiven
T-Lymphozyten ins Zentralnervensystem

Bindung der myelinreaktiven
T-Lymphozyten an Gliazellen
(= myelinproduzierende Zellen)

Aktivierung lokaler Lymphozyten und
Makrophagen + Antikörperbildung

Myelinzerstörung

Einwanderung von
T-Suppressor-Zellen

Remyelinisierung
Einwachsen von Bindegewebsfasern
(→ »Sklerose«)

Unterdrückung der
myelinreaktiven
T-Lymphozyten
(Schubende)

Abb. 8: Reaktionen des Abwehrsystems (Immunsystems).

körpern eine myelinschädigende Wirkung entfalten, aber zugleich auch die anderen immunologischen Vorgänge bremsen (Abb. 8).

Die Axondegeneration ist – soweit heute bekannt – nicht Folge eines direkten An-

griffs der Autoimmunzellen. Sie wird von chemischen Prozessen angeregt, die im Rahmen der Entzündung ablaufen:

▮ durch die Tätigkeit der Makrophagen,
▮ durch das Absterben von Abwehrzellen (Apoptose) und
▮ durch den Zerfall von Myelin.

Dabei entstehen aggressive Stoffe, die vor allem die Axone angreifen, aber auch die Funktion und die Regeneration von Myelin hemmen. Zu diesen zählen besonders

- freie Radikale, das sind aggressive Sauerstoffverbindungen,
- aggressive Stickstoffmoleküle,
- Proteasen (Eiweiß spaltende Enzyme) wie N-Acety-Aspartase
- und die vermehrte Freisetzung von funktionsanregenden Neurotransmittern wie Glutamat.

Neuen Erkenntnissen zufolge finden sich bei MS vier verschiedene Muster von immunologischen Vorgängen bei der Plaque-Bildung (pathogenetische Grundtypen). Möglicherweise sind sie auf verschiedene Ursachen der MS-Entstehung zurückzuführen. Sie sind gekennzeichnet durch verschieden starke Ausprägungen in den Teilbereichen der Abwehrvorgänge (Lymphozyten-und Makrophagenaktivität, Auto-Antikörpermenge) sowie des Grades an Axonbeteiligung zusätzlich zur Myelinschädigung.

- Es finden sich besonders viele und stark gegen Myelin reagierende T-Helfer-Lymphozyten, aber weniger Auto-Antikörper und Makrophagen. Sie bewirken starke Schädigungen der Markscheide, aber auch eine gute Remyelinisierung (Wiederaufbau der Markscheide, siehe nächster Abschnitt). Das Axon ist relativ wenig betroffen.
- Es existieren viele Auto-Antikörper gegen Myelin, aber nicht so viele myelinreaktive T-Helfer-Zellen und Makrophagen. Es entstehen keine so großen Myelinschäden, aber das Axon ist stärker mit betroffen als beim oben genannten Typ.
- Es gibt mehr Makrophagen und Auto-Antikörper als myelinreaktive T-Helfer-Lymphozyten. Die Schäden entwickeln sich langsamer, Myelin ist nicht sehr stark betroffen, aber die Remyelinisierungstendenz ist schwächer. Das Axon ist ebenfalls stärker mit betroffen als beim erstgenannten Typ.
- Die Autoimmunreaktionen sind nicht sehr stark, aber das Axon ist stärker betroffen als die Markscheide.

Die Krankheit wird chronisch

Schließlich wird die immunologische Kettenreaktion langsam gebremst, und die Entzündung kommt durch die Aktivierung und Einwanderung von T-Suppressorzellen mit entzündungshemmender Wirkung (TH2-Zellen) zum Stillstand. Diese gegensteuernden Zellen werden naturgemäß erst nach den T-Helfer-Zellen gegen Myelin aktiv. Je mehr Abwehrzellen sich daher als Folge früherer akuter Krankheitsphasen (Schübe) oder einer langen unterschwelligen Krankheitsperiode im Nervensystem befinden, desto weniger passt das Verhältnis von entzündungsfördernden und -hemmenden Zellen zueinander. Die Folge: Die Kettenreaktion der aktiven Abwehrvorgänge ist umso schwerer wieder völlig zu bremsen. So wird die Krankheit chronisch.

Nach neuesten Erkenntnissen kommt es nach unterschiedlich langer Krankheitsdauer nicht nur zum Wiedereintritt von Autoimmunzellen über die Blut-Hirn-Schranke. Die Entzündung schreitet zudem zunehmend durch die Aktivierung von Autoimmunzellen fort, die bereits im ZNS sind. Auch das ist eine Ursache für den Übergang in eine chronische Krankheitsform.

GRUNDLAGEN

Diese pathogenetischen Grundtypen stehen höchstwahrscheinlich in Beziehung zu den verschiedenen Verlaufstypen der MS. An einer genauen Analyse wird noch gearbeitet, ebenso wie an den Möglichkeiten der frühzeitigen Identifizierung dieser Untergruppen bei den Betroffenen. Von den Ergebnissen der Erforschung der Zusammenhänge zwischen immunologischem Grundtyp der MS und Krankheitsverlauf kann man erwarten, dass die beim jeweiligen Betroffenen wirksamste Behandlung individuell ermittelt und gezielt eingesetzt werden kann.

Bei den beschriebenen immunologischen Vorgängen wird die Markscheide zerstört und das Axon angegriffen. Die elektrischen Leitvorgänge in der Nervenbahn werden durch die Plaquebildung verändert; es kommt zu einer Funktionsstörung, zu Krankheitssymptomen. Umliegende Bindegewebszellen (Astrozyten) bilden Fasern aus, die befallenen Stellen in Narben umwandeln. Dem Narbengewebe, das sich hart anfühlt (»Sklerose«) verdankt die MS ihren Namen.

Der Vorgang der Remyelinisierung

Bald nach der Entstehung einer Plaques – noch vor der Bildung narbiger Fasern – setzt ein wichtiger Vorgang ein: die Wiederherstellung der Markscheide (Remyelinisierung), die von nicht angegriffenen Markscheide bildenden Zellen (Oligodendrozyten) ausgeht. So ist eine Besserung der Funktionsstörungen möglich. Bei ausgedehnten und älteren Plaques werden die Oligodendrozyten mit zerstört. Damit ist keine ausreichende Wiederherstellung der Markscheide möglich. Es bildet sich mehr narbiges Fasergewebe, und es entsteht ein bleibender Funktionsdefekt.

Wichtig

Es leuchtet ein, dass die Behandlung darauf abzielen muss, den Krankheitsausbruch – die entzündliche Plaquebildung – früh zu bekämpfen; möglichst in der Phase der entzündlichen Schwellung der Markscheide, d. h. in den ersten Tagen nach Krankheitsausbruch. Dann wird die Markscheide nicht so stark angegriffen, die befallene Stelle wird nicht so groß, in der Folge entsteht weniger Narbengewebe, und die Remyelinisierung wird erleichtert.

Die Markscheide erneuert sich nur sehr langsam, innerhalb von Wochen und Monaten, und die neu gebildete Markscheide ist auch noch empfindlich. Der Wiederaufbauvorgang der Remyelinisierung sollte also nicht durch neuerliche Plaquebildung an derselben Stelle gestört werden.

Der ebenfalls bei der Plaquebildung betroffene Innenteil des Nerven, das Axon, besitzt nahezu keine Regenerationsmöglichkeit, weil die Produktion der hierfür notwendigen Wachstumsstoffe beim Erwachsenen eingestellt ist.

Durch frühzeitige Behandlung bei akuten Beschwerden und eine vorbeugende Langzeittherapie bleibt die Möglichkeit der Remyelinisierung besser erhalten und bleibende Funktionsstörungen durch Narbenbildung in der Markscheide und durch Axonschäden werden länger vermieden.

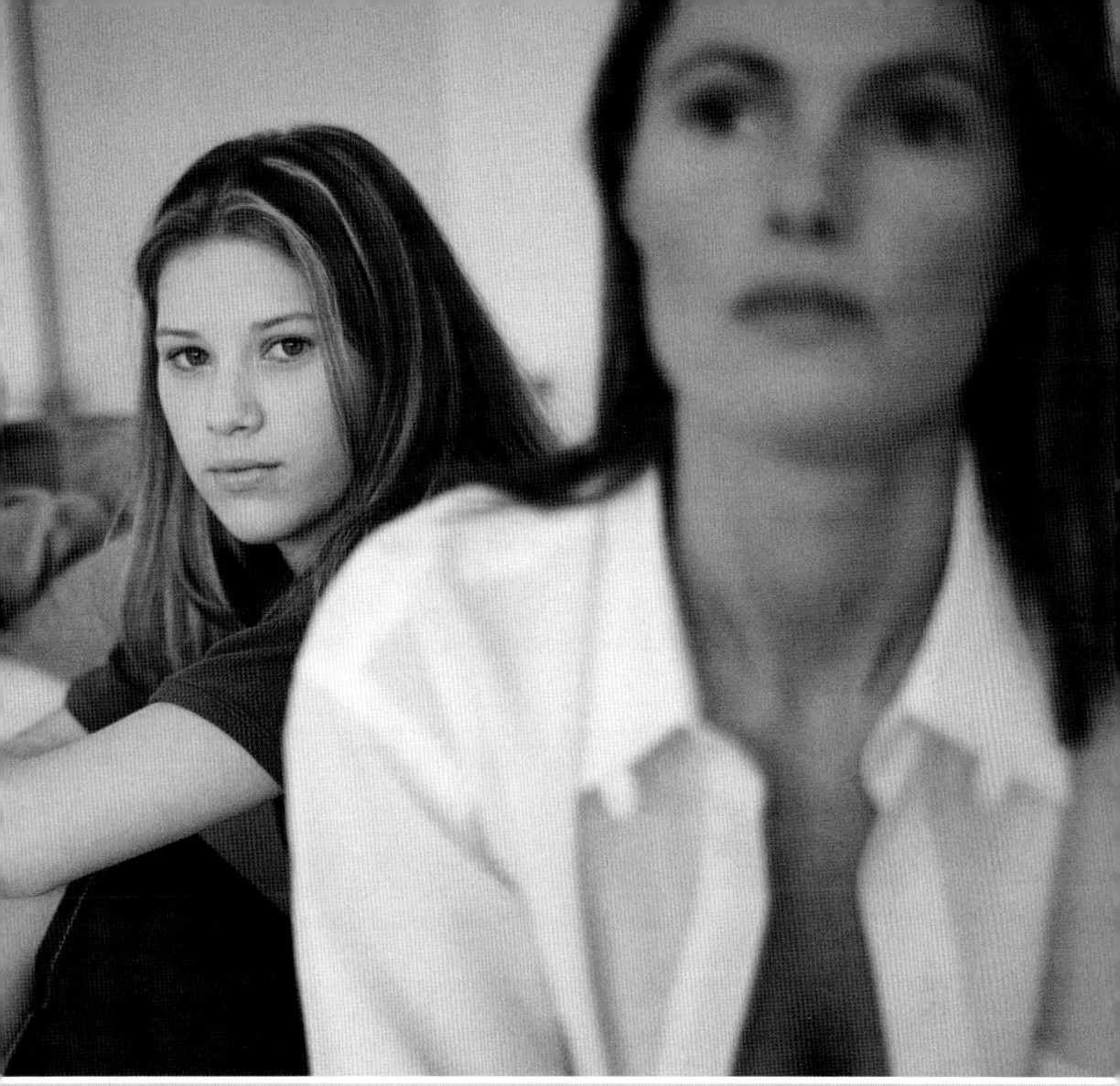

Multiple Sklerose
erfahren und erkennen

Es gibt wohl kaum eine Erkrankung des Nervensystems, die unter derartig vielen Gesichtern auftreten kann wie MS. Sowohl der Verlauf als auch akute Beschwerden und Folgezustände sind sehr verschiedenartig; das macht die Krankheit für Betroffene wie Forscher so rätselhaft. Welche Symptome typisch für MS sind, welche Verlaufsarten, Folgezustände und Komplikationen auftreten können und welche Rolle die so genannten Schübe spielen, erfahren Sie auf den folgenden Seiten. Schließlich erfahren Sie alles Wissenswerte rund um die Diagnosestellung und lernen die unterschiedlichsten Diagnoseverfahren kennen.

Verlaufsarten der MS

Bis vor gar nicht langer Zeit glaubten Ärzte noch, dass MS sehr selten auftrete und immer eine schwere Krankheit sei. Durch die lange Beobachtung von Patienten in MS-Behandlungszentren und durch moderne diagnostische Möglichkeiten wurde erst in den letzten Jahren so richtig klar, wie unterschiedlich ausgeprägt MS sein kann und dass sie viel häufiger als früher angenommen lange Zeit oder bis zum Lebensende leicht verläuft. Wird eine Erkrankung erstmals festgestellt, weiß niemand, wie sie verlaufen wird. Das ist belastend für den Betroffenen. Aber einerseits sind die Chancen recht hoch, dass sie nicht ganz schwer verlaufen wird, andererseits gibt es Behandlungsmöglichkeiten. So muss selbst bei häufigen akuten Beschwerden (Schüben) nicht gleich mit dem Schlimmsten – schwere Behinderungen nach kurzer Zeit – gerechnet werden. MS verläuft hinsichtlich Häufigkeit und Schweregrad der Verschlechterungen, Ausmaß der Besserungen und Auftreten von bleibenden neurologischen Ausfällen äußerst unterschiedlich (Abb. 9).

Verlauf im unbehandelten Zustand

Wie stark die Krankheit ohne Behandlung verlaufen wird, dürfte zum Zeitpunkt des ersten Krankheitsausbruches schon weitgehend vorgegeben sein. Es scheint davon abhängig zu sein, wie stark sich die entzündliche Reaktion in der Markscheide in der beschwerdefreien Latenzphase entwickelt hat, also in den Jahren vor Beginn der MS, und wie stark die Axonbeteiligung ist.

Nach einer alten Einteilung von McAlpine lassen sich sieben verschiedene Verlaufstypen abgrenzen (Nr. 2–4 und 6–9, Abb. 9). Durch die modernen, verbesserten Diagnosemöglichkeiten kann man heute aber häufig eine MS nachweisen, die über viele Jahre so leicht verlaufen ist, dass man sie nicht als MS einstufte. Und selbst wenn dieser Verdacht bestand, wurden die Betroffenen nicht an ein Behandlungszentrum überwiesen, um sie nicht unnötig seelisch zu belasten. Zu den sieben bisher bekannten Verlaufsarten der MS will ich noch zwei weitere typische Verlaufsformen (Nr. 1+5, Abb. 9) hinzuzählen.

Aufgrund der Beobachtungen an der Wiener Uni-Klinik und auch in meiner Abteilung lassen sich die verschiedenen Verlaufstypen dem Ausmaß und der Entwicklungszeit von Behinderungen entsprechend in drei große Gruppen zusammenfassen:

- Etwa die Hälfte der Erkrankten weist einen mittelgradigen Verlauf mit deutlichen Behinderungen ab etwa 15–30 Krankheitsjahren auf (Typ 4–6, Abb. 9).
- Rund ein Viertel der Betroffenen zeigt einen leichten Krankheitsverlauf; bei ihnen stellen sich nie oder erst im Alter Behinderungen ein (Typ 1–3).
- Beim letzten Viertel der Erkrankten liegt ein schwerer Verlauf vor, mit Behinderungen ab 5- bis 10-jähriger Krankheitszeit, ganz selten auch schon früher (Typ 7–9).

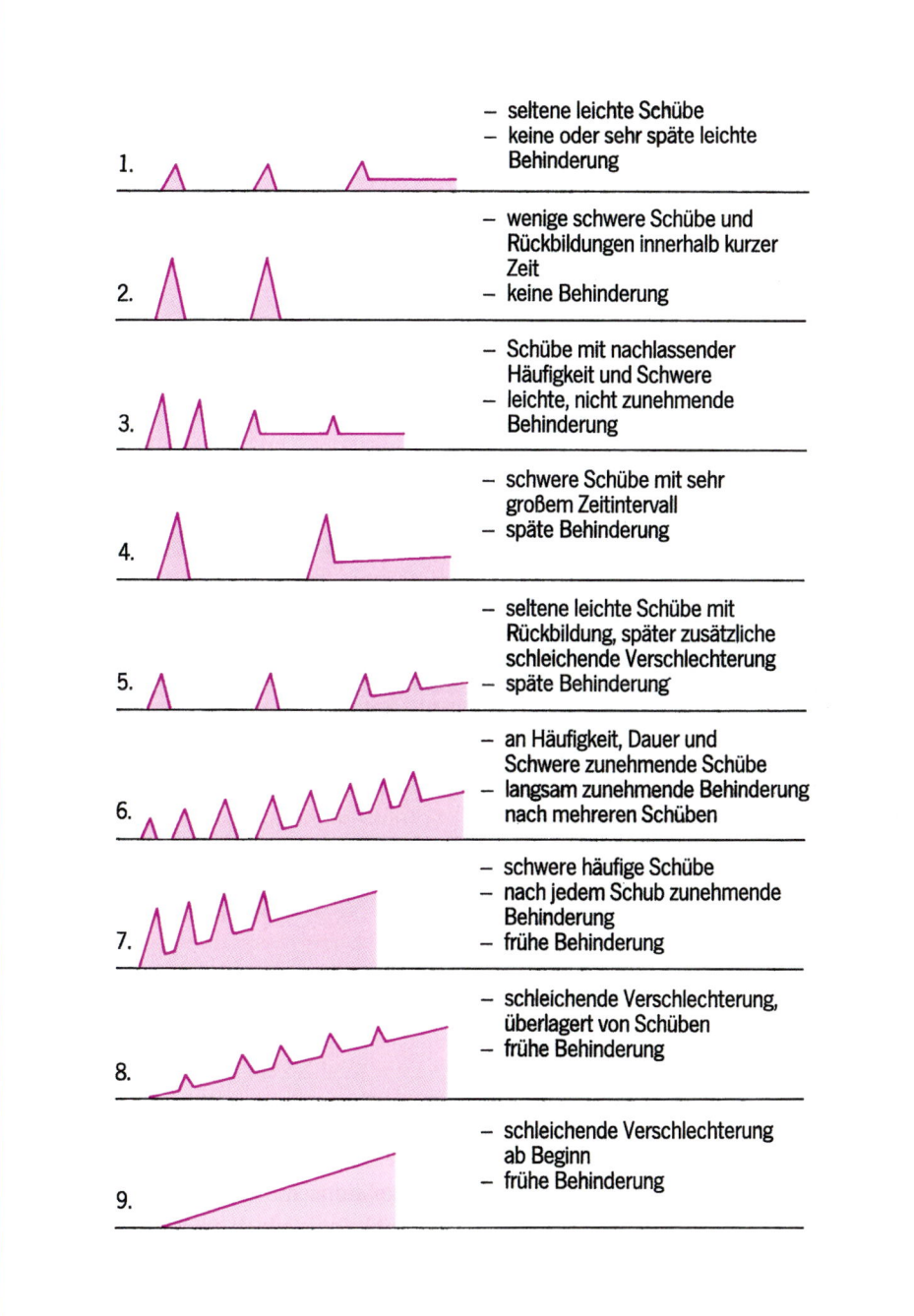

1. – seltene leichte Schübe
   – keine oder sehr späte leichte Behinderung

2. – wenige schwere Schübe und Rückbildungen innerhalb kurzer Zeit
   – keine Behinderung

3. – Schübe mit nachlassender Häufigkeit und Schwere
   – leichte, nicht zunehmende Behinderung

4. – schwere Schübe mit sehr großem Zeitintervall
   – späte Behinderung

5. – seltene leichte Schübe mit Rückbildung, später zusätzliche schleichende Verschlechterung
   – späte Behinderung

6. – an Häufigkeit, Dauer und Schwere zunehmende Schübe
   – langsam zunehmende Behinderung nach mehreren Schüben

7. – schwere häufige Schübe
   – nach jedem Schub zunehmende Behinderung
   – frühe Behinderung

8. – schleichende Verschlechterung, überlagert von Schüben
   – frühe Behinderung

9. – schleichende Verschlechterung ab Beginn
   – frühe Behinderung

Abb. 9: Verlaufsformen der MS im unbehandelten Zustand.

Wichtig

Diese Verteilung der Verlaufsformen gilt wohl bemerkt für den *unbehandelten* Krankheitsverlauf. Bei frühzeitiger Behandlung verläuft MS viel häufiger leicht.

Es ist sehr wichtig, dass alle Betroffenen frühzeitig von einem erfahrenem Facharzt oder in einem speziellen Behandlungszentrum betreut werden, um die schweren Verlaufsformen rechtzeitig erkennen und behandeln zu können. Es gibt heute schon Methoden, den Verlauf abzubremsen.

Diese sind umso wirksamer, je früher sie eingesetzt werden.

Erstmaliges Auftreten und schubhafter Verlauf

Die Erkrankung beginnt üblicherweise zwischen dem 15. und 45. Lebensjahr. Am häufigsten zwischen 25 und 35 Jahren, sehr selten vor dem 15. bzw. nach dem 45. Lebensjahr. Allerdings scheint MS auch in diesen Altersgruppen zuzunehmen. Die MS zeigt typischerweise einen schubhaften Verlauf (bei rund 85 % der von mir betreuten Kran-

ken), selten besteht von Anfang an eine langsame stetige Verschlechterung, ein primär chronisch-progredienter Verlauf.

Je seltener Schübe auftreten, desto größer ist die Wahrscheinlichkeit, dass sich die Ausfälle völlig zurückbilden und sehr lange keine Behinderung eintritt. Das dürfte daran liegen, dass bei einem so wenig aktiven Entzündungsprozess die Remyelinisierung, also die echte Wiederherstellung, ungestörter und daher vollständiger möglich ist. Aufgrund von Untersuchungen mit Magnetresonanztomographie (MRT) hat man festgestellt, dass frisch entstandene Plaques in Verbindung mit einer wirksamen Therapie – im Frühstadium manchmal auch von selbst – verschwinden können. Das ist auch bei schweren Verlaufsformen erzielbar, wenn rechtzeitig mit der Therapie begonnen wird.

Intervalle zwischen den Schüben

Bessern sich die akuten Beschwerden des Schubes relativ bald, so dauern die Reparaturvorgänge in der Markscheide noch viele Wochen und Monate (bis zu einem Jahr)

Was sind eigentlich Schübe?

Schübe sind Krankheitsausbrüche, bei denen innerhalb einiger Tage bis Wochen zunehmende neurologische Beschwerden (Ausfälle) auftreten. Nach einer Phase gleich bleibender Symptome setzt nach einigen Wochen, seltener schon nach mehreren Tagen oder erst nach einigen Monaten, eine Besserung (Remission) der Ausfälle ein, die je nach Stärke des Schubes wenige Wochen bis mehrere Monate andauert. Bei den ersten Schüben kommt es häufig zu einer völligen Rückbildung der Ausfälle. Nach einigen Schüben, meist vier bis fünf, ist die Remission immer weniger vollständig. Es bleiben Restausfälle zurück, die im Laufe der Jahre deutlicher werden und zu einer zunehmenden Behinderung führen. Je länger der Schub bis zur beginnenden Remission andauert, desto unvollständiger ist diese. Deshalb ist es wichtig, den Schub innerhalb der ersten Tage nach Beginn zu behandeln.

weiter an. Bei schweren Verlaufsformen mit kurz aufeinander folgenden Schüben werden die Reparaturvorgänge frühzeitig gestört und bleiben somit unvollständig. Es sollte in diesen Fällen mit einer früh einsetzenden Langzeitbehandlung versucht werden, die Zahl der Schübe zu senken, damit sich nicht zu schnell Behinderungen einstellen.

Die Zeiten zwischen den Schüben – die Intervalle – sind unterschiedlich lang. Ich kenne Extremfälle von drei Wochen, aber auch von 30 Jahren. Am häufigsten sind Abstände von einem halben bis zu zwei Jahren. Sehr oft kann man beobachten, dass die Intervalle im Laufe der Jahre kürzer werden (z.B. zweiter Schub nach vier Jahren, dritter und vierter Schub nach weiteren zwei Jahren, fünfter Schub ein Jahr danach, sechster und siebter Schub im Halbjahresabstand). Das scheint daran zu liegen, dass bei einem Teil der Betroffenen mit anfänglich langen Intervallen »unterschwellige« (latente) Schübe auftreten.

Latente Schübe

Die bei latenten Schüben entstehenden Myelinschäden sind so klein, dass sie meist gar nicht als Ausfälle bemerkt werden, weil der gesunde Teil des betreffenden Nervenstranges die minimale Funktionsstörung voll ausgleichen kann. (Manchmal hört man von Kranken mit einer Schubhäufung, dass sie in den Intervallen zuvor häufiger einige Wochen lang unter einer unerklärbaren ständigen körperlichen Müdigkeit litten.) Im Laufe der Jahre summieren sich allerdings kleinste Defekte in den Nervensträngen. Sie verbinden sich zu großen Plaques (konfluierende Plaques). Haben die Plaques eine gewisse Größe erreicht, bemerkt man das Aufflackern der Entzündung in Form von häufigeren Schüben (die Schubhäufigkeit war bereits vorher groß, die Mehrzahl der Schübe verlief jedoch unterschwellig). Personen mit dieser Verlaufsform bleiben rund 15–20 Jahre weitgehend behinderungsfrei, dann spüren sie in kurzer Zeit zunehmend mehr.

Sekundär-chronische Progredienz

Bei einem großen Teil der Kranken mit schubhaftem Verlauf (rund 70 %) kommt es nach mehreren Krankheitsjahren zu einer schleichenden Verschlechterung (sekundär-chronische Progredienz). Diese kann –

Latente Schübe bleiben oft unbehandelt

Dieser Erkrankungstyp ist in der Gesamtprognose nicht schlecht, aber, wie ich meine, tückisch. Die unterschwellig ablaufenden Schübe können nicht behandelt werden, und es stellen sich bleibende Vernarbungen unbemerkt ein. Zu Anfang sieht die Krankheit so harmlos aus, dass weder Arzt noch Patient an die Notwendigkeit einer frühen Langzeittherapie denken, um die Schubhäufigkeit zu senken. Bei zwei Dritteln der Kranken besteht eine Neigung zu latenten Schüben. Seit einiger Zeit bieten ein halbes oder ein Jahr nach dem ersten Schub durchgeführte Kontrolluntersuchungen der MRT die Möglichkeit, solche latenten Plaquebildungen zu erfassen und in die Entscheidung über eine Langzeittherapie einzubeziehen.

GRUNDLAGEN

muss aber nicht – von Schüben begleitet sein. Dafür dürften zwei Dinge verantwortlich sein:

- Der Übergang in eine sehr häufige oder dauernd unterschwellig vorhandene Entzündung mit der Folge einer mehr oder weniger ständigen Zunahme der Demyelinisierung. Dies erfordert eine Langzeitbehandlung, die intensiver sein muss als eine Therapie im Frühstadium. Offensichtlich haben sich hier die im Laufe der Zeit ins Nervensystem eintretenden Lymphozyten irgendwie »selbstständig« gemacht und sind von der Therapie schwerer erreichbar.
- Die noch gesunden Anteile der befallenen Nervenstränge können Funktionsstörungen der kranken Anteile immer

weniger ausgleichen (dies erfordert regelmäßiges und intensives Bewegungstraining in der Krankengymnastik).

Wichtig

Die Verlaufsform von MS mag vorgegebenes Schicksal sein. Sehen Sie das unter folgenden Gesichtspunkten: Dass es viele leichte Verlaufsformen gibt, ist Grund zur Hoffnung. Handelt es sich jedoch um eine der schweren Formen, sollte man diese möglichst früh so zu steuern versuchen, dass sie leichter verläuft. Das heutige Wissen um die MS und die modernen Methoden lassen die schweren und mittelgradigen Verlaufsformen besser erkennen und behandeln und die Entwicklung der Folgezustände verhindern oder hinauszögern.

Ursachen der Schübe

Der rätselhafte Verlauf wirft die Frage auf, wodurch ein Schub ausgelöst wird. Für die verschieden schweren Verlaufsformen der MS sind – soweit heute erkennbar – ungleich starke Ausprägungen der Immunreaktion und der Immunregulationsstörung verantwortlich. Diese basieren vermutlich auf der erblichen Reaktionsstärke des Immunsystems (bestimmte HLA-Faktoren und »Immunantwort«-Gene finden sich eher bei leichtem bzw. schwerem Verlauf). Eventuell wirken auch die MS auslösenden Erreger unterschiedlich auf das Immunsystem.

Gegenüber diesen allgemeinen immunologischen Einflüssen kommt den unmittelbar schubauslösenden Faktoren (Tab. 3) offensichtlich eine geringere Bedeutung zu. Insgesamt sind nur in rund einem Drittel aller Schübe vorausgehende schubfördernde Situationen zu erfassen. Bei zwei Dritteln der Schübe sind solche Anlässe nicht zu erkennen. Also nehmen die Anzahl der Autoimmunlymphozyten im Blut und die Häufigkeit, mit der sie dort kreisen, größeren Einfluss auf das Krankheitsgeschehen als spezielle Schubauslöser.

Mögliche Schubauslöser

Schubfördernd kann alles sein, was das Immunsystem anregt oder die Immunregulation beeinflusst. Solche Einflüsse geben den Anstoß, dass Lymphozyten in den Blutkreislauf wandern (und von dort ins Nervensystem) und dass sie aktiviert werden. Bei Infektionen und Impfungen kommt es

Tab. 3 Mögliche Schubauslöser bei MS

- ❚ Infekte (z. B. Grippe): virale häufiger als bakterielle Infekte
- ❚ Impfungen
- ❚ Entbindungen
- ❚ Lang anhaltender Stress (negativer Stress)
- ❚ Großer Kummer, ungelöste seelische Konflikte
- ❚ Operationen
- ❚ Zahnextraktionen
- ❚ Chronische Entzündungsherde (z. B. Nebenhöhlenentzündung)
- ❚ Starke (blutende) Verletzungen
- ❚ Starker Alkoholrausch
- ❚ Starke körperliche Überbelastung
- ❚ Intensive Sonnenbestrahlung

zur »Mitreaktion« der Autoimmunlymphozyten. Eingriffe oder Verletzungen mit blutenden Wunden führen zu einer allgemeinen Mobilisierung des Immunsystems. Die hormonellen Umstellungen nach einer Entbindung lösen über die Einflüsse von Hormonen auf das Immunsystem eine Stimulation der Abwehrvorgänge aus. Naturgemäß stimulieren auch stark abwehrsteigernde Medikamente das Immunsystem und können schubfördernd sein. Stress scheint nach neueren Erkenntnissen über die direkte Wirkung von »Stresshormonen« das Immunsystem aktivieren zu können. Länger andauernde psychische, vielleicht auch körperliche Überbelastungen mit Erschöpfungszuständen dürften über eine Störung der Immunregulation indirekt das Immunsystem aktivieren.

Wichtig

Die Einwirkung psychischer Faktoren auf das Auftreten und den Verlauf der MS sind

mittlerweile durch mehrere Untersuchungen gesichert. Eine interessante Studie zeigte, dass die Produktion der im Schub freigesetzten entzündungsfördernden Zytokine unter der Einnahme von Antidepressiva und – in geringerem Maße – sogar durch Psychotherapie abnimmt.

Die Bekämpfung von Depressionen und seelischen Problemen ist damit eine wichtige unterstützende Maßnahme der Behandlung. Allerdings belasten psychische Einflüsse der gleichen Art nicht alle Menschen gleich stark, und somit müssen sie auch nicht gleiche körperliche Auswirkungen haben. Man kann nicht bei jedem Menschen einen seelischen Grund für einen Schub vermuten. Schon gar nicht sollte man einem anderen Menschen die Schuld

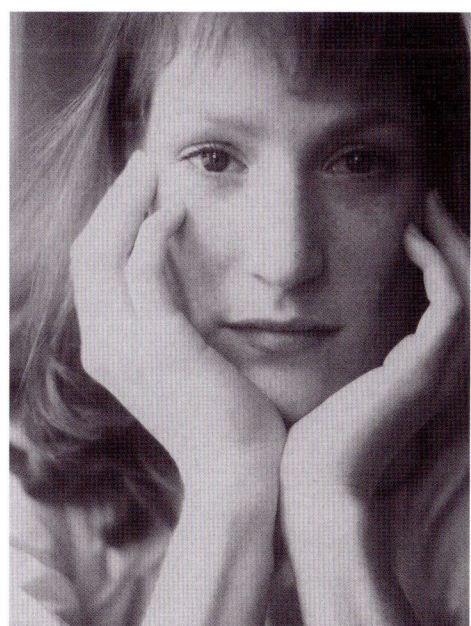

Seelische Probleme und depressive Verstimmungen können auf den Verlauf der Krankheit Einfluss haben. Sie müssen deshalb mitbehandelt werden.

an einem Schub geben. Wenn eine körperliche Reaktion – in diesem Fall ein MS-Schub – in Folge einer belastenden Situation auftritt, dann liegt der Grund in der Reaktion der eigenen Seele auf diese Belastung. Dieser Umstand sollte bei Behandlung mit berücksichtigt werden.

Alle genannten schubfördernden Einflüsse müssen nicht zu einem Schub führen, es steigt nur die Wahrscheinlichkeit eines Schubes.

Gibt es eine erhöhte Schubbereitschaft?

Wie erwähnt, tritt ein Schub viel häufiger ohne einen erkennbaren Anlass auf. Es scheint daher einleuchtend, dass zur Zeit des »Schubauslösers« eine erhöhte Bereitschaft bestehen muss, damit dieser tatsächlich zu einem Schub führt, sonst wäre dies ja bei jeder derartigen Einwirkung der Fall. Bei einer erhöhten Schubbereitschaft finden sich aktive Autoimmunlymphozyten im Blut. Sie können wieder verschwinden, ohne einen Schub zu bewirken. Führt allerdings in einer solchen Phase erhöhter Bereitschaft ein Schubauslöser eine weitere Aktivierung des Immunsystems herbei, kommt es wirklich zum Schub. Diese Beobachtungen verhalfen in Wien zur Entwicklung von Methoden, um Schübe in derartigen Situationen zu vermeiden.

Krankheitssymptome bei MS

Bestimmte Regionen des Zentralnervensystems (ZNS) sind bei MS bevorzugt befallen: Rückenmark, die Nervenbahnen, die beide Hirnhälften verbinden (der so genannte Balken, Corpus callosum), die Gegend um das liquorführende Ventrikelsystem, das Kleinhirn, Hirnstamm und Sehnerven. In anderen Regionen (restliches Großhirn, andere Hirnnerven) bilden sich nur selten Plaques. Dementsprechend gibt es häufig und selten auftretende Symptome (neurologische Ausfälle). Bei den meisten Patienten stellen sich im Laufe der Krankheit an mehreren der genannten Abschnitte des Nervensystems Plaques ein. Häufig ist aber eine Region gegenüber anderen stärker betroffen. Damit kann man MS nach den Symptomen, die im Laufe der Jahre am häufigsten in Erscheinung treten, einteilen:

- spinale Form (Rückenmarksform), die besonders häufig vorliegt,
- cerebelläre Form (Kleinhirnform),
- enzephalitische Form (Großhirn- und Hirnstammform) und
- okuläre Form (Augenform), die sehr selten ist.

Beim einzelnen akuten Schub zeigen sich meist Ausfälle von nur einem Plaque, seltener finden sich gleichzeitig Zeichen von mehreren aktiven Plaques.

Dauert ein Schub länger und wird er nicht behandelt, kommt es allerdings häufiger vor, dass sich in kurzen Abständen, noch bevor eine Besserung der ersten Beschwerden eingetreten ist, Ausfälle in weiteren Regionen entwickeln. In diesem Fall bilden sich bei einem Schub nacheinander, innerhalb weniger Wochen, mehrere Plaques (protrahierter Schub).

Wichtig
Die Ausfälle können von Schub zu Schub wechseln oder auch zu den gleichen Symptomen führen. Die Hauptbeschwerden sind Bewegungs-, Gleichgewichts- und Koordinations-, Empfindungs- und Sehstörungen sowie Blasen-, Darm- und Sexualfunktionsstörungen. Selten kommt es zu Gesichts- und anderen Schmerzen, einer Gesichtslähmung, einer plötzlichen einseitigen Hörminderung, epileptischen Anfällen und akuten psychischen Störungen (Tab. 4).

Bewegungsstörungen

Bewegungsstörungen sind besonders häufige Symptome bei MS (bei rund 90 % der Erkrankten). In den allermeisten Fällen gehen sie vom Rückenmark aus, seltener vom Gehirn. Sie können bedingt sein durch

▪ Spastik,
▪ Lähmungen,
▪ Gleichgewichtsstörungen.

Die Beine sind häufiger betroffen als Arme und Rumpf. Bei vielen MS-Kranken entwickelt sich im Laufe der Zeit eine Kombination aus diesen Funktionsstörungen, und beim Gehen zeigt sich ein typisches Bewegungsmuster, das spastisch-ataktische Gangbild. Betroffene erkennen einander an dieser Art der Gangstörung oft schon von Weitem.

Spastik
Bei leichteren Ausfällen als Folge weniger oder kleiner Plaques kommt es nur zu ei-

Tab. 4 Häufigkeit neurologischer Symptome im Verlauf der MS

Erhöhte Ermüdung	95 %
Spastik/Lähmungen	88 %
Empfindungsstörungen	86 %
Gleichgewichts- und Koordinationsstörungen	72 %
Sehstörungen	
Retrobulbäre Neuritis	71 %
Doppelbilder/Nystagmus	41 %
Halbseitiger Gesichtsfeldausfall	1 %
Vegetative Symptome	
Blasenstörungen	62 %
Darmstörungen	44 %
Sexualfunktionsstörungen (organisch)	
Männer	58 %
Frauen	37 %
Sprachveränderung	28 %
Starke Kreislaufstörungen	16 %
Lhermitte'sches Zeichen	15 %
Schmerzen als Schubsymptom	
im Gesicht (Trigeminusneuralgie)	12 %
am Körper oder an Gliedmaßen	9 %
Gesichtslähmung	4 %
Hörsturz	3 %
Epileptische Anfälle	< 1 %
Akute psychische Störungen	< 1 %

ner Steifheit in den Beinen, einer Spastik (Spastizität). Die hierbei betroffene Nervenbahn heißt »Pyramidenbahn«. Sie entspringt in der Großhirnrinde und zieht über den Hirnstamm bis zu den Schaltstellen im Rückenmark, deswegen ist sie bei MS so häufig verändert.

Bei Spastik können die Knie nicht richtig gebeugt und die Vorfüße nicht richtig hochgehoben werden, das Gehen wird »hölzern«, die Füße schleifen nach, es besteht eine Neigung zum Umkippen in den Knöcheln. Die Reflexe sind bei der neurologischen Untersuchung stark gesteigert, und es treten pathologische Reflexe auf (z. B. positives Babinski-Zeichen = Aufstellen der Großzehe beim Bestreichen der Fußsohle). Oft ist anfänglich nur ein Bein betroffen oder nur beide Vorfüße, erst später beide Beine (Paraspastik). Seltener bzw. meist geringer ausgeprägt ist die Spastik der Arme mit Steifheit beim Strecken der Ellenbogen und beim Beugen der Finger, wobei es zu einer Ungeschicklichkeit in den Händen kommt.

Lähmungen

Wenn die Pyramidenbahn stärker gestört ist, kommt es zusätzlich zur Spastik zu einem Schwere- und Schwächegefühl in den Beinen bzw. Armen, das bei längerer körperlicher Belastung zunimmt. Schließlich treten deutliche spastische Lähmungen auf (Paresen). In diesem Stadium ist die Spastik zugleich oft sehr ausgeprägt, manchmal bestehen auch zum Teil schmerzhafte spastische Krämpfe. Die Lähmungen betreffen anfänglich oft nur ein Bein und später beide Beine, sind zu Beginn meist in den Vorfüßen stärker als in den Oberschenkeln. Im linken und rechten Bein sind sie oft unterschiedlich stark, so dass beim Gehen eine Gewichtsverlagerung auf das »bessere« Bein entsteht und sich die Haltung verändert. Lähmungen der Arme sind häufig an den Händen stärker als in den Ellenbogen und in den Oberarmen, wobei sie links und rechts unterschiedlich stark ausgeprägt sein können. Oft sind einzelne Fingerbewegungen stärker betroffen als andere, die Haltung der Hände und Finger wird häufig so verändert, dass Gegenstände

nicht mehr richtig gehalten werden können. Auch die Arme können manchmal nicht – oder nicht lange – hochgehoben werden. Geht die Lähmung vom Rückenmark aus, sind eher beide Beine bzw. Arme befallen; geht sie vom Gehirn aus, ist meist eine Körperseite gelähmt, also Arm und Bein der gleichen Seite.

Des Weiteren kann es auch zu einer Schwäche der Rumpfmuskulatur kommen. Sie führt zu Schwierigkeiten, sich beim Stehen oder Sitzen gerade und aufrecht zu halten, oder zu einer Schwäche beim Aufrichten des Körpers bei gleichzeitiger, manchmal schmerzhafter Spastik der Rückenmuskulatur.

Spastik und Lähmungen werden oft durch gleichzeitige Gleichgewichts- und Koordinationsstörungen überlagert, und es entsteht die schon erwähnte charakteristische spastisch-ataktische Gangstörung.

Gleichgewichts- und Koordinationsstörungen

Gleichgewichts- und Koordinationsstörungen gehen von Plaques im Kleinhirn und in einer Rückenmarkbahn aus, die mit dem Kleinhirn in Verbindung steht (Hinterstrangbahn). Gehen sie vom Rückenmark aus, hat man hat das Gefühl, »wie auf Watte zu gehen«. Der Gang wird unsicher, breitbeinig, man geht auf unebenem Boden schlechter als auf ebenem Grund und ist in der Dunkelheit unsicherer als im Hellen. Wenn die Störung durch Plaques im Kleinhirn bedingt ist, fühlt man sich im Dunkeln wie im Hellen gleichermaßen unsicher.

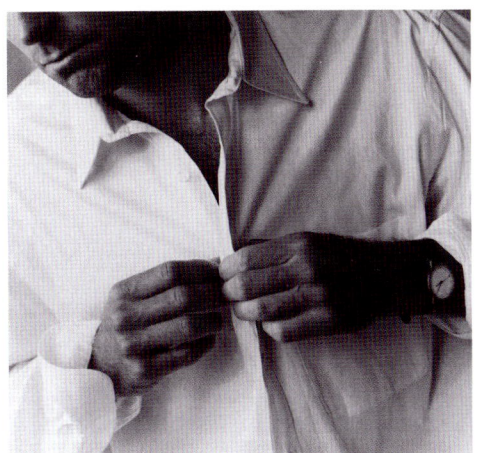

Sind die Bewegungen unkoordiniert, fallen schon einfache Handhabungen wie das Zu-knöpfen eines Hemdes schwer.

Bei Gleichgewichtsstörungen (Ataxie) sind einzelne Bewegungen unkoordiniert, aus-fahrend, man stößt leicht an etwas an, der Gang ähnelt dem eines Betrunkenen (Gangataxie). Bei gleichzeitiger Spastik werden die Gleichgewichtsstörungen beim Gehen gemindert, so dass der Gang steif bis wackelig/zittrig (spastisch-atak-tisch) wird, aber weniger ausfahrend. Bei raschen Körper- oder Kopfbewegungen verliert man schnell das Gleichgewicht. Die Bewegungen der Arme und Finger sind unsicher, vor allem wenn man etwas er-greifen möchte. So greift man oft daneben und stößt Gegenstände um (Endstücksata-xie), kann schlecht eine Nadel einfädeln oder Knöpfe schließen.

Bei ausgeprägteren Störungen der Koordi-nationsbahnen im Kleinhirn tritt ein star-kes Zittern auf, wenn man einen Gegen-stand ergreifen möchte, so dass man ihn nicht richtig fassen kann (Intentionstre-

mor), und es kommt zu einem Zittern der Beine beim Beginn einer Schrittbewegung. Manchmal besteht auch schon in Ruhe ein gewisses Zittern der Arme, gelegentlich auch des Kopfes und Rumpfes.

Bei Plaques im Kleinhirn können auch Ko-ordinationsstörungen der Sprechmuskula-tur auftreten. Sie haben eine Veränderung der Sprache zur Folge, diese kann undeut-lich (dysarthrisch), ungleichmäßig in der Lautstärke, abgehackt, holprig werden (skandierende Sprache). Manchmal stellt sich eine Koordinationsstörung der Augen ein, wobei durch eine Art von »Augenzit-tern« (Nystagmus) Schwierigkeiten auftre-ten, einen Gegenstand oder Buchstaben genau zu fixieren.

Kranke, die unter einer Schädigung der Gleichgewichtsbahnen leiden, neigen zu einem Drehschwindelgefühl, besonders bei Kopfbewegungen, manchmal auch in Ruhe. Es ist ein Gefühl ähnlich der See-krankheit und kann anfangs mit Übelkeit verbunden sein.

Gleichgewichts- und Koordinationsstö-rungen im Laufe eines Schubes oder als bleibender Restausfall wurden bei etwas mehr als drei Vierteln der von mir betreu-ten Kranken nachgewiesen.

Empfindungsstörungen

Empfindungsstörungen (Sensibilitätsstö-rungen) sind wie die Bewegungsstörungen bei MS sehr häufig (bei rund 90 % der MS-Kranken) und gehen meist vom Rücken-mark, seltener vom Gehirn aus. Betroffen ist – ähnlich wie bei den Bewegungs-

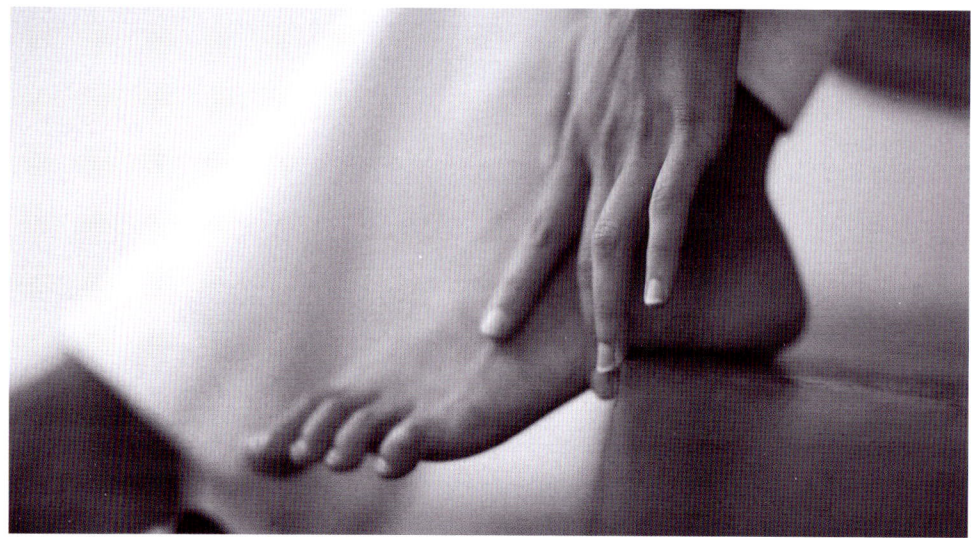

Bei rund 90 % aller MS-Patienten treten Sensibilitätsstörungen auf. Am Anfang ist meist nur ein Fuß oder eine Hand betroffen.

störungen – anfänglich häufig nur ein Bein oder Arm, zuerst nur die Füße oder Hände. Erst im Laufe der Zeit symmetrisch sind beide Beine bzw. Arme und linke und rechte Gliedmaßen unterschiedlich stark mit einbezogen. Auch der Rumpf ist oft mit betroffen, meist ringförmig oder halbseitig ringförmig, bis zu einer ziemlich genau anzugebenden Grenze an Bauch oder Brust.

Vor allem zu Beginn eines Schubes oder der Krankheit allgemein – wenn die Plaque in der Empfindungsbahn des Rückenmarkes klein ist – liegt oft noch keine Empfindungsstörung an weiten Teilen der Beine, Arme oder des Rumpfes vor, sondern nur ein ringförmig »eingeschnürtes« Gefühl, wie bei einem zu engen Gummiband, an einer etwa handbreiten Stelle um den Körper oder an einer bestimmten Stelle an Bein oder Arm, z. B. um das Knie herum. An Armen und Beinen können Empfindungs-

störungen auch in Längsstreifen auftreten, z. B. an den Außenseiten der Unterschenkel und Unterarme, oder in Form von verstreuten, etwa Handteller großen Flecken.

Oft ist nicht nur das Berührungsgefühl verändert, sondern auch die Temperaturempfindung. Diese kann auch allein betroffen sein. Man spürt die Temperatur von heißen oder kalten Gegenständen oder von Wasser nicht richtig. Die Gefahr, sich zu verbrennen, ohne es zu spüren, ist glücklicherweise nicht sehr groß, weil fast nie am ganzen Körper Temperaturempfindungsstörungen auftreten.

Wichtig

Störungen der Tiefensensibilität, also der Empfindung für die Bewegungen und Haltungen des Körpers und der Gliedmaßen, gehen von den Hinterstrangsbahnen des Rückenmarkes aus und führen nicht zu

Reizerscheinungen und Funktionsstörungen

Im Falle einer nur kleinen Plaque mit entsprechend geringer Funktionsstörung treten »Reizerscheinungen« in Form eines kribbelnden Gefühls an den betroffenen Stellen und Körperteilen auf (»Ameisenlaufen«). Es kommt zu unangenehmen Empfindungen (Sensationen) bei Berührung, z. B. auch durch den Druck der Kleidung – oft ein brennendes Gefühl, das als schmerzhaft empfunden wird, oder ein unangenehmes Ziehen. Auch das so genannte Lhermitte'sche Zeichen ist eine solche Reizerscheinung. Es tritt bei einer Plaque im oberen Halsteil des Rückenmarks auf und äußert sich in einem elektrischen Gefühl entlang des Rückens, oft auch mit Ausstrahlung in die Hände beim Beugen des Nackens. Es wird besonders oft für Wirbelsäulenbeschwerden gehalten, weil es auch bei Abnutzungserscheinungen auftreten kann.

Bei größeren Plaques wird die Empfindungsfähigkeit herabgesetzt.

Der Kranke hat ein stark taubes, eingeschlafenes Gefühl. Berührungen spürt er wesentlich schwächer als an gesunden Stellen. Oft kommt es im Zuge der Besserung, nach einem Schub mit anfänglich »eingeschlafenem« Gefühl, durch das Schrumpfen des Plaques wieder zu »Reizerscheinungen« mit brennenden, kribbelnden Sensationen. Diese werden häufig fälschlicherweise als Verschlechterung empfunden, weil sie unangenehmer sind als das taube Gefühl zuvor.

Empfindungsstörungen im engeren Sinne, sondern zu den bereits erwähnten Koordinationsstörungen. Im leichten Falle ist bei der neurologischen Untersuchung das Vibrationsempfinden gestört, das mit einer an die Gelenke angelegten Stimmgabel überprüft wird. Die Koordinationsstörungen mit Unsicherheit beim Gehen werden durch gleichzeitige Empfindungsstörungen an den Fußsohlen – man spürt den Boden nicht richtig – noch verstärkt.

Sehstörungen

Das Sehvermögen kann bei MS in verschiedener Weise betroffen sein. Plaques können entweder in den Sehnerven, in den Bahnen, die für die Augenbewegungen verantwortlich sind, oder – sehr selten – in den Sehbahnen auftreten (das ist die Verlängerung der Sehnerven im Gehirn bis zum Sehzentrum).

Verschwommen sehen

Ist ein Sehnerv befallen, entsteht eine retrobulbäre Neuritis oder Optikusneuritis, eines der häufigsten Symptome bei MS (bei knapp drei Vierteln der MS-Kranken; siehe Tab. 4 Seite 49). Üblicherweise ist bei einem Schub nur ein Sehnerv betroffen. Sehr selten kommt es kurz danach, im gleichen Schub, zu einem Befall des zweiten Sehnerven. Bei einer retrobulbären Neuritis treten bei Augenbewegungen leichte ziehende Schmerzen um das Auge und in der Tiefe des Auges und eine Sehstörung auf. Sie bewirkt das Gefühl, wie durch ein Milchglas oder Nebel zu sehen. In leichteren Fällen besteht eine Art Flimmrigsehen oder Blendgefühl oder eine verminderte Farbwahrnehmung.

Ist eine retrobulbäre Neuritis abgeheilt, bleibt oft eine Art »Grellsehen« in hellem Licht, fleckförmiges Unscharfsehen oder eine reduzierte Farbempfindung auf dem betroffenen Auge zurück. In schweren Fällen kann die Sehstörung fortschreiten, auch wenn der Schub abgeklungen ist. Der Sehnerv lässt dann in seiner Funktion weiter nach (fortschreitende Optikusatrophie), wenn durch einen ausgedehnten Plaque die Sehschärfe so vermindert ist, dass man das befallene Auge nicht mehr richtig benutzt. Dabei übernimmt das gesunde Auge die Führung, und der befallene Sehnerv wird nicht mehr richtig gefordert. Ich möchte an dieser Stelle bemerken, dass es sehr wichtig ist, darauf zu achten, dass eine retrobulbäre Neuritis wie ein Schub behandelt wird. (Das Auge ist ein Teil des Nervensystems.) Dies unterbleibt leider allzu häufig in der augenärztlichen Behandlung.

Sehr häufig kommt es vor, dass eine Sehnervenentzündung unbemerkt abgelaufen ist, noch bevor die MS merklich zum Ausbruch kommt. Das lässt sich nur mit einer speziellen Untersuchung (optisch evozierte Potenziale, siehe Seite 72) nachweisen.

Doppelbilder

Eine zweite häufige Art von Sehstörungen bei MS sind Doppelbilder, die bei rund 40 % der Betroffenen auftreten. Dann ist eine Bahn, die für die Bewegungen der Augenmuskeln verantwortlich ist, einseitig gestört. Ein Auge bleibt in der Blickrichtung des gelähmten Muskels zurück, linkes und rechtes Auge stehen nicht parallel. Die fixierte Stelle kann nur von einem Auge scharf gesehen werden, das zurückbleibende Auge sieht sie unscharf und verschoben, eben doppelt. Doppelbilder können nebeneinander oder – seltener – übereinander stehen: Je weiter entfernt das fixierte Objekt, desto weiter auseinander stehen die Doppelbilder. Sie sind sehr störend. Durch Schließen eines Auges oder Abdecken mit einer Spezialbrille sieht man einfach. Man sollte dies aber nicht ständig tun oder zumindest zwischen krankem und gesundem Auge wechseln, damit der betroffene Augenmuskel trainiert bleibt.

Augenzittern (Nystagmus)

Sehstörungen können durch die schon erwähnten Koordinationsstörungen der Augenmuskeln mit Augenzittern (Nystagmus) verursacht werden. Man kann dann einen Punkt nicht richtig fixieren, er wandert ruckartig gleichmäßig hin und her. Der Eindruck entsteht, mehrfach zu sehen,

Gesichtsfelddefekt und Akkomodationsstörung

Sehstörungen, die von den eingangs erwähnten sehr seltenen Plaquebildungen im Bereich der Sehbahn ausgehen, haben einen halbseitigen Gesichtsfeldausfall zur Folge. Man sieht die rechte oder linke Hälfte des Gesichtsfeldes nicht (z. B. sieht man, wenn man ein Bild fixiert, nur das halbe Bild). Im Gegensatz zu den Doppelbildern vergeht der Gesichtsfelddefekt nicht, wenn man ein Auge schließt, man kann ihn nur durch stärkere Kopfbewegungen ausgleichen. Solche Sehstörungen treten nur bei weniger als 1 % der Kranken auf. Ebenfalls extrem selten finden sich Pupillenstörungen. Linke und rechte Pupille sind nicht gleich weit; die Folge ist ein leichtes Unscharfsehen beim Lesen (»Akkommodationsstörung«) wie es auch nach Benutzung von Augentropfen auftritt.

auch wenn ein Auge geschlossen wird (es sei denn, es ist nur ein Auge betroffen, was sehr selten vorkommt). Ein leichter Nystagmus, der nur bei starker Augenwendung zur Seite auftritt, ist bei etwa der Hälfte der Patienten zu beobachten, er ist aber im täglichen Leben nicht störend. Bei einer schweren Form ist der Nystagmus bereits beim Geradeausschauen vorhanden. Das ist vor allem beim Lesen sehr störend, tritt jedoch nur bei weniger als 10 % der Erkrankten in Erscheinung.

Blasen-, Darm- und Sexualfunktionsstörungen

Bei etwa zwei Dritteln der Kranken treten Blasen-, Darm- und Sexualfunktionsstörungen auf. Blasenstörungen können sehr verschieden sein, je nachdem, welche Bahn oder Bahnen in dem komplizierten Zusammenspiel der Blasensteuerung betroffen sind.

Imperativer Harndrang und Reizblase

Bei einer starken Spastik der Beine ist meist die Beckenbodenmuskulatur, die den äußeren Schließmuskel enthält, mit betroffen. Spastische Muskeln haben die Eigenheit, dass die erhöhte Muskelspannung bei einem gewissen Dehnungszustand des Muskels rasch nachlässt. Wenn in diesem Falle die spürbar voller werdende Blase den spastischen Schließmuskel dehnt, gibt es eine Grenze, an der sich der Schließmuskel sehr schnell entspannt. Man muss sehr rasch zur Toilette, wenn man Harndrang spürt, denn dieser kann nicht lange zurückgehalten werden (imperativer Harndrang).

Die Blase kann aufgrund der Fehlsteuerung der vegetativen Bahnen, die zur Blasenwand führen, verkrampft sein. Bei einer so verdickten Blasenwand entsteht eine Art Reizblase, d. h., man muss häufig zur Toilette, entleert jedes Mal nur kleine Mengen, die Blase wird dabei aber leer.

Restharnbildung und Harnverhaltungstendenz

Es kommt vor, dass der innere Schließmuskel verkrampft ist und sich bei der Entleerung schlecht öffnet, wobei die Blase nicht ganz entleert wird: Es bleibt ein Restharn. Die Folge: Die Blase ist rascher wieder voll, die Entleerung oft aber nur schwer in Gang zu bringen. Man muss beim Urinieren pressen. Restharnbildung führt sehr leicht zu chronischen Harnwegsinfekten, einer gefürchteten Komplikation bei MS. In seltenen schweren Fällen kann daraus eine

Harninkontinenz

Eine weitere Störung ist die Harninkontinenz, die Unfähigkeit, Harn zu halten. Sie kommt zustande, wenn der Schließmuskel gelähmt ist oder wenn durch eine starke Restharnbildung und gleichzeitige Entleerungsstörung ab einer gewissen Füllmenge der Blase ein Teil des Harns abgegeben wird (Überlaufblase) oder die volle Blase plötzlich einen Entleerungsreflex auslöst (automatische Blase). Dazu kann es kommen, wenn man aufgrund einer Empfindungsstörung nicht spürt, wann die Blase voll ist, oder wenn eine kombinierte Störung des inneren und äußeren Schließmuskels vorliegt.

GRUNDLAGEN

Harnsperre entstehen, d.h., die volle Blase kann sich überhaupt nicht entleeren, eine gefährliche Situation, die rasche ärztliche Hilfe erfordert.

Darmstörungen

Darmstörungen sind etwas seltener als Blasenstörungen, zumindest was die schweren Formen anbelangt. Am häufigsten besteht eine Neigung zu Stuhlverstopfung (Obstipation) durch eine verlangsamte Muskelbewegung der Darmwand oder einen spastischen Schließmuskel. Letzterer führt oft auch zu einem imperativen Stuhldrang, d.h., man kann den Stuhl nicht lange nach Auftreten des Stuhldranges zurückhalten. Eine Stuhlinkontinenz – aufgrund einer starken Lähmung des Schließmuskels oder fehlender Empfindung für den Stuhldrang – kommt wesentlich seltener vor als die Harninkontinenz. Durchfall als MS-Symptom tritt extrem selten auf.

Sexualfunktionsstörungen

Sexualfunktionsstörungen treten bei Männern häufiger auf als bei Frauen. Rund 90 % der Männer und 70 % der Frauen erfahren in irgendeiner Weise eine Beeinträchtigung des Sexuallebens durch MS. Diese kann zwar psychisch bedingt sein: weil der Kranke zu versagen fürchtet (Angst vor Impotenz oder Angst, den Geschlechtsverkehr aufgrund einer beeinträchtigten Bewegungsfähigkeit nicht durchführen zu können) oder weil er gehemmt ist, sich mit einem körperlichen Schaden sexuell zu betätigen. Häufiger ist die Beeinträchtigung jedoch organisch bedingt. Eine isolierte Sexualfunktionsstörung ist selten, meist tritt sie gemeinsam mit einer Blasenstörung auf.

Wichtig

Bei Männern kommt es in etwa 50 % der Fälle zu einer Impotenz aufgrund einer Erektionsschwäche schon bei Beginn der sexuellen Betätigung oder wegen vorzeitigen Nachlassens der Erektion während des Geschlechtsaktes, seltener besteht eine verzögerte oder fehlende Ejakulation. Die Störungen sind durch Plaques in den für die Sexualreflexe zuständigen Rückenmarksbahnen bedingt. Zusätzliche Plaques in den Empfindungsbahnen der Geschlechtsorgane können die Störung der Reflexe verstärken, und so kann in fortgeschritteneren Krankheitsstadien ein vollständiges Nachlassen der Sexualfunktionen entstehen.

Auch bei Frauen entwickeln sich sexuelle Störungen: Orgasmusschwierigkeiten (bei etwas mehr als einem Drittel der MS-kranken Frauen) durch Störung der Rückenmarksreflexbahnen und durch Empfindungsstörungen in der Genitalregion.

Eine zusätzliche Beeinträchtigung der Sexualfunktion entsteht durch Bewegungsstörungen, welche die Durchführung des Geschlechtsaktes erschweren: durch Spastik der Muskeln an der Oberschenkelinnenseite bei Frauen, durch Schwäche in den Beinen, die keine geeignete Haltung mehr erlaubt, oder durch vorzeitige Ermüdung der Bewegungen, so dass der Geschlechtsakt nicht zu Ende geführt werden kann.

Die Lust an sexueller Betätigung, die Libido, ist nur sehr selten gestört, so dass die organischen Sexualfunktionsstörungen eine große psychische Belastung bei MS darstellen.

Seltene Krankheitssymptome

Eine Reihe von Beschwerden tritt nur bei weniger als einem Viertel der MS-Kranken auf. Manche bei unter 10 % oder sogar bei weniger als 1 % der Kranken. Diese Symptome erleben Betroffene oft nur bei einem einzigen Schub und nicht wie die häufigen Beschwerden bei mehreren Schüben im Laufe der Jahre.

Schmerzattacken im Gesicht: Trigeminusneuralgie

Bei weniger als 10 % der erkrankten Personen tritt eine sog. Trigeminusneuralgie auf. Das sind sehr heftige Schmerzen in einem der Nervenausbreitung entsprechenden Streifen einer Gesichtshälfte, meist im Bereich von Ober- oder Unterkiefer, seltener im Augen- und Stirnbereich. Diese Schmerzen treten attackenförmig auf, immer wieder einschießend, meist verstärkt durch Kauen oder Sprechen. Manchmal besteht zugleich ein Taubheitsgefühl im Verlauf des Nerven. Nach Abklingen der akuten Beschwerden bleibt häufiger eine erhöhte Empfindlichkeit im Nervenbereich zurück, verbunden mit leichtem Dauerschmerz oder Schmerzen bei Kälte.

Wenn der Körper rebelliert ...

Bei sehr vielen Kranken treten Schmerzzustände am Körper auf – ringförmig am Rumpf oder streifenförmig an den Gliedmaßen, ähnlich einer Ischias. Ihre Ursache ist nicht immer leicht zu beurteilen, da auch ischiasartige Beschwerden und sonstige von der Wirbelsäule ausgehende Schmerzen sehr verbreitet sind. Insgesamt sind Schmerzen bei sehr vielen Betroffenen zu finden, mit zunehmender Krankheitsdauer bei bis zu zwei Dritteln. Meist sind sie auf vorzeitige Abnutzungserscheinungen der Wirbelsäule zurückzuführen. In diesen Fällen nehmen sie bei bestimmten Haltungen oder Bewegungen zu.

Schmerzen im Rahmen eines Schubes treten dagegen nur bei weniger als 10 % der Kranken auf. Manchmal gehen sie nach wenigen Tagen in ein Taubheitsgefühl im betroffenen Bereich über, so dass sie nur Ausdruck einer zu Schubbeginn bestehenden Reizerscheinung waren. Sie können auch am Ende eines Schubes in Erscheinung treten, wenn sich eine Empfindungsstörung rückbildet.

Etwa 5 % der Betroffenen bilden im Laufe ihrer Krankheit eine Zeit lang das Lhermitte-Zeichen. Es äußert sich in einem nicht schmerzhaften elektrisierenden Gefühl entlang der Wirbelsäule, sobald man den Kopf beugt.

Gesichtslähmungen

Eine einseitige Gesichtslähmung, die periphere Fazialisparese, findet sich bei knapp 4 % der Erkrankten. Hierbei kommt es zum Herabhängen des Mundwinkels auf der kranken Seite (wodurch Essen und Sprechen beeinträchtigt sein können), zur Schwäche des Lides beim Augenschluss und zur Schwäche der Stirnmuskeln – verbunden mit der Unfähigkeit, die Stirn zu runzeln. Die Schwäche beim Augenschluss hat zur Folge, dass die Bindehaut durch Staub und Sand leicht gereizt wird und eine chronische Bindehautentzündung entstehen kann. Auch die Hornhaut trocknet leicht aus, wodurch sich in schweren Fällen eine weitreichende Schädigung mit starken Sehstörungen entwickeln kann. Man muss im Falle einer Gesichtslähmung rechtzeitig die Hornhaut mit Salben und einem nächtlichen Verband (»Uhrglasverband«) schützen. Gesichtslähmungen sind bei MS selten und bilden sich immer vollständig zurück.

Hörstörungen

Ebenfalls selten tritt ein Hörsturz auf, das ist eine sich rasch entwickelnde deutliche Hörverminderung auf einem Ohr. Sie bildet sich meist gut zurück. Nur knapp 3 % der von mir betreuten Kranken zeigten diese Störung im Verlauf der MS. Bei regelmäßigen Hörmessungen sollen häufig leichte, im täglichen Leben nicht spürbare Hörminderungen nachweisbar sein, nämlich bei 24 % aller Kranken. Es sei dahingestellt, ob sie wirklich alle von MS herrühren, denn Hörstörungen haben vielfältige Ursachen.

Epileptische Anfälle

Auch epileptische Anfälle treten bei Betroffenen gelegentlich auf. Bei einem Teil der Erkrankten stehen sie vermutlich in keiner Verbindung mit MS, denn Epilepsie kommt in der Bevölkerung häufig vor, so dass ein zufälliges Zusammentreffen mit der Krankheit möglich scheint. Weniger als 1 % der von mir betreuten Kranken litt an epileptischen Anfällen zu Beginn oder während eines Schubes. Meist handelt es sich dann nur um einen oder wenige Anfälle, die sich nach Abklingen des Schubes nicht mehr wiederholen.

Psychische Störungen im Zusammenhang mit MS

Schwere psychische Störungen im Rahmen eines Schubes, oft ohne gleichzeitige andere neurologische Ausfälle, treten ebenfalls bei weniger als 1 % der Kranken auf. Es handelt sich um schizophrenieartige oder manisch-depressive Zustände oder eine Mischung aus den Symptomen beider Psychosetypen. Sie sind – im Gegensatz zu den echten Psychosen und ähnlich wie die psychischen Störungen bei akuten Gehirnhautentzündungen – häufig von organischen Hirnleistungsschwächen (intellektuellen Störungen) begleitet.

Ich halte diese Zurückhaltung für nicht berechtigt. Wenn man bedenkt, wie leicht

Chronisch psychische Störungen

Psychische Schübe sind schlimm und folgenreich, weil im Unterschied zu anderen neurologischen Ausfällen nach Abklingen des Schubes fast immer eine chronische psychische Störung (Wesensveränderung) zurückbleibt. Die psychischen Zentren im Nervensystem sind sehr empfindlich, und selbst kleinste Reststörungen können nicht wie bei den anderen, von kleinen Plaques befallenen Nervenbahnen ausgeglichen werden. Solche Schübe werden so gut wie nie frühzeitig mit Kortisonpräparaten behandelt, weil sie oft nicht gleich als MS-Schub erkennbar sind. Nervenärzte scheuen sich im Übrigen, bei einer Psychose, deren Ursache sie nicht genau kennen, Kortison zu geben (Kortison kann bei psychisch Kranken – manchmal sogar bei Gesunden – eine Psychose hervorrufen).

psychische MS-Schübe zu einer bleibenden Störung führen, sollte man das geringe Risiko einer möglichen Psychoseverschlechterung durch Kortison in Kauf nehmen. Dies gilt vor allem, wenn ein bis dahin psychisch unauffälliger MS-Kranker eine Psychose bekommt, so dass ein Schub als naheliegendste Ursache anzunehmen ist.

Kreislaufstörungen

Schwere Kreislaufstörungen mit Neigung zu Ohnmachtsanfällen und Herzrhythmusstörungen, Durchblutungsstörungen an den Gliedmaßen und die Verminderung der Schweißsekretion, die durch Plaques in den vegetativen Rückenmarksbahnen bedingt sind, treten relativ selten auf. Sie betreffen knapp 20 % der Kranken. Leichte Kreislaufstörungen mit sehr niedrigem Blutdruck finden sich dagegen bei drei Vierteln der Erkrankungen. Sie stellen einen zusätzlichen Faktor für die so oft beklagte Müdigkeit bei MS-Betroffenen dar.

Seltene neurologische Symptome

Eine Reihe anderer neurologischer Ausfälle kommt extrem selten vor:

▌ Schluckstörungen,
▌ Geschmacksstörungen,
▌ Störungen des Geruchssinns,
▌ Sprachstörungen (im Gegensatz zu den Sprechveränderungen s. S. 51),

▌ halbseitige Gesichtsfeldausfälle,
▌ Atemstörungen.

Grundsätzlich können natürlich alle überhaupt möglichen neurologischen Ausfälle bei MS-Kranken auftreten.

Die Bevorzugung bestimmter Regionen des ZNS und ihrer Ausfälle zeigt sich schon bei Beginn der Erkrankung (Tab. 5). Der Erstschub geht am häufigsten mit Sehstörungen, Empfindungsstörungen und Bewegungsstörungen einher. Wenn lediglich Empfindungsstörungen oder Sehstörungen auftreten, verläuft die MS meist gutartiger als bei einem Schub mit Lähmungen schon zu Krankheitsbeginn.

Tab. 5 Häufigkeit neurologischer Symptome beim Erstschub von MS

Retrobulbäre Neuritis (Sehstörungen)	40 %
Empfindungsstörungen/ Schmerzen	61 %
Spastik/Lähmungen	38 %
Gleichgewichts- und Koordinationsstörungen	24 %
Doppelbilder	14 %
Andere (Gesichtslähmung, Blasenstörung etc.)	5 %

Folgeschäden und Komplikationen

Da bei Multipler Sklerose bestimmte Ausfälle auftreten, entwickelt sich – bei aller Vielfalt der Krankheit – im Laufe der Jahre doch ein recht typisches Krankheitsbild mit charakteristischen Folgeschäden (Tab. 6) und Komplikationsneigungen (Tab.7). Diese treten allerdings wegen des unterschiedlichen Verlaufes in verschiedenen Stadien der Krankheit auf und können unterschiedlich stark ausgeprägt sein. Bei

Tab. 6 Folgeschäden bei MS

Tagesschwankungen (unterschiedliche Stärke der neurologischen Ausfälle für Stunden)	90 %
Hypotonie (niedriger Blutdruck)	80 %
Behinderungen	
Gehbehinderung	70 %
Behinderung der Arme	35 %
Sehbehinderung	25 %
Psychische Veränderungen	
organisch (Depression, Euphorie, Leistungsdefizite)	75 %
reaktive (neurotisch, depressiv)	35 %
Wirbel- und Gelenksbeschwerden	
vorzeitige Abnutzungserscheinungen durch Fehlhaltung/Überlastung	75 %
Bandscheibenvorfall	15 %
Vertebrostenose (knöcherne Einengung des Wirbelkanals)	15 %
Muskelerschlaffung und -verdünnung (einzelne Muskelgruppen)	75 %

immerhin rund einem Drittel der MS-Kranken kommt es niemals zu stärkeren Folgebeschwerden.

Die Auswirkungen auf den körperlichen Zustand werden von der Art und dem Ausmaß der Behinderung geprägt. Auch die Komplikationen stehen im Zusammenhang mit Behinderungen. Sie sind allerdings auch davon abhängig, wie gut ärztliche Versorgung, Pflege, Rehabilitationsmaßnahmen und sozialmedizinische Betreuung funktionieren. MS-Behandlungszentren und Gesellschaften setzen Teams ein,

Tab. 7 Komplikationen bei MS

Gewichtsabnahme	62 %
Chronischer Harnwegsinfekt	37 %
Lungenentzündung	28 %
Venenentzündung	4 %
Dekubitus (Druckgeschwür)	23 %
Kontraktionen (Sehnenverkürzungen)	9 %

die sich speziell mit der Krankheit beschäftigen und alle damit zusammenhängenden Probleme gut kennen. Das hilft, Folgebeschwerden und Komplikationen, so gut es geht, zu vermeiden.

Schnell müde und erschöpft

Fast alle MS-Kranken sind von der erhöhten Ermüdbarkeit (Fatigue-Syndrom) betroffen. Ihre Ursache ist nicht ganz geklärt. Sie könnte aber mit einer Funktionseinschränkung der Nebennierenrinde, die für die körperliche Leistungsbereitschaft zuständig ist, zusammenhängen. Chronische Entzündungen führen immer zu einer gewissen Schwäche der Nebennierenrinde, die auch bei MS-Kranken früher oder später im Krankheitsverlauf festgestellt wird.

Eine andere Ursache könnte in einer verminderten Stoffwechselleistung in den Energie regulierenden Zentren des Nervensystems liegen. Sie sind eng mit den vege-

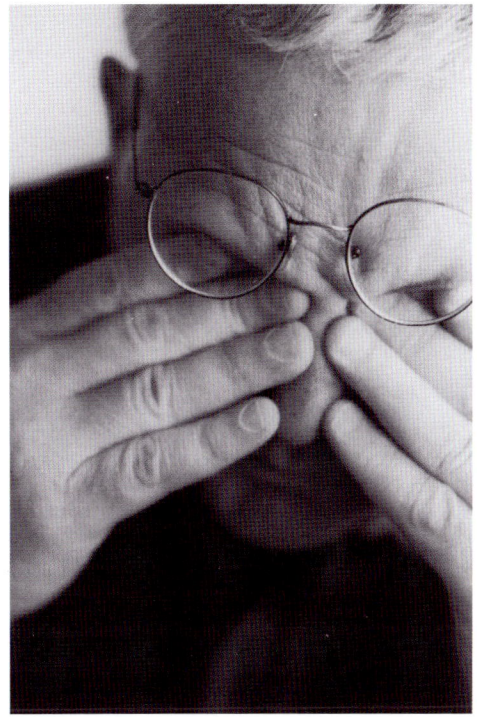

Viele an MS Erkrankte sind schneller müde und erschöpft. Sie müssen während der Arbeit häufig kleine Pausen einlegen.

tativen Zentren im Zwischenhirn verknüpft, die wiederum mit der Immunregulation zusammenhängen. Diese Ursache ist sehr wahrscheinlich, zumal auch kurz und leicht erkrankte Personen bereits die erhöhte Ermüdbarkeit zeigen. Sie äußert sich darin, dass bei länger dauernder körperlicher oder geistiger Leistung früher als beim Durchschnitt der gleichaltrigen Menschen ein Erschöpfungsgefühl eintritt. Betroffene müssen während ihrer Arbeit oder sonstigen Betätigung Pausen einplanen. Sie erholen sich von einem Erschöpfungsgefühl aber rascher als Gesunde.

Niedriger Blutdruck

Eine zweite Folge, die fast alle Kranken betrifft, ist die Neigung zu niedrigem Blutdruck. Über eine Störung der kreislaufregulierenden vegetativen Zentren im Zwischenhirn dürfte diese Neigung auch einen direkten Zusammenhang mit der Ursache der MS haben. Diese Kreislauflage ist zwar prinzipiell gesund (bekanntlich ist ein zu niedriger Blutdruck selten mit Herzinfarkten und Schlaganfällen verbunden), aber sie trägt zusätzlich zur erhöhten Ermüdbarkeit bei.

Behinderungen

Die unangenehmsten Folgen sind Behinderungen. Am häufigsten treten Gehbehinderungen auf. In leichten Fällen bzw. frühen Krankheitsstadien äußern sie sich in einer Einschränkung der Gehstrecke, d. h., nach einer mehr oder weniger langen Gehzeit tritt ein Schwere- und Schwächegefühl in den Beinen auf. Bei fast allen Kranken kommt es im Verlauf der MS zu einer Spastizität der Beine. In leichteren Fällen ist sie im täglichen Leben nicht oder nur kaum behindernd. Wenn gleichzeitig Lähmungen vorliegen, übt eine stärkere Spastizität einen gewissen Stützeffekt aus. Allerdings bremst diese zugleich die Beweglichkeit und erschwert das Gehen, wodurch die gelähmten Muskeln nicht so gut trainiert werden können. Das führt zu einem weiteren Nachlassen der Kraft. Außerdem führt es zu einer Blasenstörung oder verstärkt eine solche. Die Spastizität muss daher mit Krankengymnastik und Medikamenten behandelt werden (s. S. 137).

Tagesschwankungen

Tagesschwankungen sind ein Phänomen, das bei fast allen Patienten auftritt, vor allem wenn sie eine Behinderung haben. Das sind Ermüdungszustände mit Zunahme der bestehenden neurologischen Ausfälle, die jeweils nur kurz (höchstens einige Stunden) bestehen. Bei nicht behinderten Kranken können ebenso kurz Beschwerden wieder auftreten, die bei einem früheren Schub ausgelöst wurden. Tagesschwankungen sind keine Schübe. Sie lassen sich verstärkt bei Wetterwechsel, Aufregung, körperlicher Überanstrengung, Schlafmangel und Erkrankungen mit Störung des Allgemeinbefindens, am stärksten bei Fieber beobachten. Sie treten also immer unter Bedingungen auf, infolge derer sich die elektrischen Leitvorgänge in den Nervenbahnen ändern. Sie sind harmlos, können jedoch beunruhigen. Es ist gut, wenn man festhält, welche Umstände besonders für Tagesschwankungen zuständig sind, damit man sich besser davor schützen kann.

Meist treten Tagesschwankungen gegen Abend stärker auf. Ich habe beobachtet, dass es gelegentlich ohne erkennbaren Grund während einiger Tage bis Wochen zu einer auffälligen Häufung von Tagesschwankungen kommt, die nicht wie üblich gegen Abend auftreten, sondern ganz unregelmäßig über den Tag verteilt sind. Oft fühlen sich die Patienten gegen Nachmittag sogar körperlich besser als in der Frühe. Man lernt, den Unterschied zu den anderen Tagesschwankungen zu erkennen. Hinter solchen Tagesschwankungen stecken nach meiner Erfahrung unterschwellige Schübe. Sie müssen nicht behandelt werden, aber man sollte sich in dieser Zeit mehr schonen und keinen unnötigen Risikofaktoren für Schübe aussetzen.

Schwere spastische Lähmungen führen zu Komplikationen wie Kontrakturen (Verkürzung der Sehnen und Versteifung der Gelenke) und Dekubitus (Wundliegen, Druckgeschwür), denen rechtzeitig vorgebeugt werden muss.

Im weiteren Krankheitsverlauf erfahren viele Betroffene früher oder später Lähmungen mit einer zunehmenden Gehbehinderung. Sie sind auf eine Gehhilfe (Stock, Stütze) angewiesen oder müssen einen Rollstuhl benutzen. Gleichgewichts- und Koordinationsstörungen verstärken die spastischen Lähmungen oder sind allein Ursache der Gehbehinderungen. Rund ein Drittel der Kranken leiden nie unter starken bleibenden Gehbehinderungen, ein Drittel

Wichtig

der Betroffenen benötigt erst im Alter einen Rollstuhl und nur ein Drittel bereits im mittleren Alter oder in der Jugend.

Behinderungen an den Armen treten seltener und meist erst später auf als Behinderungen an den Beinen, allein kommen sie praktisch nie vor. Nur rund ein Viertel der sehr schwer gehbehinderten Kranken erfahren im weiteren Krankheitsverlauf eine so starke Behinderung der Arme, dass sie ständiger Hilfe bedürfen. An den Armen sind Koordinationsstörungen (Ataxie) und Zittern (Tremor) häufiger als spastische Lähmungen die Ursache schwerer Behinderungen, während dies an den Beinen umgekehrt ist.

Obwohl Sehstörungen häufig auftreten, führen sie relativ selten zu einer starken Behinderung, weil sie sich in der Regel wieder bessern. Eine bleibende starke Verminderung der Sehkraft nach beidseitigen Sehnervenentzündungen – diese Betroffenen können nicht mehr lesen – fand sich nur bei weniger als 4 % der von mir betreuten Fälle. Noch seltener wirkten sich bleibende Doppelbilder oder Augenzittern (Nystagmus) stark behindernd aus.

Zu wissenschaftlichen Zwecken, vor allem zur Verlaufsbeobachtung während einer Behandlung, werden die Behinderungen nach Graden einer Bewertungsskala eingestuft. Derzeit ist die EDSS-Skala nach Kurtzke am gängigsten. Sie umfasst zehn Grade. (Tab. 8)

Hirnleistungsstörungen und kognitive Störungen

Organisch-psychische Folgen, also bleibende Persönlichkeits- und Hirnleistungsstörungen im direkten Zusammenhang mit MS treten nur bei rund einem Viertel der Kranken auf. Sehr viel häufiger kommt es zu depressiven und neurotischen Reaktionen als Folge der seelischen Belastung (s. S. 146). Es wird ein gehäuftes Auftreten von Stimmungs- und Antriebsschwankungen (»Zyklothymie«) beobachtet, die zumindest zum Teil eine organische Ursache haben könnten. Eine wissenschaftliche Untersuchung zeigte, dass diese häufiger im Vorstadium der MS vorkommen, also schon einige Zeit vor dem ersten Schub. Die organische Grundlage könnte in einer Störung der energieregulierenden Zentren im Gehirn liegen. Dort ist auch das Abwehr regu-

Tab. 8: EDSS-Skala nach Kurtzke zur Bewertung der neurologischen Ausfälle

Grad 0: keine Ausfälle

Grad 1: minimale Abweichungen bei der neurologischen Untersuchung

Grad 2: neurologische Ausfälle nur bei besonderer Anstrengung spürbar, leichte Behinderung in einer neurologischen Funktion

Grad 3: mittelgradige Behinderung in einer oder leichte in drei bis vier Funktionen

Grad 4: voll gehfähig trotz deutlicher Behinderung in einer Funktion oder Kombination leichter bis mittelgradiger Behinderungen

Grad 5: frei gehfähig für 200 Meter

Grad 6: mit Unterstützung gehfähig für 100 Meter

Grad 7: bis 5 Meter mit Unterstützung gehfähig, weitgehend auf den Rollstuhl angewiesen

Grad 8: rollstuhlpflichtig, zum Teil bettlägerig, ausreichende Armfunktion

Grad 9: vollständig pflegebedürftig

Einteilung in halben Graden entsprechen Übergangsformen zwischen den Hauptgraden

lierende Zentrum lokalisiert. Es besteht damit eine gewisse Beziehung zur erhöhten Ermüdbarkeit bei MS. (Ich selbst habe von vielen Patienten gehört, dass sie auch einige Tage vor Beginn eines neuen Schubes ohne äußeren Anlass depressiv, antriebsschwächer, reizbarer und ermüdbarer als sonst waren.)

Wichtig

Zu den kognitiven Störungen zählt man Einschränkungen der »höheren Hirnleistungen« wie Aufmerksamkeit, Konzentration und Gedächtnis sowie Rechen- und Rechtschreibleistung. Sie treten bei fortgeschrittener MS auf, wenn viele Plaques im Großhirn und ausgedehnte Schäden der Axone entstanden sind. Bei der spinalen MS-Form (Symptome durch überwiegenden Befall des Rückenmarks) entwickeln sie sich seltener und viel später als bei den anderen Formen.

Selten kommt es zu einer Intelligenzstörung (Demenz) und zu organischen Wesensveränderungen wie Kritiklosigkeit, Distanzlosigkeit und Euphorie (unangepasst gehobene Stimmung). MS-Kranke, selbst jene mit organischen seelischen oder geistigen Störungen, sind nach meiner Erfahrung im Gegensatz zu vielen Patienten mit anderen Erkrankungen des Zentralnervensystems nie aggressiv oder unfreundlich. Sie sind kooperative, liebenswerte Menschen, die deswegen leichter Helfer finden als andere neurologisch Kranke.

Abnutzung der Wirbelsäule und der Gelenke

Die Bewegungsstörungen führen als indirekte Folge der MS vielfach zu vorzeitigen Abnutzungserscheinungen der Wirbelsäule und der Gelenke. Diese werden bei MS-Patienten gefördert durch
- Überlastungen der Wirbelsäule wegen Haltungsveränderungen bei einseitig stärkeren Lähmungen,
- größere Anstrengung beim Gehen aufgrund von Lähmungserscheinungen,
- Bewegungsmangel als Folge von Lähmungen,
- vorzeitige Osteoporose infolge Bewegungsmangel und infolge lang dauernder oder sehr häufiger Kortisontherapien ohne gleichzeitige Gabe von vorbeugenden Medikamenten gegen Osteoporose.

Gelenkkontrakturen

Unter Kontraktur versteht man eine Verkürzung und Verkrampfung von Muskeln und Sehnen. Dadurch wird das Gelenk, an dem die Sehne ansetzt, unbeweglich, und es tritt eine Fehlstellung ein. Bei MS treten Kontrakturen als Folge spastischer Lähmungen auf. Sie erschweren die Beweglichkeit noch weiter, so dass ein Teufelskreis entsteht. Durch rechtzeitige und regelmäßige Dehnungs- und Kräftigungsübungen kann man der Entwicklung von Kontrakturen entgegenwirken.

Mangelernährung und Gewichtsverlust

Häufige Komplikationen (Tab. 7) sind Gewichtsabnahme (Kachexie) und Mangelernährung. Ihre genauen Ursachen sind unklar. Einerseits könnte eine vom Zwischenhirn gesteuerte Fehlfunktion der Nahrungsverwertung vorliegen und die Kachexie damit direkt mit der MS-Ursache im Zusammenhang stehen. Andererseits dürften Störungen der Nahrungsaufnahme im Darm eine Rolle spielen. Grund dafür können MS-bedingte Darmstörungen oder – durch Behinderungen – Schwierigkeiten bei der Nahrungsaufnahme sein. Die Kachexie führt zur allgemeinen Schwächung und dadurch zu einer zusätzlichen Einschränkung der Bewegungsfähigkeit. Durch Mangelernährung, u. a. durch Vitaminmangel, wird die Funktion der gestörten Nervenbahnen schlechter. Wenn man trotz vitamin- und energiereicher Kost abnimmt, sollten Vitamininjektionen gegeben werden oder eventuell eine Zusatznahrung, z. B. »Astronautenkost«. Sogar Infusionen in die Vene mit Traubenzuckerlösung und anderen Energiestoffen sind geeignet.

Infektionen in den Harnwegen

Als Folge der Behinderungen treten typische Komplikationen auf. Sehr häufig kommt es zu chronischen Harnwegsinfekten bei Blasenstörungen. Dies liegt an Restharnbildungen, die einen Nährboden für Bakterien darstellen. Auch die häufige Blasenentleerung mittels Katheter (ein Schlauch, der durch die Harnröhre in die Blase geschoben wird) oder die Verwendung eines Dauerkatheters (ein Katheter, der ständig eingelegt bleibt) kann zu derartigen Infekten führen, da über den Schlauch Keime eingeschleppt werden. Es ist wichtig, frühzeitig auf die Vermeidung und Besserung von Blasenstörungen zu achten und eine Blasenentzündung sofort zu bekämpfen, damit sie nicht chronisch wird.

Chronische Harnwegsinfekte sind gefährlich, denn sie können auf die Niere übergreifen und schließlich zu einer Harnvergiftung des Organismus (Urämie) führen. Oder die Keime können ins Blut eintreten und eine Sepsis (Blutvergiftung) auslösen. Ein chronischer Harnwegsinfekt sollte auch deswegen bekämpft werden, weil er die Blasenstörung verstärkt, wodurch ein Teufelskreis entsteht. Außerdem stellt er einen ständigen Entzündungsherd dar, der für den Verlauf der MS ungünstig sein kann, und schließlich verstärkt er über die

Auslösung von Rückenmarksreflexen die Spastik.

Lungenentzündung

Als Folge der Behinderungen kann eine Lungenentzündung (Pneumonie) auftreten. Durch die eingeschränkte Beweglichkeit wird die Lunge schlecht durchlüftet. Es sammelt sich Schleim, in dem sich leicht Keime ansiedeln, die nur schwer ausgehustet werden und daher eine Entzündung hervorrufen können.

Gelegentlich tritt durch die Unbeweglichkeit der Beine auch eine schwere Venenentzündung (Thrombophlebitis) auf, die zu einem Lungeninfarkt führen kann.

Wundliegen und Dekubitus

Durch die Bewegungsbehinderung mit ständigem Sitzen oder Liegen auf der gleichen Stelle kann es zum Dekubitus (Wundliegen, Druckgeschwür) kommen. In der Haut über einem Knochen (Sitzbein, Knie, Knöchel, Ellenbogen etc.) entwickelt sich durch das unbewegliche Aufliegen auf der harten Unterlage eine Durchblutungsstörung, dadurch wird die Haut zuerst rot und dünn, dann bildet sich eine wassergefüllte Blase. Schließlich tritt eine offene Stelle auf (Geschwür, Ulkus), die schwer verheilt. Die offene Stelle infiziert sich leicht, weil schlecht durchblutetes geschädigtes Gewebe einen Nährboden für Bakterien bietet. In schweren Fällen kann ein Dekubitalulkus auch zu einer Sepsis führen. Besonders schnell bildet sich ein Dekubitus, wenn eine sog. Kontraktur vorliegt. Das ist eine weitere Komplikation der MS, die als Folge der Unbeweglichkeit eintritt. Es handelt sich dabei um eine Verkürzung der Sehnen und Versteifung der Gelenke. Die Beine, seltener die Arme, nehmen eine fixierte Beugehaltung ein, die manchmal auch schmerzhaft ist. Durch eine gute Pflege und regelmäßige Bewegungsübungen können solche Dekubitalgeschwüre und Kontrakturen vermieden werden.

Komplikationen sind ernst zu nehmen, weil sie bei mehr als der Hälfte der MS-Kranken die unmittelbare Todesursache darstellen (Tab. 9).

Nur ganz selten führt die MS direkt durch einen Plaque in der Gegend des Atemzentrums zum Tod. Knapp die Hälfte der Kranken stirbt an alterstypischen Erkrankungen wie Herz- und Gefäßkrankheiten und – selten – an Krebs (als positive Folge der gesteigerten Immunreaktionen ist die Anfälligkeit für Krebs bei MS-Kranken insgesamt geringer als in der Durchschnittsbevölkerung).

Tab. 9 Todesursachen bei MS

Plaque im Atemzentrum	2 %
Lungenentzündung	33 %
Chronischer Harnwegsinfekt	
Urämie	< 1 %
Sepsis	10 %
Dekubitalulkus	< 1 %
Thrombophlebitis – Lungeninfarkt	2 %
Alters- und andere Krankheiten	52 %

Die häufigsten Todesursachen sind Lungenentzündung und Sepsis durch Harnwegsinfekte und Dekubitus. Da man diese bakteriellen Infektionen heute mit Antibiotika schon gut bekämpfen kann, ist die Lebenserwartung der MS-Kranken mit einer schweren Verlaufsform und entsprechenden Komplikationen im Gegensatz zu früher selten verkürzt. Durch eine frühzeitige Behandlung sollte dafür gesorgt werden, dass die Behinderungen und die damit verbundenen Komplikationen so weit wie möglich hinausgezögert werden.

Klinische Diagnostik

Die Diagnose »Multiple Sklerose« wird in erster Linie aufgrund des typischen klinischen Bildes gestellt; es sind in Schüben auftretende neurologische Ausfälle, die im Nervensystem verstreuten (disseminierten) Herden entstammen. Beim ersten Ausbruch der Erkrankung lässt sich meist nur ein Ausfall feststellen, der von einer Stelle ausgeht. Eine Reihe von anderen Erkrankungen kann als Ursache der Störung in Frage kommen. Um die Diagnose zu sichern, muss der weitere Verlauf abgewartet werden. Erst wenn sich im Rahmen späterer Schübe der charakteristische Krankheitsverlauf einstellt und mehrere Herdbildungen im Nervensystem nachweisbar sind, kann die Diagnose allein durch die klinische Beobachtung zweifelsfrei gestellt werden. In vielen Fällen vergehen Jahre, bis sich dieses typische klinische Bild eingestellt hat. Um den Patienten mit einem Verdacht auf MS frühzeitig beraten und richtig behandeln zu können, ist man bestrebt, die Diagnose durch technische Untersuchungen zu stützen.

Neurologischer Status

Bei der klinisch-neurologischen Untersuchung, dem sog. neurologischen Status, finden sich aufgrund des unterschiedlichen Verlaufes und der uneinheitlichen Ausfälle bei den Betroffenen verschiedene Muster von Störungen. Je nach Krankheitsdauer und Schwere des Einzelfalles sind diese unterschiedlich ausgeprägt. Bei fast allen MS-Kranken sind die Reflexe an Beinen und Armen gesteigert und gleichzeitig die Reflexe der Bauchhaut vermindert.

Wichtig

Bei rund drei Viertel der Betroffenen finden sich sog. pathologische Reflexe (z.B. Knipsreflex an den Händen mit Einwärtsbewegung des Daumens bei schnellem Druck auf das Ende des Mittelfingers oder Babinski-Reflex an den Füßen mit Aufstellen der Großzehe bei Bestreichen der Außenseite der Fußsohle). Bei zwei Dritteln der Betroffenen ist die Muskelspannung (Muskeltonus) an den Beinen, seltener auch an den Armen, spastisch erhöht. Bei Prüfung der Kraft für jede einzelne Muskelbewegung zeigt sich – je nach Schweregrad der Ausfälle – eine Kraftverminderung für eine oder mehrere Bewegungen. Durch Bestreichen der Haut mit einem Wattestäbchen oder mit einer Nadel und durch Anlegen von warmen oder kalten Gegenständen und einer vorher angeschlagenen Stimmgabel über den Gelenken wird die Empfindungsfähigkeit für Berührungen, Schmerz, Temperatur und Vibrationen überprüft. Dabei können sich unterschiedlich verteilte Ausfälle zeigen.

Überprüfung von Gleichgewichtssinn und Koordinationsfähigkeit

Darüber hinaus prüft man Gleichgewichtssinn und Koordinationsfähigkeit. Bei diesem Test streckt der Erkrankte Arme und Beine vor und führt den Zeigefinger zur Nase bzw. die Ferse zum gegenseitigen Knie (Finger-Nasenversuch bzw. Knie-Hackenversuch). Die Versuche werden bei geschlossenen Augen ausgeführt. Im Falle von neurologischen Ausfällen in diesem System werden die Nase bzw. das Knie auf einer Seite oder beiden Seiten nicht erreicht. Der Untersucher sieht, dass die Bewegungen nicht gleichmäßig ablaufen, sondern ausfahrend sind (ataktisch) oder dass der Bewegungsablauf gegen Ende der Bewegung zitternd wird (Intentionstremor). Auch durch Gehen Fuß vor Fuß auf einer Linie (Rombergversuch), Gehen mit geschlossenen Augen (Blindversuch) und Am-Platz-Treten bei vorgestreckten Armen und geschlossenen Augen (Unterberger Tretversuch) testet man Gleichgewichtssinn und Koordination.

Test auf Funktion der Hirnnerven

Schließlich untersucht man die Funktion der einzelnen Hirnnerven: Dafür fordert man den Erkrankten auf, dem vorgehaltenen und in alle Richtungen bewegten Finger des Untersuchers mit den Augen zu folgen. So prüft man Beweglichkeit und Koordination der Augenmuskeln und weist eine etwaige Schwäche eines Augenmuskels oder ein Nystagmus (Augenzittern) nach. Mit Hilfe einer Lampe stellt man die Pupillenreaktion fest, die auf Licht seitengleich sein sollte. Durch Zähnezeigen, Augenschließen und Stirnrunzeln prüft man schließlich die Funktion der Gesichtsmuskulatur, durch Bestreichen der Haut über der Stirn, der Wange und dem Unterkiefer mit einem Wattebausch oder der Nadel lassen sich Empfindungsstörungen im Gesicht (Trigeminusausfälle) erfassen. Durch A-Sagen und Bewegen der Zunge nach links und rechts lässt sich feststellen, ob die Bewegungen symmetrisch oder einseitig gestört sind. Bestimmte Veränderungen bei der neurologischen Untersuchung lassen sich auf die Störung einer ganz bestimmten Bahn im Nervensystem zurückführen und erlauben so einen Überblick

über das Vorhandensein von Herden (Plaques). Da sehr kleine Plaques keine merklichen Funktionsstörungen zur Folge haben, weil sie von den gesunden Anteilen der Nervenbahnen ausgeglichen werden, werden zusätzlich zur neurologischen Untersuchung technische Untersuchungen zu Krankheitsbeginn und gelegentlich auch im weiteren Verlauf durchgeführt. Zweck der Untersuchungen ist es, möglichst viele Kenntnisse über die Vorgänge im Nervensystem bei der MS zu erhalten und so den MS-Kranken besser behandeln zu können.

Technische Diagnostik

Da MS eine allergisch-entzündliche Erkrankung mit verstreuten Herdbildungen im Nervensystem ist, zielt die Diagnostik auf den Nachweis dieser beiden typischen Erscheinungen ab: Liquor- und immunologische Untersuchungen dienen dem Nachweis der entzündlichen Veränderungen und Autoimmunreaktionen; durch Untersuchungen mit elektrophysiologischen Methoden und mit bildgebenden Verfahren versucht man, die einzelnen Herde zu erfassen.

Liquoruntersuchung

Der normale Liquor ist ein weitgehend zellfreies »Filtrat« aus dem Blut. Er umspült in einer langsamen pulsierenden Bewegung das ZNS, wobei er sich überall im Nervengewebe verteilt und Stoffe dorthin abgibt bzw. von dort aufnimmt. Schließlich wird er über Venen wieder ins Blut abgegeben. Eine enge Verbindung der Gefäßzellen im Nervensystem, die sog. Blut-Hirn-

Schranke, hindert Zellen und größere gelöste Stoffe daran, vom Blut ins Nervensystem und umgekehrt vom Nervengewebe ins Blut überzutreten. Daher findet man viele Stoffe und Zellen, die im Nervengewebe gebildet werden, im Liquor, sie lassen sich aber kaum im Blut nachweisen. Das gilt u. a. für die Veränderungen bei Entzündungen des Nervensystems.

Bei einem Verdacht auf MS setzt man daher die Liquoruntersuchung ein, um den Nachweis zu erbringen, dass überhaupt eine Entzündung vorliegt. Erst durch die Liquoruntersuchung lässt sich eine MS von Krankheitsbildern abgrenzen, die zumindest im Anfangsstadium ähnlich aussehen können.

Früher war es üblich, im Krankheitsverlauf mehrmals Liquoruntersuchungen vorzunehmen. Das ist heute nicht mehr notwendig. Die typischen Liquorveränderungen zeigen nämlich keine für die Betreuung des

Typische Liquorveränderungen

Bei MS finden sich typische Liquorveränderungen (Tab. 10): Die Zellen sehen entzündlich verändert aus, und oft ist auch ihre Zahl leicht erhöht. Zusätzlich auftretende Plasmazellen weisen auf einen »Fremdstoff« (Antigen) im Nervensystem hin, der das Abwehrsystem zur Produktion von Abwehrstoffen (Antikörpern) angeregt hat. Diese Antikörperbildung im Nervensystem lässt sich ebenfalls im Liquor nachweisen.

Es handelt sich überwiegend um bestimmte Untergruppen der IgG-Antikörper, die sich lokal bilden und die nach der Technik, mit der sie untersucht werden, als oligoklonale Banden bezeichnet werden. Selbst wenn das Gesamt-IgG im Liquor keinen Hinweis auf eine lokale Produktion gibt, weil die Menge sehr gering ist, sind mit der verfeinerten Technik fast immer oligoklonale Banden zu finden. 98 % der Betroffenen zeigen über Jahrzehnte der Erkrankung oligoklonale Banden im Liquor. Lediglich in den ersten sechs Wochen nach dem ersten Schub zeigen 15 % der Erkrankten noch keine oligoklonalen Banden, weil die Krankheitsaktivität noch nicht richtig ausgebildet ist. Wenn die Verdachtsdiagnose MS mit anderen Methoden nicht zu sichern ist, muss deswegen später eine zweite Liquoruntersuchung vorgenommen werden.

Auch im Spätstadium der Erkrankung, nach Jahrzehnten, sind bei einem Viertel der MS-Kranken keine oligoklonalen Banden mehr nachzuweisen, weil die Entzündung bei ihnen nicht mehr »aktiv« ist, d. h., sie ist zum Stillstand gekommen. Eine nochmalige Liquoruntersuchung hat hier natürlich keinen Sinn. Bei diesen Personen zeigen andere Untersuchungen die typischen Veränderungen auf.

Betroffenen aufschlussreichen Schwankungen. Die Befunde stehen in keiner Beziehung zur Beurteilung des voraussichtlichen Verlaufs. Das könnte sich in Zukunft allerdings ändern, weil die Vorgänge im Abwehrsystem immer besser bekannt werden.

Kürzlich hat man festgestellt, dass die Menge eines bestimmten Enzyms im Liquor, der N-Acetyl-Aspertase, in Verbindung mit dem Ausmaß der Axondegeneration (Atrophie, bleibende Restschäden) steht. Die Messung wird noch nicht routinemäßig durchgeführt. Falls das der Fall wäre, könnte man

- auch schon nach kurzer Krankheit die Prognose besser bewerten,
- leichter feststellen, ob eine Besserung der Ausfälle möglich ist,
- die Wirkung einer Langzeittherapie besser überwachen und
- sich früher für eine Langzeittherapie entscheiden, falls man unschlüssig ist.

Lumbalpunktion

Liquor wird zur Untersuchung mittels einer sog. Lumbalpunktion entnommen (Abb. 10, S. 71). Beim sitzenden, leicht nach vorn gebeugten Patienten wird eine spezielle Punktionsnadel zwischen den knöchernen Vorsprüngen (Dornfortsätzen) des 3. und 4. oder 4. und 5. Lendenwirbels eingestochen und zwischen den Wirbeln gegen den dahinter liegenden Liquorraum vorgeschoben. Auf dem Weg, den die Nadel passiert, befinden sich keine Nerven. Die Nervenwurzeln ziehen links und rechts vorbei; deswegen soll man bei der Punktion ruhig sitzen,

Tab. 10 Technische Untersuchungen bei MS

1. Nachweis der neuro-allergischen Entzündung
1.1 Liquoruntersuchung
    aktivierte Lymphozyten, Plasmazellen
    IgG-Produktion im Nervensystem
    oligoklonale Antikörper (»Banden«)
    Antikörper gegen basisches Markscheidenprotein
    Myelinbruchstücke
1.2 Immunologische Untersuchungen im Blut
    myelinreaktive T-Lymphozyten
    Bestimmung der Helfer-/Suppressor-Zellen-Ratio

  Messung der Zytokinfreisetzung aus aktiven T-Lymphozyten
  Untersuchung der Antikörper gegen Myelin bildende Oligodendrozyten (MOG-Antikörper)

2. Nachweis der Plaques im Zentralnervensystem
2.1 Elektrophysiologische Untersuchungen
    visuell-evozierte Potenziale
    akustisch-evozierte Potenziale
    somatosensorisch-evozierte Potenziale
    kortikal-evozierte Potenziale (Magnetstimulation)
    Elektrookulographie
    Posturographie
2.2 Bildgebende Verfahren
    Magnetresonanztomographie (MRI, MRT; Kernspintomographie)
    MR-Spektroskopie

sonst kann sie unnötig wehtun. Die Lumbalpunktion selbst tut nicht wirklich weh.

Entgegen der weit verbreiteten falschen Ansicht ist eine Lumbalpunktion keine Rückenmarkspunktion. Das Rückenmark endet mehrere Zentimeter oberhalb der Punktionsstelle. Durch die Punktion kann das Rückenmark also nicht verletzt, und es können durch sie keine Lähmungen ausgelöst werden. Wenn ein Betroffener gelegentlich berichtet, dass nach einer Lumbalpunktion die neurologischen Ausfälle zugenommen haben, dann liegt das nicht an dem Eingriff, sondern daran, dass der Schub weiter fortschreitet.

Wichtig

Unangenehm ist eine Lumbalpunktion vor allem wegen der Nachbeschwerden. Sie entstehen nach der Liquorentnahme im Liquorraum durch einen Unterdruck, der wegen der langsamen Nachproduktion des Liquors mehrere Tage anhält. Dieser Unterdruck bereitet ziehende Nacken- und Kopfschmerzen, die beim Aufrichten zunehmen. Manchmal besteht zugleich ein Übelkeitsgefühl, ein Gefühl von »verschlagenen« Ohren oder ein fiebriges Gefühl. Durch ausreichende Flüssigkeitszufuhr und Hinlegen lassen sich die Beschwerden mildern; gefährlich sind sie nicht.

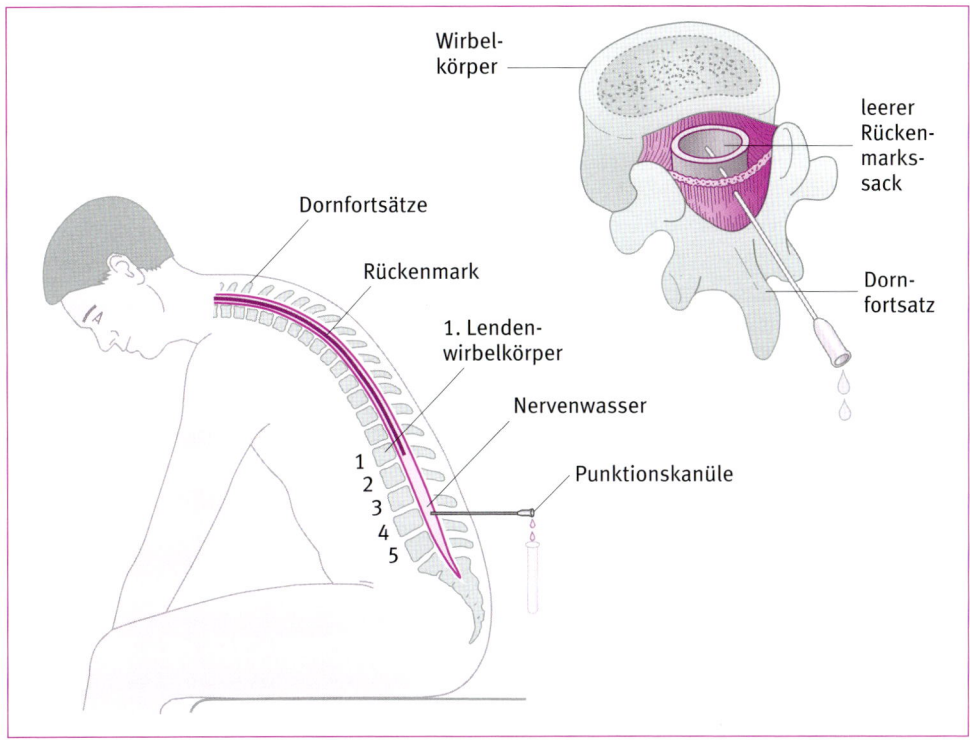

Abb. 10: Technik der Liquorentnahme (Lumbalpunktion).

Immunologische Untersuchungen

Da Autoimmunreaktionen in direkter Beziehung zum Ausbruch der MS stehen, versucht man seit Jahren, immunologische Untersuchungen praktisch einzusetzen. Die besten Ergebnisse zeigten die Bestimmung der Helfer-/Suppressor-Zellen-Ratio und die Untersuchung der myelinreaktiven T-Zellen. Beide Untersuchungen sind allerdings nicht zur Diagnose der MS geeignet, weil sie auch bei anderen immunologischen und neurologischen Erkrankungen ähnliche Veränderungen zeigen können. Beispielsweise bei einer akuten Gehirn-

hautentzündung. Zur Verlaufskontrolle bei MS können sie gut verwendet werden.

Die Helfer-/Suppressor-Zellen-Ratio steigt mit Beginn eines Schubes im Blut an, da die Anzahl der Suppressorzellen sinkt, und normalisiert sich mit dem Ende des Schubes wieder. Die Untersuchung erlaubt eine Erfassung unklarer Schübe und die Feststellung, ob ein bereits länger andauernder Schub noch aktiv ist und daher einer Behandlung zugänglich ist oder nicht.

Beim myelinreaktiven T-Zellen-Test misst man die aktiven, gegen Myelin reagierenden Lymphozyten. Ich habe mit dieser Un-

71

tersuchungsmethode bei der Überwachung der MS sehr gute Erfahrungen gemacht. Die aus den langjährigen Untersuchungen gewonnenen Erkenntnisse helfen mir, folgende Behandlungsstrategie aufzubauen: frühe (ab 3.–5. Tag nach Schubbeginn), ausreichend lange und zu Beginn starke Schubtherapie; Vermeidung von Schüben in Risikosituationen; Langzeittherapie möglichst früh in der kritischen Krankheitsphase (bei Schubhäufung oder Tendenz zum chronischen Verlauf).

Elektrophysiologische Untersuchungen

Da das Nervensystem ein »elektrisches« Organ ist, eignen sich Messungen der elektrischen Vorgänge sehr gut zur Diagnose von Krankheitsprozessen. Die älteste und einfachste Untersuchung ist das Elektroenzephalogramm (EEG, Hirnstrommessung). In der MS-Diagnostik ist es wenig hilfreich, da es nur uncharakteristische Allgemeinveränderungen zeigt oder überhaupt normal ist. Mit verfeinerten EEG-Methoden, den so genannten evozierten Potenzialen, können die Leitvorgänge in ganz bestimmten Nervenbahnen dargestellt werden. Damit werden Funktionsstörungen erfasst, die Plaques in bestimmten Nervenbahnen hinterlassen. Die Abgrenzung der MS von Krankheitsbildern, die plaqueähnliche kleine Funktionsausfälle verursachen (z. B. durch Gefäßstörungen), sind allerdings nicht möglich, da die Entzündung selbst nicht nachgewiesen wird.

Optisch oder visuell evozierte Potenziale

Sie können also die Verdachtsdiagnose MS stützen, nicht aber beweisen. Es gibt optisch, akustisch und somatosensorisch evozierte Potenziale. Bei den optisch evozierten Potenzialen (VEP = visuell evozierte Potenziale) wird eine Elektrode auf der Kopfhaut über dem Sehzentrum des Gehirns angebracht. Die Sehnerven werden durch den Blick auf ein Schachbrettmuster gereizt, der auf einen Bildschirm projiziert wird. Weiße und schwarze Flächen wechseln rasch hin und her. Man misst für jedes Auge getrennt die Zeit zwischen dem optischen Reiz und dem Ableiten der elektrischen Impulse von der Elektrode (Latenzzeit).

Ist die elektrische Leitung in einem Sehnerven durch eine Plaque gestört, trifft der optische Reiz später an der Sehrinde ein. Die gemessene Latenzzeit ist verlängert. Bei rund drei Vierteln der Kranken findet sich ein pathologischer Befund bei den VEP, wobei in rund einem Drittel der Fälle eine einseitige und bei einem Drittel eine beidseitige Sehnervenschädigung festzustellen ist. Bei rund 15 % der Betroffen, bei denen beim Erstschub andere neurologische Ausfälle bestehen, kann eine Veränderung in den VEP nachgewiesen werden. In diesen Fällen hat die Untersuchung bereits im Frühstadium einen Hinweis auf einen zusätzlichen, klinisch nicht fassbaren Herd und somit auf eine Dissemination (Ausbreitung) im Nervensystem ergeben. So wird ein wichtiger Beitrag zur Frühdiagnose der MS geleistet.

Akustisch evozierte Potenziale

Bei der Ableitung der akustisch evozierten Potenziale werden Plaques im Hirnstamm nachgewiesen. Dabei misst man die Zeit zwischen einem akustischen Reiz und der Ableitung der elektrischen Impulse von einer Elektrode. Diese ist über der Schläfenregion angebracht. Die Untersuchung ist nicht so genau wie die optisch evozierten Potenziale, da nur etwa die Hälfte der Erkrankten eine Veränderung der akustisch evozierten Potenziale zeigt. Aber auch so sind klinisch stumme Herde zu erfassen, und zwar bei knapp einem Viertel der MS-Kranken. Nur 3 % der von mir betreuten Kranken mit Erstschüben ohne Hirnstammausfälle zeigten einen pathologischen Befund.

Somatosensorisch evozierte Potenziale

Bei den somatosensorisch evozierten Potenzialen wird die Zeit zwischen der Reizung eines Endnerven an Armen oder Beinen und der Ableitung der Impulse von einer Elektrode gemessen, die über der Scheitelregion angebracht wurde. Es wird damit die Nervenleitung in den für die Empfindungsfähigkeit zuständigen Nervenbahnen registriert. Rund 69 % der MS-Kranken haben pathologische Befunde, davon ein Viertel der Betroffenen stumme Herde. Beim Erstschub zeigten knapp 20 % meiner MS-Patienten eine eindeutige Veränderung der somatosensorisch evozierten Potenziale.

Elektrookulographie

Mit Hilfe von elektrophysiologischen Methoden, die den evozierten Potenzialen ähnlich sind – Elektrookulographie und Posturographie – misst man Hirnstamm-

und Kleinhirnstörungen mit Augenzittern und die Funktion des Gleichgewichtssinnes. Klinisch stumme Herde sind bei diesen Untersuchungen vor allem bei Erstschüben viel seltener zu finden als mit den evozierten Potenzialen.

Kortikale Magnetstimulation

Eine weitere elektrophysiologische Untersuchungstechnik ist die kortikale Magnetstimulation. Dabei misst man die Leitfähigkeit in den für die Bewegungen zuständigen Bahnen des Zentralnervensystems (ZNS). Über der Scheitelregion und der Halswirbelsäule werden die Bahnen durch einen kurzen magnetischen Impuls gereizt. Es wird mittels an Hand- und Fußgelenken angebrachten Elektroden die Zeit gemessen, bis die entsprechende Bewegung in Form einer raschen, nicht schmerzhaften Zuckung erfolgt. Mit dieser Technik lässt sich unterscheiden, ob eine Störung im Gehirn oder im Rückenmark lokalisiert ist. Die Mehrzahl der Erkrankten zeigen schon beim Erstschub pathologische Befunde.

Untersuchungen mit bildgebenden Techniken

Unter bildgebenden Verfahren versteht man Techniken, mit deren Hilfe Krankheitsprozesse abgebildet werden können. Für die MS-Diagnostik sind die Computertomographie und die Kernspintomographie oder Magnetresonanztomographie von Interesse.

Computertomographie (CT)

Bei der Computertomographie (CT) macht eine um den Schädel oder einen Abschnitt

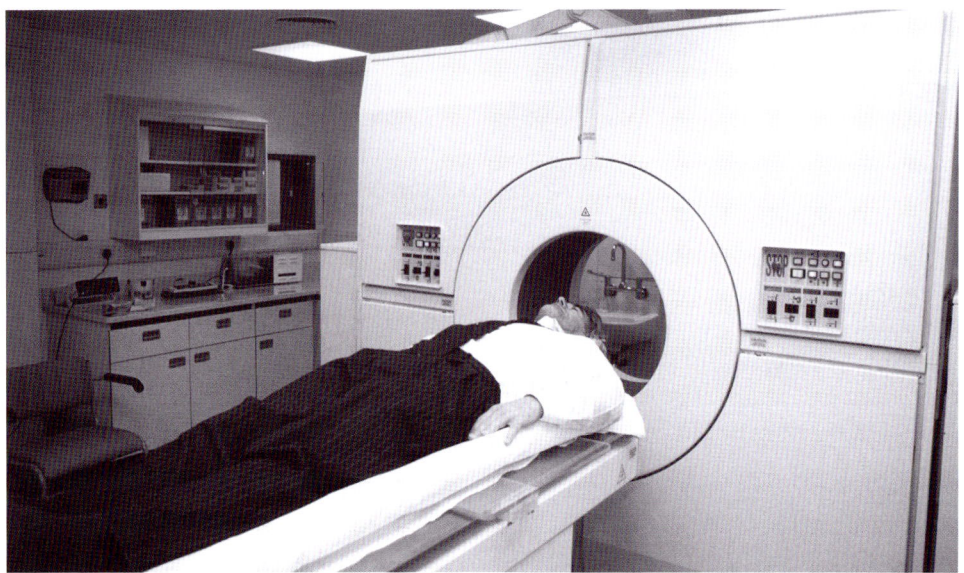

Bei rund zwei Dritteln der Kranken mit langjähriger MS sind in der Computertomographie (CT) Veränderungen nachweisbar.

der Wirbelsäule kreisende Röntgenröhre Bilder von dünnen Schichten des Gehirns und des Rückenmarks. Je nach der Dichtheit der verschiedenen Gewebepartien im Nervensystem werden unterschiedlich starke Grautöne registriert. Krankheitsherde, die dichter als das normale Nervengewebe sind, z. B. Ansammlungen von Blutzellen, sind auf dem Röntgenbild heller; Stellen geringerer Dichte, etwa geschädigtes Gewebe, sind dunkler als die Umgebung. Es können nur Herde mit einer Größe von mehr als sieben Millimetern erfasst werden.

Wichtig

Ganz frische Plaques lassen sich nur ausnahmsweise in Form einer kleinen helleren Zone nachweisen (durch Injektion eines Kontrastmittels während der CT kann die Darstellung verbessert werden). Häufiger zeigen sich ältere Plaques in Form dunklerer Zonen (sog. hypodense Areale). Sie sind meist um das Ventrikelsystem angeordnet und lassen sich mittels ihrer Lage von ähnlichen Veränderungen mit anderer Ursache unterscheiden. Manchmal findet sich in fortgeschrittenen Krankheitsstadien zusätzlich eine allgemeine Abnahme der Substanz des Nervengewebes, eine sog. Atrophie. Bei rund zwei Dritteln der Kranken mit langjähriger MS sind in der CT Veränderungen nachweisbar. Auch klinisch stumme Herde, die während ihrer Entwicklung zu keinen merklichen neurologischen Ausfällen geführt hatten, sind umso häufiger zu finden, je länger die Krankheit besteht.

Nach dem Erstschub zeigen Kranke nur selten CT-Veränderungen, weil bei ihnen die Plaques meist nicht groß genug sind. Nur ausnahmsweise lassen sich im Frühstadium klinisch stumme Herde erkennen, durch welche die Dissemination des Krankheitsprozesses im Nervensystem bewiesen werden kann. Die CT ist zur MS-Frühdiagnose nicht gut geeignet. Für Verlaufsbeobachtungen ist sie jedoch einsetzbar.

Magnetresonanztomographie (Kernspintomographie)

Bei der Magnetresonanztomographie (MRT oder MRI = Magnetic resonance imaging) werden die elektrisch geladenen Teilchen in den Zellen unter der Wirkung eines starken Magnetfeldes in eine Richtung gebracht. Dabei geben sie ein elektrisches Signal ab. Ein zweites Signal entsteht beim Abschalten des Magnetfeldes, wenn die Teilchen in ihren Ausgangszustand zurückkehren. Diese beiden Signale werden registriert, über Computer verstärkt, umgeformt und auf einem Röntgenfilm aufgezeichnet (Strahlen kommen hierbei nicht zur Anwendung, sondern nur das Magnetfeld). Das Nervensystem wird durch die MRI genau abgebildet.

Wichtig

Krankheitsherde wie beispielsweise MS-Plaques geben ein verstärktes Signal. Auf dem Röntgenbild sieht man an dieser Stelle einen hellen Fleck. Durch die Injektion eines chemischen Magnetverstärkers wie Gadolinium kann eine frische (aktive) von einer älteren Plaque abgegrenzt werden. Man kann in der MRI Plaques ab einer Größe von zwei Millimetern abbilden, sie ist daher viel genauer als die CT. Es können Gehirn und Rückenmark dargestellt werden. Mit ganz wenigen Ausnahmen zeigen alle MS-Kranken Veränderungen in der MRI. Allerdings ist auch mit dieser Technik

nicht sicher zu beweisen, dass der Krankheitsherd von entzündlicher Ursache ist; die MRI kann daher die Lumbalpunktion nicht ersetzen.

Die Plaques sind in der weißen Substanz des ZNS verstreut (disseminiert; Abb. 11). Sie liegen einzeln und sind unterschiedlich groß. Nach längerer Krankheitszeit reihen sie sich perlschnurartig auf oder fließen teilweise ineinander über (konfluierende Plaques). Besonders charakteristisch sind die periventrikulären Plaques (neben dem Ventrikelsystem gelegen), aber auch Plaques knapp unterhalb der Hirnrinde (subkortikale Plaques) sind oft nachzuweisen. Sehr typisch sind Herde im so genannten Balken (Corpus callosum; Nervenbahnen, welche die beiden Hirnhälften verbinden). Sie kommen bei keiner anderen neurologischen Erkrankung vor.

Da in der MRT sehr kleine Veränderungen erfasst werden können, sind oft klinisch stumme Plaques zu finden, die nicht mit merklichen neurologischen Beschwerden verbunden sind. Die MRT hilft daher nicht nur bei der Diagnostik, sondern gewährt auch der Forschung wichtige neue Einblicke in das Krankheitsgeschehen. Sie eignet sich vorzüglich zur Verlaufskontrolle, beispielsweise zur Beurteilung von Behandlungen und zur frühzeitigen Erkennung von Verlaufsformen mit einer starken Neigung zu unterschwelligen (latenten) Schüben. Bereits beim Erstschub lassen sich bei mehr als vier Fünfteln der Betroffenen Plaques im Gehirn nachweisen. Die MRT eignet sich deshalb ausgezeichnet zur Frühdiagnose von MS.

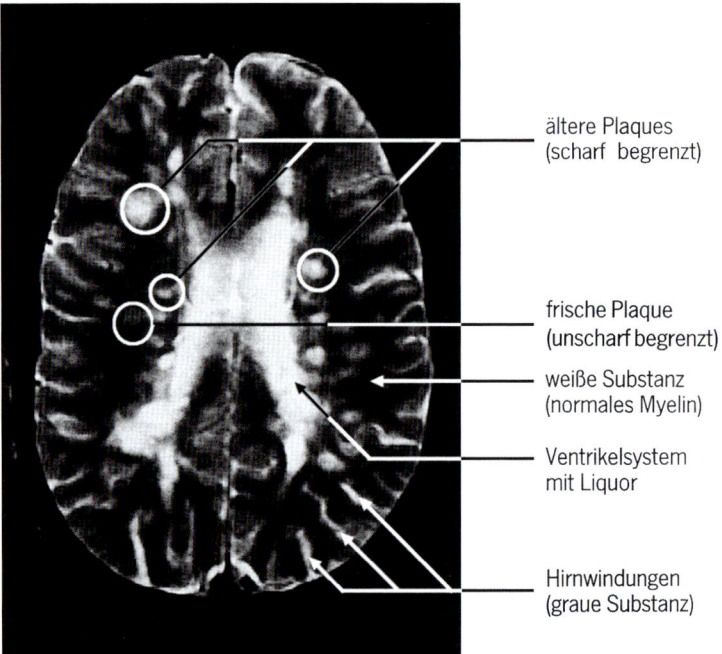

ältere Plaques
(scharf begrenzt)

frische Plaque
(unscharf begrenzt)

weiße Substanz
(normales Myelin)

Ventrikelsystem
mit Liquor

Hirnwindungen
(graue Substanz)

Abb. 11: Typische MS-Plaques in der Magnetresonanz-(Kernspin)tomographie.

Das Nervensystem wird durch die MRT genau abgebildet. Krankheitsherde wie beispielsweise Plaques geben ein verstärktes Signal ab (hyperintense Zonen), da sich dort Ansammlungen von Entzündungszellen befinden. Auf dem Bild sieht man in einer bestimmten Messphase (T2-gewichtet) an dieser Stelle einen hellen Fleck. Durch die Injektion eines chemischen Magnetverstärkers wie Gadolinium kann die Durchlässigkeit der Blut-Hirn-Schranke überprüft werden und eine Gd+ aktive Plaque von einer älteren inaktiven Plaque abgegrenzt werden. Die allgemeine Krankheitsaktivität lässt sich so erfassen, und der Betroffene kann besser behandelt werden. Allerdings ist nicht bei allen Schüben eine Gd+ aktive Plaque nachzuweisen. Dafür gibt es mehrere Gründe:

▪ die Aktivität befindet sich an einer Stelle, die nicht untersucht wurde,
▪ die Plaque hat einen technisch nicht erfassbaren, nur 1–2 mm schmalen Saum,
▪ die Plaque wurde aktiv, ohne dass die Blut-Hirn-Schranke durchlässig geworden ist.

Bei einem akuten Schub treten nicht immer neue Autoimmunzellen über die Blut-Hirn-Schranke in das ZNS ein, sondern er kann auch durch eine Aktivierung bereits vorhandener Zellen ausgelöst werden.

Da bei einem Schub nicht immer Gd+-Plaques nachzuweisen sind, ist davon abzuraten, die MRT zur Entscheidung für oder gegen eine Behandlung heranzuziehen.

Axondegeneration

Seit man weiß, dass schon früh bleibende Störungen durch Mitbeteiligung der Axone entstehen und dass diese Veränderungen maßgeblich verantwortlich sind für bleibende Behinderungen, gewinnt die Erfassung der Axondegeneration (Atrophie) stark an Bedeutung. Sie gibt schon in den ersten Krankheitsjahren Aufschluss über die Prognose (zukünftige Entwicklung). In jüngster Zeit wird sie neben der Beobachtung der Schubfrequenz und der Entwicklung von neurologischen Ausfällen als technische Messmethode herangezogen. Die Atrophie wird vom Computer gemessen und mathematisch berechnet. Damit lässt sich die Wirkung der Behandlung beurteilen. Die routinemäßige Messung der Atrophie ist leider noch nicht allgemein eingeführt. Eine geringe Axondegeneration, wie sie gerade im MS-Frühstadium vorliegt, kann mit der mathematischen Methode allerdings nicht sehr gut nachgewiesen werden. Um diese erfassen zu können, sind Weiterentwicklungen der MRT in Ausarbeitung, vor allem eine spezielle MR-Spektroskopie, bei der chemische Veränderungen in den Nervenbahnen – zurzeit die Menge des Enzyms N-Acetyl-Aspertase – gemessen werden können.

Beim Erstschub sieht man in der MRT häufig Plaques im Rückenmark – vor allem im Halsbereich –, nicht aber im Gehirn. Vermutlich sind die Plaques bei diesen Betroffenen noch so klein, dass sie in der MRT nicht gesehen werden können. Bei Verlaufsuntersuchungen zeigt das MRT von Gehirn und Rückenmark oft ein uneinheitliches Verhalten: Gegenüber einer früheren Untersuchung können die Plaques im Gehirn unverändert oder gebessert (weniger an der Zahl oder kleiner) sein. Im Rückenmark treten sie hingegen vermehrt auf. Bisweilen sind nur in einer Region Gd+ aktive Plaques nachweisbar. Um die Veränderungen wirklich gut erfassen zu können, sollte man nicht nur das Gehirn untersuchen, sondern auch das Rückenmark, vor allem das Halsmark. Das gilt auch für Erstuntersuchungen bei Verdacht auf MS.

Wichtig

Man kann sagen, dass MS in erster Linie klinisch zu diagnostizieren ist (»klinisch gesicherte MS«), nämlich aufgrund des typischen Beschwerdebildes mit disseminierten Ausfällen im ZNS bei in der Regel schubhaftem Verlauf. Durch den Einsatz der technischen Untersuchungen, mit denen die entzündliche Natur der Erkrankun-

»Schwarze Löcher«

Sehr alte Plaques geben in einer anderen Messphase (T1-gewichtet) ein vermindertes Signal ab (hypointense Zonen). Dort befinden sich narbige Fasern, die einen geringeren Wassergehalt haben als die intakten Nervenbahnen. Da sich in dieser Messpha-se die Strukturen mit geringem Signal schwarz darstellen, werden diese Plaques auch als »black holes« (schwarze Löcher) bezeichnet. An diesen Stellen befinden sich Bindegewebsfasern und teilweise geschrumpfte Nervenzellen, aber keine Löcher.

GRUNDLAGEN

gen nachgewiesen und klinisch stumme Plaques erfasst werden, gelingt es heute, die klinische Verdachtsdiagnose viel früher zu beweisen (»laborunterstützte gesicherte MS nach Ch. Poser«). Das ist für die frühe Beratung und Behandlung der Kranken von enormem Vorteil: Man kann viel früher und gezielter in den sich aufbauenden Krankheitsprozess eingreifen und dadurch die Entwicklung von Spätfolgen, vor allem von Behinderungen hinauszögern.

PET-Untersuchung

Änderungen der chemischen Stoffe in den Nervenbahnen können auch mit einer nuklearmedizinischen Methode – PET-Untersuchung (Positronen-Emissions-Spektrographie) – dargestellt werden. Sie ist bei MS noch nicht im Einsatz, weil man noch zu wenig weiß, wonach man am besten suchen sollte. In den nächsten Jahren könnte sie jedoch an Bedeutung gewinnen. Denn nicht nur chemische Veränderungen in den Axonen lassen sich mit dieser Technik darstellen, sondern – zumindest theoretisch – auch immunologische Vorgänge.

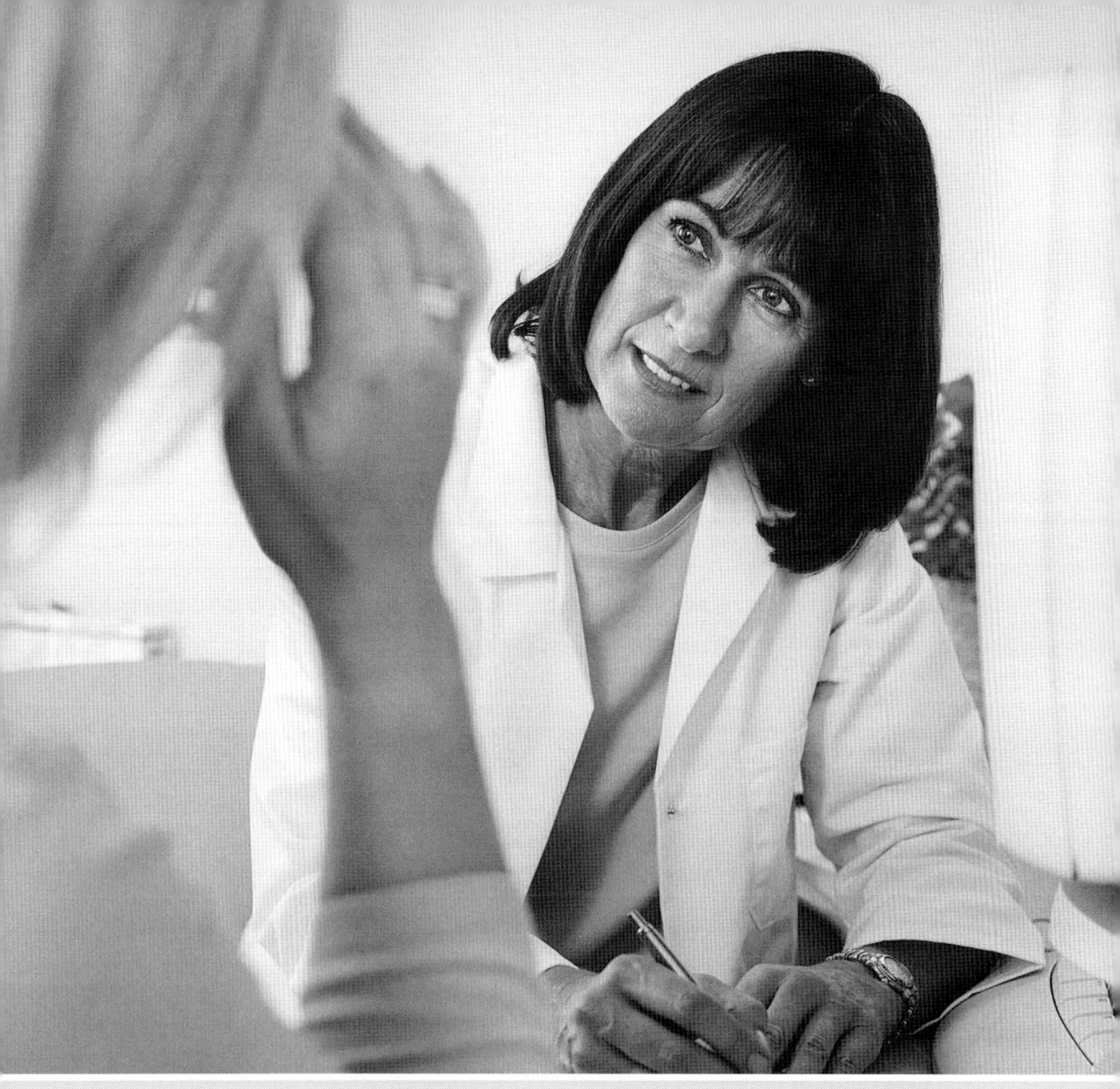

Multiple Sklerose behandeln

MS ist leider keine Krankheit, die man durch die einfache Einnahme einiger kleiner »Pillen« behandeln und steuern kann. Damit MS bei Ihnen so wenig Beschwerden und Behinderungen wie möglich verursacht, müssen alle zur Verfügung stehenden Behandlungsformen konsequent ineinander greifen. Im Frühstadium, wenn es Ihnen noch gut geht, können die medikamentösen Maßnahmen allerdings eine Belastung darstellen. Viele Betroffene lehnen die Behandlung deshalb ab. Doch das Am-Ball-Bleiben lohnt sich: Schwere Folgen können länger oder auch für immer abgewendet werden. Deshalb ist es wichtig, dass Sie von Anfang an mitarbeiten.

Das A und O: Die eigene Mitarbeit

Die Behandlung der MS umfasst verschiedene Schwerpunkte:

- die medikamentöse Therapie;
- die »kausale« Therapie, die Vorgänge bei der Plaquebildung bekämpft;
- die Akuttherapie wird beim aktiven Schub eingesetzt;
- die Langzeittherapie zur Vorbeugung von Schüben;
- neuroprotektive (regenerationsfördernde) Medikamente;
- die symptomatische Therapie zur Linderung von Beschwerden;
- die zur allgemeinen Unterstützung dienende begleitende Therapie;
- komplementärmedizinische Behandlungen;
- Entspannungsübungen;
- Psychotherapie;
- die Rehabilitation, die auf die Behandlung von neurologischen Ausfällen abzielt.

Natürlich mache ich es mir als Ärztin leicht, wenn ich Sie als Betroffene zur Konsequenz ansporne. Wer die notwendigen Kontrolluntersuchungen und Behandlungen nicht gern macht, sollte jedoch nicht außer Acht lassen, dass der Arzt diese mit guter Absicht vorschlägt. Die verfügbaren Behandlungen anzunehmen, ist Ihr eigener Beitrag, sich zu helfen. So helfen Sie mit, die MS zu steuern.

Wichtig

Ein möglicher Grund, eine Behandlung abzulehnen, mag Ihre Angst vor der »Chemie« sein. Verständlich, wenn man überlegt, wie viel Chemie wir tagtäglich ausgesetzt sind.

Aus Erfahrung gebe ich aber zu bedenken, dass sich bei Fortschreiten der Krankheit und der Folgebeschwerden irgendwann ganz automatisch das Bedürfnis nach einer entsprechenden Behandlung bei Ihnen einstellen wird. Dann ist nicht nur eine Therapie gegen die Verschlimmerung der MS nötig, sondern meist auch die Behandlung der neurologischen Symptome, wie etwa Spastik, Schmerzen und Blasenstörungen. Sie benötigen also zu diesem Zeitpunkt mehr Medikamente. Durch zu langes Abwarten wird Ihr Körper dann letztlich stärker mit Chemie belastet als bei rechtzeitiger Behandlung.

Ein anderer Grund, warum Sie sich als Betroffener eventuell zu keiner medikamentösen Behandlung entschließen können, ist Angst vor MS. Sie verdrängen die Diagnose und tun so, als seien Sie gesund. Es kommen immer wieder Kranke zu mir, um sich vom Spezialisten bestätigen zu lassen, dass sie gar keine MS haben. Es erfordert viel Einfühlungsvermögen und Geduld, diesen Menschen klar zu machen, dass es viel besser ist, die Diagnose anzunehmen; denn so kann man auch etwas gegen die Weiterentwicklung der Krankheit machen. Das Motto der Verdrängung ist: Wenn die Krankheit nicht vorhanden ist, muss ich auch nichts behandeln. Das stellt sich meist früher oder später als folgenschwerer Irrtum heraus: Sie haben dann wertvolle Zeit verloren, und es tritt genau das ein, wovor Sie Angst haben: bleibende Ausfälle und Behinderungen, die man bei rechtzeitiger Therapie hätte vermeiden oder hinauszögern können.

Im folgenden Abschnitt sollen die verschiedenen Behandlungsformen besprochen werden. Je besser Sie Bescheid wissen, desto leichter fällt es Ihnen, eine Behandlungsempfehlung Ihres Arztes anzunehmen.

»Kausale« Therapie

Da man die genaue Ursache der Krankheit nicht kennt, kann man bei diesen Behandlungsformen nur bedingt von »kausaler«, also an der Ursache ansetzender Therapie sprechen. Man weiß aber bereits viel über die Vorgänge bei der Plaquebildung, vor allem über die Autoimmunreaktionen, die in unmittelbarer Beziehung zu den akuten Verschlechterungen und zum Gesamtverlauf der MS stehen. Unter diesem Gesichtspunkt ist es durchaus berechtigt, die Bezeichnung »kausale« Therapie zu verwenden. Durch Medikamente gegen Autoimmunreaktionen hat man die Möglichkeit, in das Krankheitsgeschehen einzugreifen, die akuten Beschwerden zu bekämpfen, den Ablauf zu mildern und damit die Spätfolgen hinauszuzögern.

Je nach Krankheitsphase und -verlauf unterscheidet man zwei Arten von kausalen Behandlungen:
- die Schubtherapie bei akuten Symptomen und
- die Langzeit- oder Intervalltherapie zur Schubvorbeugung und Bekämpfung der chronischen Entzündung.

Schubtherapie

Seitdem man die entzündliche Natur der Multiplen Sklerose erkannt hat, setzt man in den akuten Krankheitsphasen, den Schüben, entzündungshemmende Mittel ein.

Tab. 11 Kausale Behandlung der MS – Schubtherapie

Ziele:
Verkürzung der Schubdauer
rasches Einsetzen der Besserung
vollständigere Besserungen
Verhinderung zunehmender Ausfälle
Unterstützung der Wiederherstellung
möglichst frühe Therapie nach Schubbeginn

Methoden:
Kortison intravenös
Kortison-Tabletten
Kortison intrathekal (in den Liquorraum)
Cyclophosphamid und Kortison in Kombination
Plasmapherese und Kortison in Kombination
ACTH

Wichtig

Ziel einer Schubtherapie ist es, die Schubdauer zu verkürzen, die Ausfälle möglichst gering zu halten und eine vollständigere Besserung zu erzielen.

Je kürzer ein Schub ist, desto geringer sind meist auch die neurologischen Ausfälle. Die Plaque ist weniger groß. Je kleiner der Defekt, desto besser ist die Remyelinisierung im Sinne einer echten Wiederherstellung, desto kleiner ist der bleibende Axonschaden, und desto besser kann der Ausfall vom umliegenden gesunden Anteil der

Nervenbahn ausgeglichen werden. Nach einem behandelten Schub bessern sich die Beschwerden deutlicher als nach einem unbehandelten.

Wichtig

Von einem akuten Schub spricht man, wenn neue, bisher nicht bekannte neurologische Ausfälle auftreten oder bereits bestehende Beschwerden zunehmen und diese Symptome länger als 24 Stunden andauern.

Schubbeginn oder Tagesschwankung?

Am ersten oder zweiten Tag ist der Schubbeginn noch nicht immer eindeutig von Tagesschwankungen abzugrenzen. Ein Schub zeigt aber im Gegensatz dazu eine eigene »Dynamik« mit anfänglicher Zunahme oder Ausbreitung der Beschwerden. So etwa kann eine Empfindungsstörung mit Kribbeln an einem Bein sich von der Fußsohle aufsteigend erst auf den Unterschenkel, dann auf den Oberschenkel ausbreiten; oder es kommt zu gleichen Beschwerden am anderen Fuß oder an einer Hand; anfängliches »Ameisenlaufen« oder leicht schmerzhaftes Hitze- oder Gürtelgefühl ändert sich bis hin zu einem Taubheitsgefühl; ein Schwindelgefühl verstärkt sich zu Unsicherheit beim Gehen; Schmerzen um oder hinter einem Auge haben Unscharfsehen zur Folge; eine Stolperneigung manifestiert sich zur Steifigkeit, rasche Ermüdung und Schwäche beim Gehen. Dies sind nur einige typische Beispiele.

Entscheidend: Der dritte Tag

Ich persönlich rate Betroffenen, sich etwa am dritten Tag nach Auftreten von neurologischen Beschwerden zu melden, damit die Schubbehandlung möglichst früh eingeleitet werden kann. Beginnt man rechtzeitig mit der Therapie, etwa am dritten bis fünften Tag des Schubes, setzt auch die Besserung viel früher ein. Dadurch verringert sich die Narbenbildung, die etwa sechs Tage nach Schubbeginn einsetzt. Wird der Schub erst später behandelt, können die neurologischen Ausfälle unnötigerweise stärker werden und damit länger bis zu ihrer Rückbildung brauchen. Möglicherweise bilden sie sich gar nicht mehr zurück.

Nicht immer ist es leicht zu erkennen, ob Symptome zur MS gehören oder nicht. Vor allem im Frühstadium der Krankheit neigt man dazu, alle Erscheinungen am Körper für ein mögliches Zeichen eines Schubes zu halten. Um sich Ängste und langes Grübeln zu ersparen, ist es besser, in Zweifelsfällen lieber einmal zu viel als einmal zu wenig bei seinem Arzt nachzufragen. So versäumt man keine Zeit, wenn wirklich ein Schub begonnen hat.

Körperliche Schonung

Früher behandelte man einen Schub ausschließlich mit strenger Bettruhe. Eine gewisse körperliche Schonung in den ersten Tagen des Schubes empfiehlt man auch heute noch. Ich rate Ihnen auf jeden Fall davon ab, sich während eines Schubes in einen körperlichen Erschöpfungszustand zu bringen, da nach den heutigen Erkenntnissen das Abwehrsystem dadurch ungünstig beeinflusst wird. Längere Schonung und strenge Bettruhe sind jedoch nicht zweckmäßig, da die Funktion des geschädigten Nervenstranges sonst durch Inaktivität zusätzlich nachlässt. Der Schaden nach Ende des Schubes ist schwerer auszugleichen. Gezielte Übungen regen dagegen die Funktion an, und Sie sollten schon nach wenigen Tagen damit beginnen.

Entzündungshemmende Mittel

Zur Therapie von Schüben setzt man entzündungshemmende Mittel ein. Überholt ist allerdings mittlerweile die Schubbehandlung mit intramuskulären Vitamin-B-Injektionen, intravenösen Kalziuminjektionen und Antihistaminika (Mitteln gegen Allergien). Ihre entzündungshemmenden Eigenschaften sind viel zu gering, um einen Schub rasch zu bekämpfen. Ist eine beginnende Besserung des Schubes erst drei oder mehr Wochen nach Beginn der Behandlung festzustellen, hat diese keinen Beitrag geleistet. Nach dieser Zeit werden viele Schübe, vor allem im Anfangsstadium der Erkrankung, auch ohne Behandlung besser. Gegen eine zusätzliche Verabreichung der genannten Mittel zur Unterstützung der entzündungshemmenden Wirkung der Schubbehandlung ist jedoch nichts einzuwenden.

Aspirin® bei unterschwelligen Schüben

Hoch dosiertes Salicylat (Aspirin®) wirkt entzündungshemmend. Das bewirkt eine Verminderung der Freisetzung des immunstimulierenden Zytokins Gamma-Interferon (s. S. 18, 99). Dazu kommt die Hemmung der Thrombozytenaggregation (Verklumpung der Blutplättchen), die bei Schubbeginn den Eintritt der aktiven Immunzellen in das zentrale Nervensystem vorbereitet (s. S. 18). Die entzündungshemmenden Eigenschaften sind allerdings nicht stark genug, um einen manifesten

Schub zu bekämpfen. Lediglich bei unterschwelligen Schüben ohne richtige Krankheitszeichen, aber mit deutlich vermehrten Tagesschwankungen und erhöhter Müdigkeit, kann Aspirin® ausreichend wirken, um das Ausbrechen eines Schubes zu verhindern. Ich persönlich verwende es daher seit vielen Jahren zur Vorbeugung in Situationen, die mit einem erhöhten Schubrisiko einhergehen, z. B. bei Infekten und vor Impfungen (s. S. 197).

Kortikosteroide bremsen allergische Reaktionen

Seit den 1960er Jahren behandelt man Schübe mit Kortikosteroiden. Sie sind stark entzündungshemmend und bremsen vor allem die von den T-Lymphozyten vermittelten allergischen Reaktionen, die während eines MS-Schubes aktiv sind. Anfänglich verwendete man Kortisonpräparate meist in Tablettenform. Man wusste damals aber noch nicht viel über Kortison und hat es sehr niedrig dosiert; zu niedrig, um bei den meisten Betroffenen eine deutliche Schubverkürzung und rasche Besserung zu erzielen.

ACTH-Präparate setzen körpereigenes Kortison frei

Schon Anfang der 1970er Jahre begann man, ACTH-Präparate bei der Schubbehandlung einzusetzen (adrenokortikotropes Hormon, Präparat Synacthen). Die behandelten Schübe waren gegenüber unbehandelten deutlich kürzer, und ACTH wurde daher allgemein empfohlen. Die intravenöse Gabe (tägliche Infusion über drei Wochen) ist wesentlich wirksamer als die intramuskuläre Injektion, die leider sehr häufig verabreicht wurde, weil dazu kein Klinikaufenthalt notwendig war.

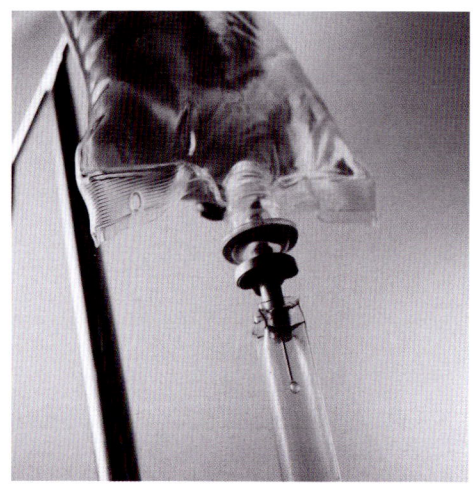

Die intravenöse Gabe von ACTH ist wesentlich wirksamer als die intramuskuläre Injektion. ACTH wird heute nicht mehr verwendet.

Bei intramuskulären Gaben werden die Schübe oft nicht vollständig auskuriert. Unterschwellig gehen sie weiter. Das führt einerseits dazu, dass viel eher ein neuer Schub auftritt, weil der Kranke schubbereit bleibt und ein geringfügiger Auslöser genügt, damit erneut ein Schub in Gang gesetzt wird. Andererseits bewirkt die dauernde latente Entzündung, dass sich früher ein schleichendes Fortschreiten der MS einstellt (sekundäre chronische Progredienz). Besonders ungünstig ist die langfristige Verabreichung von ACTH intramuskulär einmal pro Woche oder alle zwei Wochen. Dadurch wird der Übergang vom schubförmigen Verlauf in eine sekundärchronische Progredienz eher gefördert statt hinausgezögert.

Wichtig

ACTH wirkt über eine Anregung der Nebennierenrinde zur verstärkten Freisetzung des körpereigenen Kortisons, das dann die Hauptwirkung auf die T-Lymphozyten entfaltet. Durch längerfristige oder mehrmalige Gaben von ACTH wird die Nebennierenrinde überlastet und erschöpft sich schließlich. Kortison kann nicht mehr richtig freigesetzt werden. Die ACTH-Gabe wirkt dann nicht mehr. Je schwerer der Krankheitsverlauf, desto früher hört ACTH zu wirken auf. ACTH hat in der MS-Behandlung vor Jahren sicherlich einen Gewinn gebracht. Allerdings war zu beobachten, dass die Wirkung von ACTH im Laufe der Zeit immer mehr nachlässt. ACTH wird jetzt nicht mehr verwendet.

Anerkannt: Die Kortison-Bolus- oder Kortison-Stoß-Therapie

Mitte der 1980er Jahre testete man eine neue Form der Schubbehandlung, die so genannte Kortison-Bolus- oder Kortison-Stoß-Therapie. Sie erwies sich in weiteren Studien als sehr viel wirksamer als die Therapie mit ACTH und wurde daher gegen Ende der 1980er Jahre allgemein zur Schubtherapie eingeführt. Hierbei wird eine hohe Dosis Kortison von einem Gramm über einige Tage intravenös verabreicht. Dabei kommt es zu einer starken Besserung der Ausfälle innerhalb von zwei bis fünf Tagen nach Behandlungsbeginn. Vor allem, wenn rechtzeitig mit der Schubtherapie begonnen wird. Die rasche Besserung ist darauf zurückzuführen, dass Kortison in dieser Dosis einen entwässernden Effekt auf das Nervensystem ausübt. Es kommt zur Abschwellung des entzündlichen Ödems in den frischen Plaques. Doch dieser Effekt allein reicht zur Schubbekämpfung nicht aus. Auch die Lymphozyten müssen so weit ausgeschaltet werden, dass sie nicht gleich nach Nachlassen der Korti-

Die klassische Kortison-Stoß-Therapie

Die klassische Therapie umfasst eine Behandlungsdauer von drei bis fünf Tagen. Bei knapp einem Viertel der Kranken kommt es während dieser kurzen Behandlung etwa zehn Tage bis drei Wochen nach einer anfänglich deutlichen Besserung wieder zur Rückkehr des Schubes (Nachschub). Die Folge: Man muss die Behandlung erneut beginnen. Bei der Hälfte der Betroffenen wird bei einer fünftägigen Behandlung der Schub zwar rasch abgebremst, jedoch nicht vollständig behandelt. Die Besserung dauert noch viele Wochen, auch wenn sie schnell begonnen hat. Es kommt nach Behandlungsende noch längere Zeit hindurch zu einige Tage anhaltender Zu- und Abnahme der Restsymptome. Aus diesem Grund schließen einige Behandlungszentren eine Nachbehandlung mit Kortisontabletten oder Infusionen an.

sonwirkung ihre Arbeit wieder aufnehmen und den Schub von Neuem in Gang setzen (immunologisches Rebound-Phänomen).

Mit der Kortison-Stoß-Therapie wurden bisher die besten Behandlungserfolge bei Schüben erzielt. Sie ist wesentlich wirksamer als ACTH. Dies konnte auch in Doppelblindstudien eindeutig nachgewiesen werden. Durch langsame Verringerung der Kortisondosis (Ausschleichen) ist die Gefahr eines sofortigen »Nachschubs« oder eines nächsten Schubes mit den gleichen Ausfällen nach wenigen Wochen bis Monaten viel geringer als bei rascher Beendigung der Therapie mit hoher Dosis. Ein Nachschub würde die Besserung erheblich beeinträchtigen, denn das frisch gebildete Myelin wird durch die bei der akuten Entzündung entstehenden schädlichen »freien Radikale« viel stärker angegriffen als das fertig ausgebildete Myelin. Bei sehr kurzen Schubintervallen leiden außerdem die Myelin bildenden Zellen stark, so dass an den betroffenen Stellen oft gar keine Remyelinisierung mehr möglich ist. Auf lange Sicht spart man kein Kortison ein, wenn man auf das Ausschleichen verzichtet, weil man es dafür häufiger geben muss, wenn es zu Nachschüben kommt.

Kortisontabletten bei leichten Schüben

Nur ganz leichte Schübe, wie sie manchmal während einer Langzeittherapie auftreten, sprechen auf Kortisontabletten an. Eine einheitliche Empfehlung für den Einsatz gibt es deshalb nicht. Ich selbst gebe Kortison manchmal als eine Art »Abfangtherapie«, wenn also die Beschwerden nicht ständig vorhanden sind, sondern für ein paar Stunden mehr, dann wieder weniger werden, ohne den typischen »Tagesschwankungen« zu entsprechen. Diese treten immer in den gleichen Situationen auf und zeigen dieselben Symptome, etwa ein »Ameisenlaufen« an den Vorfüßen am Abend oder bei körperlichen Anstrengungen. Dagegen spürt man bei einem beginnenden Schub oft andere Symptome als die üblichen Restbeschwerden, etwa Ameisenlaufen am ganzen rechten Bein. Sie sind oft in Ruhe stärker spürbar als bei Bewegung, oder die Beschwerden sind mittags stärker und nehmen gegen Abend ab.

Die Abfangtherapie mit Kortison darf nicht ganz niedrig dosiert werden, sonst verschleppt man den Schub. Ich selbst gebe innerhalb von drei Wochen insgesamt eine Dosis von 1000 mg in langsam ausschleichender Form, beginnend mit 150 mg. Die Tabletten sollten nicht über den Tag verteilt, sondern auf einmal am Morgen genommen werden. So helfen sie besser und werden besser vertragen, weil zu dieser Zeit der eigene Kortisonspiegel im Blut am niedrigsten ist. Kortisontabletten sollten Sie nie ohne Rücksprache mit dem Arzt nehmen. Sie könnten unter Umständen den Schub verschleppen.

Wichtig

Selten wird zur Schubbehandlung Kortison intrathekal gegeben, d. h., es wird direkt in den Liquorraum gespritzt. Es hat zwar in dieser Form viel weniger Nebenwirkungen, es ist aber nicht sicher, ob es ausreichend wirkt: Zum einen kommen im Schub aktive Autoimmunzellen aus dem Blut in das ZNS. Sie werden bei dieser Therapieform nicht gut mitbehandelt. Zum anderen tritt nach der Lumbalpunktion ein nicht berechenbarer Anteil des Kortisons wieder aus dem Stichkanal aus. Außerdem muss die Punktion einige Male im Abstand von etwa drei Tagen wiederholt werden und das ist sicher nicht angenehm.

Statt Kortison Immunglobuline oder Cellcept®

Bereits um 1990 entdeckte man, dass die intravenöse Gabe von Immunglobulinen als Schubtherapie wirksam ist. Sie eignet sich für MS-Kranke, die kein Kortison vertragen, das betrifft z. B. Diabetiker. In einer vor Kurzem veröffentlichten Arbeit konnte die Besserung der Schubsymptome durch positive Effekte in der Magnetresonanztherapie untermauert werden. Bei starker Sehnervenentzündung ist ebenfalls eine Wirkung nachgewiesen worden. Es ist zur Schubbehandlung allerdings für fünf Tage eine sehr hohe Dosis von täglich 400 mg/kg Körpergewicht erforderlich. Die Therapie ist extrem teuer und wird deshalb

Nebenwirkungen von Kortison

Viele Betroffene machen sich bei der Schubtherapie Sorgen wegen der möglichen Nebenwirkungen von Kortison: Magenbeschwerden (bis hin zu Magengeschwüren und Blutung), Knochenabbau (Osteoporose), Ödembildung (Wassereinlagerung im Gewebe), Gewichtszunahme, Entwicklung eines grauen Stars, Depressionen, Neigung zu Bluthochdruck und Entwicklung einer Diabetes.
Bei MS sind im Vergleich zu anderen Erkrankungen nur kurze Behandlungen mit Kortison nötig, daher treten starke Nebenwirkungen nur sehr selten auf. Am häufigsten klagen die Betroffenen über innere Unruhe, Schlafstörungen und Herzklopfen. Kurz nach Beendigung der Therapie hören diese Nebenwirkungen wieder auf. Dennoch ist es ratsam, Begleittherapien einzusetzen, etwa ein Magenschutzmittel, ein Kalium sparendes Entwässerungsmittel und ein leichtes Schlafmittel. Grundsätzlich ist es ohne Weiteres möglich, eine Kortison-Stoß-Therapie alle paar Wochen durchzuführen. Aber: Kortison ist die Feuerwehr. Es ist besser, wenn man diese nicht braucht. Deswegen ist die Langzeittherapie Grundlage einer erfolgreichen MS-Behandlung.

nur bei Betroffenen eingesetzt, die kein Kortison vertragen.

Möglicherweise ist auch Cellcept® geeignet, ein Medikament gegen Abstoßungsreaktionen nach Organverpflanzungen. Ich habe erste positive Erfahrungen damit gemacht und die Wirkung in der Magnetresonanztherapie beobachten können. Auf Grund theoretischer Überlegungen kann es aber nur bei akuten Schüben helfen, die sich sehr rasch entwickeln, und wenn die Behandlung am zweiten oder dritten Tag nach Schubbeginn einsetzt, solange die Blut-Hirn-Schranke noch offen ist. Sonst gelangt das Medikament nicht in das zentrale Nervensystem.

Die Kombination von Cyclophosphamid und Kortison

Bei häufigen Schüben, die rasch starke neurologische Ausfälle entwickeln, gibt man mit Erfolg eine kombinierte Schubtherapie von Cyclophosphamid (Endoxan) und Kortison. Cyclophosphamid wirkt stärker als Kortison auf die Makrophagen (Fresszellen, Abräumzellen), die für eine hohe Schubfrequenz verantwortlich sind. Cyclophosphamid ist ein so genanntes Zytostatikum; ein Mittel gegen Krebs, das in der Chemotherapie verwendet wird. Die bei MS verwendete Dosis ist allerdings wesentlich geringer, deswegen treten auch nur selten Nebenwirkungen wie Übelkeit, Blutbildveränderungen oder Haarausfall auf. Normalerweise werden 2–3-mal 500 mg innerhalb einer Woche oder 1000 mg an einem Tag gegeben. Meist ist anfangs eine mehrmalige Wiederholung der Cyclophosphamidgaben in Abständen von sechs bis acht Wochen, später von drei bis sechs – maximal zwölf – Monaten erforderlich, um den Verlauf der MS nachhaltig bremsen zu können.

Ich persönlich verwende Cyclophosphamid in anfänglicher Kombination mit Kortison mit guter Wirkung auch bei Patienten, die sich am Übergang zum sekundär-chronisch progredienten Verlauf befinden (»transitorische« MS). Das heißt, die Schübe werden nach etlichen Krankheitsjahren häufiger, Schubbeginn und Schubende sind nicht mehr klar abzugrenzen (»protrahierter Schub«), und zwischen den Schüben besteht eine schleichende Verschlechterung. Auch wenn ein Schub durch eine Kortison-Stoß-Therapie nicht vollständig zum Stillstand gekommen ist und abwechselnd einige Tage Besserung und Zunahme der Beschwerden bestehen (ich nenne das »un-

Langzeittherapie mit Cyclophophamid

Der Bostoner MS-Spezialist H. Weiner verwendete Cyclophophamid schon Anfang der 1980er Jahre auch in der Langzeittherapie (ein Therapiezyklus pro Jahr). Er beschrieb nach durchschnittlich 12-jähriger Behandlungszeit eine Verlangsamung des MS-Verlaufs und vor allem keine Spät-Nebenwirkungen wie vermehrte Infekte, erhöhte Krebsrate, Leber- oder Blutbildveränderungen. Bei schweren oder zu spät diagnostizierten MS-Verläufen kombiniere ich persönlich es anfangs gern mit anderen Langzeittherapien, besonders mit Beta-Interferon. Die Wirkung der Langzeittherapie ist in diesen Fällen besser, und sie tritt vor allem viel früher ein.

GRUNDLAGEN

dulierende« Phase; auch das MRI zeigt oft noch aktive Plaques nach der Therapie), setze ich Cyclophophamid ein, um eine stabile Remission zu erzielen. Denn ein langes Weiterschwelen der Entzündung nach einer Schubtherapie führt schneller zu einer sekundär-chronischen Progredienz der MS. Cyclophosphamid wirkt bei den sehr raschen und den protrahierten Verlaufsformen der MS im Sinne einer gleichzeitigen immunsuppressiven Akut- und Langzeittherapie.

Langzeit- oder Intervalltherapie

Selbst wenn sich die akuten Beschwerden nach einem Schub rasch zurückgebildet haben und der Schub ausbehandelt werden konnte, braucht es viel Zeit, bis die Markscheide (Remyelinisierung) und die Funktionsverbesserung im befallenen Nervenstrang wieder hergestellt sind. Dies kann bis zu einem Jahr dauern, da sich Nervengewebe nur sehr langsam wieder erholt. Tritt in dieser Zeit erneut ein Schub auf, wird durch weitere Plaquebildung an dieser Stelle die Regeneration blockiert und führt schneller zu einem bleibenden Schaden. Aber auch ein kurzfristiger Befall anderer Stellen im Nervenstrang durch rasch aufeinander folgende Schübe ist ungünstig, da sich Ausfälle summieren und Behinderungen somit eher eintreten. Bei einem oder mehreren Schüben pro Jahr ist daher eine Langzeitbehandlung ganz besonders wichtig.

Idealerweise sollte gleich nach dem Erstschub mit einer Langzeittherapie begonnen werden. So kann man die Entwicklung der MS sozusagen »im Keim ersticken«. Die Langzeittherapie wird auch Intervalltherapie genannt, weil sie in den Intervallen zwischen den Schüben fortgesetzt wird.

Ziel ist es, auf diese Weise die Schubhäufigkeit zu reduzieren. Es kommt dann

- zu geringeren Funktionsstörungen durch Narbenbildung,
- zu geringeren bleibenden Defekten durch Axondegeneration (Atrophie),
- zur Besserung der neurologischen Ausfälle, so gut es möglich ist,
- zum Hinauszögern des Übergangs von der schubförmigen in die chronische Phase (sekundär-chronische Progredienz),
- zur Verminderung des unterschwelligen Fortschreitens der Entzündung, das man nur in der MRT sehen kann.

Je weniger Narben und Axonschäden entstehen, desto besser kann sich das Nervensystem regenerieren. Somit wird durch die Langzeittherapie das Auftreten der Behinderungen hinausgezögert.

Primär-chronische progrediente MS

Bei der seltenen primär-chronisch progredienten Verlaufsform treten keine Schübe auf, sondern eine langsame Zunahme der Ausfälle von Beginn an. Sie spricht auf alle derzeit verfügbaren Langzeittherapien nicht so gut an wie die schubförmig verlaufende MS. Dennoch sollte man Behandlungen versuchen, denn unter Umständen

Tab. 12 »Kausale« Behandlung: Langzeittherapie

Ziele:
Reduzierung der Schubfrequenz
Verlangsamung im Entwicklungsprozess der Krankheit
Verzögerung der Behinderungen
Verringerung der Kortisongaben
Unterstützung der Wiederherstellung

Beginn:
So bald wie möglich – größte Wirkung im Frühstadium.
Auf jeden Fall angezeigt bei 2 Schüben im Abstand von zwölf oder weniger Monaten

Methoden:
a) immunsuppressiv
Zurzeit bevorzugt: Mitoxantron (Novantron)
                         Cyclophosphamid (Endoxan)

Selten verwendet (schwache oder zweifelhafte Wirkung):
                         Methotrexat
                         Azathioprin (Imurek)
                         Cladribin (Leustatin)
                         Desoxyspergualin
                         Lymphozytapherese
                         Plasmapherese

b) immunmodulierend
Zurzeit bevorzugt: Beta-Interferon (Betaferon, Avonex, Rebif)
                         Glatiramer-Acetat (= Copolymer-1; Copaxone)
                         Intravenöse Immunglobuline

Nicht mehr Im Einsatz: Cyclosporin-A
                         Linomid

Im Forschungsstadium:
Immunologisch wirksame Behandlungen:
                         Mittel, die den Übertritt der MS-Zellen an der Blut-Hirn-Schranke
                         blockieren
                         Antikörper, die myelinreaktive Zellen zerstören
                         T-Zellen-Vakzine (Impfung)

Regenerationsfördernde Mittel:
                         Substanzen zur Anregung der Nervenregeneration
                         Nervenwachstumsfaktoren
                         Stammzellen-Transplantation
                         Transplantation von Myelin bildenden Zellen

lässt sich der Verlauf wenigstens verlangsamen. Dies schafft eine bessere Ausgangslage. Mittlerweile sind für die progrediente MS gut wirksame Medikamente entwickelt worden. Es wird intensiv an diesem Problem geforscht. Außerdem besteht die Möglichkeit, dass gar keine primär-chronisch progrediente MS vorliegt, sondern ein sekundär-chronisch progredienter Verlauf: Hier sind einige wenige leichte Schübe vor langer Zeit aufgetreten, die nicht als MS diagnostiziert worden waren. Ich kenne etliche Betroffene, bei denen zehn bis 20 Jahre nach einem ersten Schub die MS chronisch weiterverläuft. Eine solche Form wurde auch in der Liste der MS-Verlaufsformen nach McAlpine beschrieben (s. S. 45). Manchmal hängt es nur von einer besonders sorgfältigen Erhebung der Krankengeschichte ab, dass man einen solchen Verlauf erfassen kann. Eine sekundär-chronisch progrediente MS spricht viel besser auf Behandlungen an.

Jeder Kranke reagiert anders

Es ist sehr wahrscheinlich, dass der Erfolg einer bestimmten Behandlung auch davon abhängt, ob ihre Wirkstärke zur Schwere der Verlaufsform passt.

Eine Krankheit, die in so unterschiedlichen Schweregraden verläuft, kann man in der Behandlung sicher nicht »über einen Kamm scheren«. Man sollte deshalb eine auf den jeweiligen MS-Verlauf abgestimmte Therapie finden. Nicht alle Kranken sprechen auf die gleiche Therapie an. Die passende Wirkstärke und Dosierung eines Mittels ist schwer zu finden, weil nur wenige Behandlungszentren genügend MS-Kranke mit vergleichbarem Verlaufstyp und anderen gleichartigen Vorbedingungen betreuen. Durch Zusammenschluss mehrerer Behandlungsstellen bei der Erprobung der Therapie (Multicenterstudien) kann dem abgeholfen werden. Viele der früher angewandten Mittel wurden Kranken mit sehr unterschiedlichen Ausgangssituationen verabreicht. Der Erfolg war

GRUNDLAGEN

Unterschiedliche Langzeittherapien

Aufgrund der Erkenntnisse über die Ursachen der MS und die Vorgänge bei der Plaquebildung wurden diverse Arten von Langzeittherapien entwickelt, deren gute Wirkungen durch zahlreiche Studien bewiesen sind. Allen gemeinsam ist, dass sie die überschießenden Abwehrvorgänge normalisieren oder wenigstens drosseln. Um den Erfolg einer bestimmten Therapieform jedoch eindeutig feststellen zu können, müssen viele Kranke ausreichend lange behandelt werden. Deshalb macht die Forschung hier nur langsame Fortschritte. Durch das Einbeziehen technischer Untersuchungen – speziell die MRT – in die Beobachtungen kann ein gutes Behandlungsergebnis jetzt viel schneller erfasst werden.

Es ist anzunehmen, dass eine Behandlung das erneute Aufflackern der Entzündung besser verhindern kann, wenn sie in einer ruhenden Phase begonnen wird. Besser zumindest, als wenn die Entzündung bereits unterschwellig vorhanden ist. Jede Langzeittherapie wirkt rascher und besser, wenn sie gleich nach einem gut behandelten Schub begonnen wird. Wenn die Entzündung gerade ruht, kann einem neuen Aufflackern besser vorgebeugt werden.

dementsprechend uneinheitlich und daher insgesamt statistisch gesehen nicht überzeugend. Bei einer bestimmten Gruppe von MS-Kranken war er allerdings durchaus vorhanden. Bei anderen Mitteln mag der Erfolg davon abhängen, ob sie in der richtigen Dosierung verabreicht wurden.

Pathogenetische Grundtypen

Wie bereits erwähnt, wurde erst vor wenigen Jahren entdeckt, dass es vier Untergruppen von MS gibt: die so genannten pathogenetischen Grundtypen (s. S. 39), bei denen die einzelnen Komponenten der Autoimmunreaktion unterschiedlich stark ausgeprägt sind und die offensichtlich auch gruppentypische klinische Charakteristika aufweisen. Es ist zu vermuten, dass auch das Ansprechen auf die verschiedenen Langzeittherapien unterschiedlich ist.

In diesem Zusammenhang wäre eine Methode zu begrüßen, mit der die Zugehörigkeit zu einer der vier pathogenetischen Grundtypen identifiziert werden kann. Dies würde ermöglichen, die am besten passende Langzeittherapie von Anfang an gezielt einzusetzen. Derzeit ist man dabei noch auf die Beobachtung der Entwicklung während der Therapie angewiesen.

Regelmäßige technische Untersuchungen

Um die Wirkung einer Langzeitbehandlung auf den Verlauf der MS früher und besser beurteilen zu können als durch die klinische Beobachtung allein (wofür mehrere Jahre notwendig sind), werden in regelmäßigen Abständen zusätzlich technische Untersuchungen durchgeführt. Etwa die Kontrolle der Magnetresonanztomogra-

phie, eventuell auch der visuell evozierten Potenziale (VEP). So kann man feststellen, ob eine Behandlung vollständig wirkt oder ob die Entzündung nur unvollständig unterdrückt wurde. Im letzten Fall sind klinisch keine richtigen Schübe aufgetreten, unterschwellige Plaques haben sich aber dennoch gebildet. Latente aktive Plaques kann man zwar gelegentlich sehen, weil durch sie eine erhöhte Schubgefahr vorhanden sein kann, sie sollten sich aber bessern und im Laufe der Therapiezeit seltener auftreten. Ist dies nicht der Fall, sondern sind jedes Jahr neue oder aktive Plaques zu finden, deutet dies auf ein langsames unterschwelliges Fortschreiten der Krankheit hin. Dennoch stellt die Behandlung einen Gewinn für den Kranken dar, weil die einzelnen Defekte in den Nervensträngen so klein sind, dass sie nicht gespürt werden können und Behinderungen damit deutlich hinausgezögert werden. Man sollte versuchen, eine Therapie zu finden, unter der nicht nur die Schubhäufigkeit, sondern auch die Neigung zu unterschwelliger Entzündung vermindert wird. Um das feststellen zu können, sind MRT-Kontrollen nötig.

Im Folgenden sollen die verschiedenen Formen der jetzt verfügbaren Langzeittherapien vorgestellt und ein Ausblick auf die bereits in Erprobung stehenden und die in Zukunft zu erwartenden Behandlungsformen gegeben werden.

Immunsuppressiva: Dämpfung der T-Lymphozyten

Autoimmunphänomene sind für die Schübe und den Gesamtverlauf der MS von unmittelbarer Bedeutung. Deshalb waren die früheren Behandlungsformen ausschließlich immunsuppressiv (Tab. 12). Mit solchen Methoden wird die gesteigerte allergische Reaktionslage der T-Lymphozyten gedämpft.

Azathioprim bei mittelgradigen Verlaufsformen

Das immunsuppressiv wirkende Medikament wird bereits seit mehreren Jahrzehnten eingesetzt. Die verabreichte Dosis beträgt 2–3 mg pro kg Körpergewicht am Tag. Das Mittel hat ohne Zweifel einen Fortschritt in der Behandlung gebracht, es kann das Fortschreiten der Erkrankung und damit das Auftreten der Behinderung hinauszögern. Am besten wirkt es bei mittelgradigen Verlaufsformen. Bei den schweren Verlaufsformen mit mehr Schüben als ein bis zwei pro Jahr oder primärchronischer Progredienz zeigt sich dagegen keine ausreichende Beeinflussung des Krankheitsverlaufes. Durch Azathioprim (Imrek, Imurel) wird die Entzündung meist nicht vollständig unterdrückt, sondern es

kommt zu nicht erkennbaren – latenten – Schüben. Das ist ein Nachteil, den man jedoch mit regelmäßigen technischen Untersuchungen (z. B. MRT) erkennen kann. Da Azathioprim nicht besonders gezielt auf die an der Autoimmunreaktion beteiligten Zellen wirkt und da es auch nicht stark wirkt, ist der Wirkstoff heute kaum noch zu empfehlen.

Wichtig

Azathioprim ist insgesamt sehr gut verträglich. Die zu Beginn der Behandlung häufiger auftretende Übelkeit kann meist durch langsames »Einschleichen«, d. h. durch langsame schrittweise Dosiserhöhung vermieden werden. Selten kommt es zu Haarausfall, ein völliger Haarverlust tritt jedoch nie auf. Gelegentlich kann man Leber- und Blutbildschäden (vor allem eine Verminderung der weißen Blutkörperchen = Leukopenie) beobachten, die sich bei Absetzen des Medikaments jedoch wieder zurückbilden. Regelmäßige Blutkontrollen sind während der Behandlung deshalb notwendig.

GRUNDLAGEN

Gesteigerte Reaktionsbereitschaft des Immunsystems

Mit Azathioprim behandelte Kranke äußern die Angst vor einer vermehrten Infektanfälligkeit durch die abwehrunterdrückende Wirkung des Mittels. Ich persönlich habe das nur selten beobachtet. Betroffene weisen in Verbindung mit ihrer Krankheit insgesamt eine allgemein gesteigerte Abwehrlage auf. Sie sind deswegen meist sehr widerstandsfähig gegen Infekte. Durch Azathioprim (und andere immunsuppressive Medikamente) normalisiert sich die gesteigerte Reaktionsbereitschaft des Immunsystems. Die Infektanfälligkeit ist üblicherweise nicht

größer als bei Gesunden. Auch die Befürchtung, durch eine Langzeitbehandlung mit Azathioprim (und anderen Immunsuppressiva) könne eine erhöhte Neigung für bösartige Tumoren ausgelöst werden, ist unbegründet. Die Krebsanfälligkeit ist bei behandelten Patienten nicht größer als bei gesunden Menschen.
Eine Schwangerschaft bzw. das Zeugen eines Kindes sollte während der Einnahme von Azathioprim und je nach Behandlungsdauer bis zwei Jahre nach Absetzen der Therapie jedoch vermieden werden.

Immunsuppressiva sind nur in bestimmten Krankheitsphasen angezeigt, nämlich bei sehr häufigen Schüben und bei rascher chronischer Progredienz. In diesen Fällen benötigt man starke Medikamente.

Methotrexat

Methotrexat (Metex, Lantarel) ist ebenfalls ein Zytostatikum wie Azathioprim, aber chemisch anders zusammengesetzt. Es wurde vor etlichen Jahren beim chronisch-progredienten Verlauf getestet. Es wird intramuskulär gespritzt, meist einmal pro Woche. Es hilft in Einzelfällen, insgesamt konnte aber keine eindeutige Wirkung bewiesen werden.

Cyclophosphamid

Auch Cyclophosphamid (Endoxan®) wird in der Schubtherapie eingesetzt. Bei Patienten mit sehr häufigen und schweren Schüben verabreicht man es in Kombination mit Kortison als Akuttherapie. Ich selbst setze es mit Erfolg bei der beginnenden sekundär-chronischen Progredienz mit zusätzlichen häufigen, aber leichten Schüben ohne wesentliche Remission ein. Diese Krankheitsphase bezeichnet man auch als transitorische MS. Sie zeichnet sich durch eine wellenförmige (undulierende) Besserung und Verschlechterung oder eine »treppenförmige« Zunahme ohne Besserung der neurologischen Symptome aus. Dies ist Folge einer großen Zahl oder starken Aktivität der Makrophagen (Abräum- oder Fresszellen) in den Plaques in Abständen von fünf Tagen bis drei Wochen. Die gegen Myelin gerichteten T-Helfer-Lymphozyten werden immer wieder stimuliert, und die im ZNS vorhandene Zahl an T-Suppressor-Lymphozyten reicht nicht aus, um eine anhaltende Gegenregulation zu erzeugen. Cyclophosphamid wirkt stark auf die Makrophagen, vermutlich ist es deswegen bei dieser immunologischen Situation wirksam.

Als reine Langzeittherapie wird es in Abständen von mehreren Wochen bis Monaten gegeben, und zwar intravenös als Infusion. H. Weiner aus Boston, der Cyclophosphamid seit Anfang der 1980er Jahre bei MS verwendet, hat eine Langzeitstudie veröffentlicht, in der er in 12-jähriger Langzeittherapie keine schweren Nebenwirkungen beobachtet hat. Eine Lebenshöchstdosis von 15 000 mg sollte allerdings nicht überschritten werden. Ich behandle seit 1984 mit Cyclophosphamid, habe es aber nie sehr lange gegeben, weil ich es zur Einleitung oder in Ergänzung einer Langzeittherapie mit anderen Substanzen bei beginnender sekundär-chronischer Progredienz verwende.

Wichtig

Eine Schwangerschaft sollte während der Behandlung und bis zu sechs Monate nach Ende der Therapie (je nach deren Dauer) vermieden werden. Sonst ist Cyclophosphamid gut verträglich. Die genetische Beratungsstelle hat bei einer meiner Patientinnen, die sofort nach der Endoxan-Therapie schwanger wurde, zum Austragen des Kindes geraten. Die verwendete Dosis von 1500 mg innerhalb einer Woche wäre unbedenklich. Die Patientin hat ein gesundes Kind bekommen. Ich meine allerdings, dass eine größere Vorsicht besser ist.

Vor und nach der Infusion muss Uromitexan verabreicht werden, um die Abbaupro-

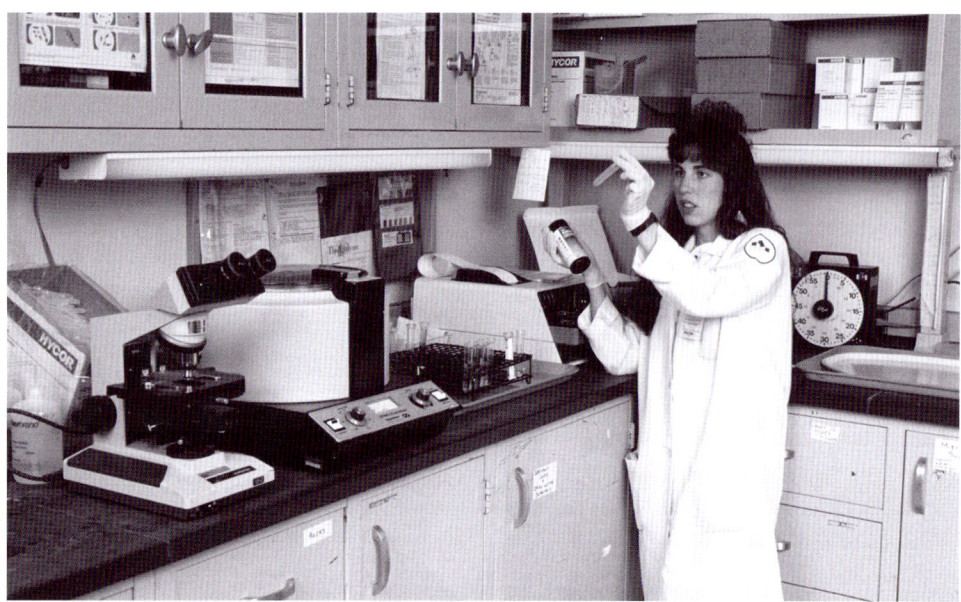

Mitoxantron (Novantron®) wird in Form einer Infusion gegeben. Um die Dosis bestimmen zu können, müssen zuvor die Blutbildwerte im Labor ermittelt werden.

dukte von Cyclophosphamid zu binden, welche die Schleimhaut der Harnblase schädigen können. Wie es bei allen Immunsuppressiva üblich ist, sollte es nicht gegeben werden, wenn man gerade unter einer Entzündung leidet. Da man nicht alle Entzündungen spürt, sollten vor Therapiebeginn das Blutbild und der sog. CRP-Wert kontrolliert werden.

Mitoxantron bei sekundär-chronisch progredienter MS

Mitoxantron (Novantron®) – ein Zytostatikum – wird seit etwa zwölf Jahren speziell bei sekundär-chronisch progredienter MS eingesetzt. In den letzten Jahren verwenden es fast alle Behandlungszentren. Bei primär-chronisch progredienter MS zeigte Mitoxantron hingegen keine Wirkung.

Es wird alle sechs Wochen bis drei Monate in Form einer Infusion gegeben. Die Dosis wird aus der Körperoberfläche (KOF; berechnet sich aus Gewicht und der Größe des Patienten) und nach den Blutbildwerten ermittelt. Die Standarddosis beträgt 12 mg/m^2 KOF, (meist 15–20 mg Novantron). Bei verminderter Zahl an weißen Blutkörperchen gibt man 10–20 % weniger. Als Nebenwirkung kann Übelkeit auftreten, die aber mit Begleitmedikamenten gut beherrscht wird (vor allem mit dem Präparat Zofran). Meist kommt es am Infusionstag und dem Tag danach zu erhöhter Müdigkeit. Bei Frauen kann während der Behandlung die Menstruation ausbleiben. Sie sollten für einen sicheren Empfängnisschutz sorgen, weil sie während und ein halbes Jahr nach der Therapie nicht schwanger werden dürfen.

Für Herzkranke tabu

Herzkranke dürfen das Präparat nicht erhalten, daher wird vor Therapiebeginn eine Ultraschall-Untersuchung des Herzens (Herz-Echo) veranlasst. Nach längerer Therapie kann es zu einer Herzmuskelschwäche kommen. Eine Höchstdosis (Gesamtmenge aller verabreichten Infusionen) von 140 mg/m² KOF ist deshalb einzuhalten. Die Dosis war früher höher und wurde erst nach dem gehäuften Auftreten von Herzerkrankungen heruntergesetzt. Meines Erachtens ist dafür nicht die Dosis allein verantwortlich: Ich habe Herzmuskelschwäche gelegentlich bei Kranken gesehen, die nach längerer Therapiezeit kurz nach der Verabreichung an einem starken grippalen Infekt erkrankt sind. Die Patienten sollten dafür Sorge tragen, dass sie sich in den ersten ein bis zwei Wochen nach der Infusion möglichst keiner erhöhten Infektgefahr aussetzen.

Selten führt die Mitoxantron-Therapie zu leichtem Haarausfall oder zu einer Verminderung der weißen Blutkörperchen. Mitoxantron ist wesentlich stärker als Azathioprim (Imurek). Es ist beim schweren bis mittelgradigen Verlaufstyp und bei längerer Krankheitszeit wirksam. Bei schweren Schüben kann man es auch in kurzen Abständen geben. Allerdings kann man es wegen der Höchstdosis später dann nicht mehr einsetzen, wenn es notwenig sein sollte. Ich verwende daher bei einem solchen MS-Verlauf lieber zuerst Cyclophosphamid.

Falls der Kranke Mitoxantron erhält, ist eine genaue Aufzeichnung über Datum und Dosis der Verabreichung wichtig. Denn wenn ein anderer Neurologe die Behandlung übernimmt, muss er wegen der möglichen Herzschädigung über die früher erhaltene Gesamtdosis Bescheid wissen. Mitoxantron ist nicht ungefährlich, wenn es unkontrolliert gegeben wird. Manche Kranke wissen nicht genau, was sie schon bekommen haben, andere wiederum wissen nicht, dass Mitoxantron und Novantron das Gleiche sind. Ich habe schon vor einem Jahr bei der Herstellerfirma angeregt, einen »Behandlungspass« zu entwerfen, in den der behandelnde Arzt die Menge an verabreichtem Mitoxantron eintragen kann. Bis jetzt ist diesbezüglich leider noch nichts geschehen.

Leustatin

Cladribin (Leustatin®) ist ein immunsuppressives Zytostatikum, das bei der Bekämpfung einer bestimmten Leukämie-Art eingesetzt wird. Es wirkt nicht auf alle Immunzellen, sondern hauptsächlich auf T-Helfer-Lymphozyten, und deswegen erscheint der Einsatz bei MS gerechtfertigt. Das gilt auch beim chronisch-progredienten Verlauf, bei dem bisher nur sehr schwer Behandlungserfolge zu erzielen waren. In einer Studie zeigte sich bei den mit Cladribin behandelten Kranken ein geringeres Fortschreiten der MS als bei jenen, die ein Plazebo (Scheinpräparat) erhalten hatten. Bei Männern soll es allerdings schlechter wirken als bei Frauen.

Gesichert ist die Wirkung noch nicht, es fehlen umfangreiche Studien. Ich selbst habe eine kleine Gruppe von 20 Patienten mit chronisch-progredientem Verlauf mit Cladribin behandelt und weder eine nennenswerte Besserung noch ein erkennbares Hinauszögern der Progredienz beobachten können. Wahrscheinlich hatten diese Kranken bereits eine zu starke Narbenbildung. Cladribin ist im Allgemeinen ausgesprochen gut verträglich. Als Nebenwirkung kann allerdings eine Verminderung der Zahl an weißen Blutkörperchen (Leukopenie) auftreten. Vorsicht ist daher bei Patienten mit häufigen Infekten (z. B. Harnwegsinfekte) geboten. Weitere Versuche mit dem Präparat sind grundsätzlich gerechtfertigt, vor allem im Frühstadium der MS.

Cladribin ist sehr teuer. Das erlaubt die Frage, ob es einem der anderen immunsuppressiven Mittel, z. B. Cyclophosphamid oder Mitoxantron, wirklich so überlegen ist, dass die Kosten gerechtfertigt sind. Interessant ist eine Neuentwicklung von Cladribin in Kapselform (Mylinax®). Eine Studie begann Mitte 2005.

Kortison als Langzeittherapie

Bei chronisch-progredienter MS wird manchmal Kortison als Langzeitbehandlung eingesetzt, und zwar in Form einer Infusion mit 1000 mg im Vier-Wochen-Rhythmus. Vereinzelt hilft diese Therapie, allerdings muss man bedenken, dass bei einer Dauergabe von Kortison die Gefahr von Nebenwirkungen viel größer ist als bei der sporadischen Verwendung zur Schubbehandlung. Außerdem besteht die Gefahr eines »immunologischen Rebound-Phänomens« (s. S. 85) mit Verschlechterung, wenn die Kranken trotz des chronischen Verlaufs noch eine Tendenz zu Schüben ha-

ben. Im Gegensatz zur früher manchmal eingesetzten Dauertherapie mit ACTH hilft aber im Fall eines Schubes die hierbei übliche Kortison-Stoß-Therapie trotz der laufenden Intervalltherapie mit Kortison. Ich persönlich sehe keinen besonderen Vorteil in dieser Behandlungsform und setze beim chronischen Verlauf lieber Cyclophosphamid ein, das geringere Nebenwirkungen hat.

Plasmaphere

Bei dieser Behandlungsmethode werden gelöste Abwehrstoffe und andere Plasmabestandteile über einen Apparat entfernt. Die Therapie kann den Krankheitsverlauf nur selten anhaltend bessern, die Wirkung ist nur vorübergehend. Manchmal hält sie nur ein paar Stunden an. Weil die Menge an Auto-Antikörpern gegen Myelin starken Einfluss auf den MS-Verlauf nimmt, kann es bei besonders schweren Formen sinnvoll sein, mit der Plasmapherese eine erste Besserung zu bemühen. Mit anderen Methoden sollte danach versucht werden, diesen Zustand aufrecht zu erhalten. Bei Kranken mit besonders schwerer MS zu Beginn (»foudroyante« MS) wird sie zusammen mit der Verabreichung von Kortison und Cyclophosphamid angewandt.

Nicht mehr verwendete immunsuppressive Therapien

Als viel versprechend galt die Substanz Desoxyspergualin. Sie ist ähnlich wie Cyclosporin A gegen Organabstoßungsreaktionen wirksam und somit theoretisch für die Behandlung gut geeignet. In einer Doppelblindstudie (d. h., Arzt und Patient wissen nicht, wer das echte und wer ein Scheinpräparat erhält, damit subjektive Eindrücke ausgeschaltet werden) erwies sich das Präparat als nicht ausreichend wirksam. Der selbst an MS erkrankte Anästhesist Professor Franke in München hat im Selbstversuch und bei einem Teil der von ihm behandelten Patienten Erfolge damit erzielen können. Es ist viel Wirbel um das Präparat entstanden. Ich glaube, dass dadurch eine wissenschaftlich gründliche Austestung einer möglicherweise wirksamen Substanz nicht mehr möglich war.

Versucht wurden noch folgende immunsuppressive Behandlungsmethoden: Thymektomie, Splenektomie, Antilymphozytenserum, Ganzkörperlymphbestrahlung. Allesamt haben sie sich nicht durchgesetzt, weil sie im Verhältnis zu den Nebenwirkungen oder zum Aufwand der Anwendung zu gering oder zu wenig voraussehbar in der Wirkung sind.

▪ Bei der Thymektomie entfernt man die Thymusdrüse, in der sich Abwehrzellen bilden. Die Thymusdrüse ist bei MS-Patienten aber nicht vergrößert, so dass auch für diese Therapie keine überzeugende Grundlage existiert. Sie wirkt zu selten, um das Risiko des relativ schwe-

ren operativen Eingriffs im Brustraum zu rechtfertigen.

▪ Splenektomie meint Entfernung der Milz, in der Abwehrzellen lokalisiert sind. Der Eingriff hat eine starke Veränderung des Abwehrsystems zur Folge. Durch Mangel an Abwehrstoffen kommt es oft zu schweren Infektionen, wenn die Milz fehlt; die MS wird aber nicht ausreichend beeinflusst.

▪ Antilymphozytenserum wurde schon vor Jahren verwendet. Das Serum besteht aus Antikörpern (lösliche Abwehrstoffe), welche die Lymphozyten zerstören. Bei sehr schweren Formen der MS kann diese Therapie – vorübergehend angewandt – wirksam sein. Längerfristige Gaben können den Verlauf der Krankheit nicht stark genug bremsen. Sie führen aber unter Umständen zu einer erhöhten Infektanfälligkeit, die bei MS ungünstig ist, und können gelegentlich allergische Reaktionen hervorrufen.

▪ Die Ganzkörperlymphbestrahlung wird mittels täglicher Röntgenbestrahlung über einen Zeitraum von fünf bis sechs Wochen durchgeführt. Sie kann bei rasch fortschreitender MS von Vorteil sein.

Lymphozytapherese

Bei der Lymphozytapherese wird über einen Apparat Blut der Vene entnommen, die Lymphozyten entfernt und die anderen Blutkörperchen zurückgegeben. Ich habe sie über einige Jahre bei schweren Formen der MS im Frühstadium mit sehr gutem Erfolg angewendet. Bei einer Behandlungsserie wurden die Autoimmunlymphozyten unter Kontrolle der zu Wissenschaftszwecken untersuchten myelinreaktiven T-Helfer-Lymphozyten entfernt, die Serien wurden in regelmäßigen Abständen über mindestens ein Jahr wiederholt. Die Behandlung ist allerdings sehr organisations- und zeitaufwändig und daher für die breite Anwendung nicht geeignet.

GRUNDLAGEN

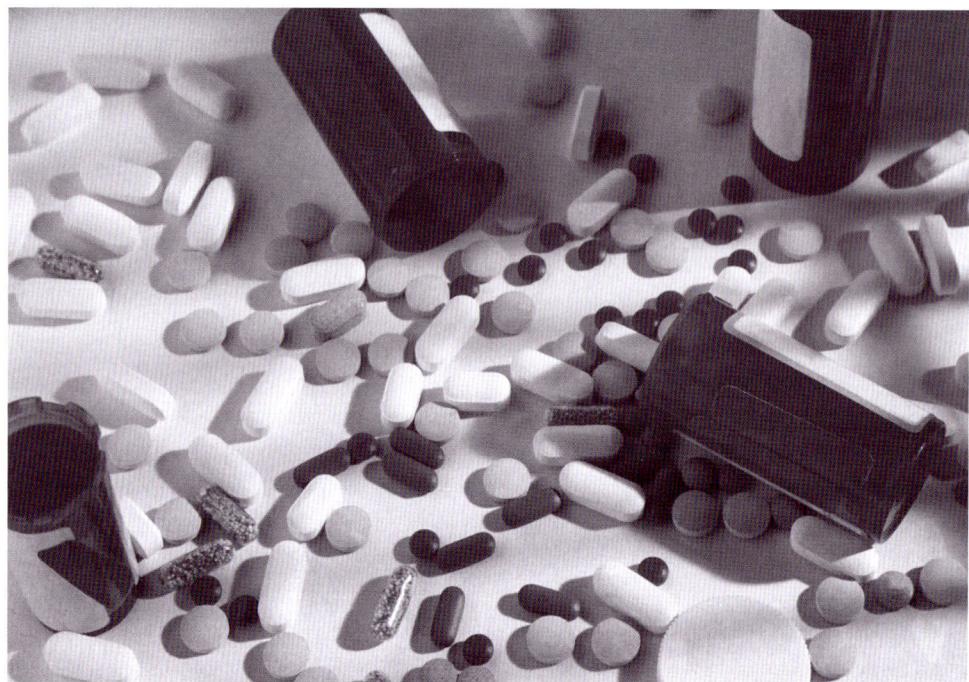

Viele MS-Betroffene haben den Wunsch, die Medikamente zur Linderung ihrer Beschwerden in Tablettenform einnehmen zu können.

Immunsuppressive Therapien in Erprobung

Dass eine Studie mit Clabribin® in Kapselform in Planung ist, habe ich schon erwähnt. Es wäre schön, wenn diese Therapieform erfolgreich wäre, weil zurzeit alle wirksamen Behandlungen in Infusions- oder Injektionsform zu verabreichen sind.

Cellcept® ist ein stark wirksames Medikament gegen Abstoßungsreaktionen nach Organverpflanzungen. Daher ist nach der theoretischen Überlegung auch bei MS eine Wirkung zu erwarten. Das Präparat ist zudem ausgesprochen gut verträglich. Es gibt auch eine Verabreichungsform zum Schlucken, die bei Organtransplantationen nach einer Einleitungsphase mit Infusionen gegeben wird. Studien mit der Anwendung von Cellcept bei MS laufen. Diese folgen hinsichtlich Dosis und Behandlungsdauer noch keinem einheitlichen Konzept, und es ist auch noch nicht klar, bei welchen Patienten das Mittel am wirksamsten sein könnte. Dazu müssen die endgültigen Ergebnisse abgewartet werden.

Immunstimulierende Modulatoren

Immunmodulatoren sind Substanzen, die mehrere Einzelreaktionen des komplizierten Ablaufs der Abwehrvorgänge gleichzeitig steuern. Ihre Wirkung ist uneinheitlich.

98

Sie regulieren das Abwehrsystem, indem sie einen Teil der Abwehrvorgänge bremsen und andere verstärken. Je nachdem, an welchen Punkten der Abwehrreaktionen sie eingreifen, können sie insgesamt eher

- immunstimulierend wirken, d. h., sie regen die Abwehrreaktionen an,

oder sie sind

- immunsuppressiv, d. h., sie bremsen die Abwehrvorgänge.

Immunstimulierende Modulatoren, wie z. B. Thymushormone und Gamma-Interferon, regen die Abwehr an. Sie sind bei MS ganz ungünstig. Die Abwehr ist bereits gesteigert, wie die jahrzehntelange, sehr umfangreiche immunologische Forschung bewiesen hat. Die theoretische Überlegung für frühere Therapieversuche mit diesen Mitteln beruhte auf folgender Annahme: Ein Defekt der Immunregulation sei dafür verantwortlich, dass die gegen Myelinantigene reagierenden T-Helfer-Zellen unkontrolliert aktiv sind bzw. nicht gleich nach ihrer Entstehung ausgeschaltet werden. Mit den stimulierenden Immunmodulatoren werden aber die T-Helfer-Zellen stark stimuliert, und die Krankheit verschlechtert sich.

Gamma-Interferon hatte einen so deutlich schubfördernden Effekt, dass der Behandlungsversuch sofort wieder abgebrochen wurde. Auch ein »Interferon-Inducer«, Poly-ICLC – es stimuliert die Produktion von Interferon, vor allem von Gamma-Interferon – zeigte einen ähnlich ungünstigen Effekt.

Wichtig

Betrachtet man die Ergebnisse der Studien, muss vor der Verwendung von immunsti-

mulierenden Medikamenten dringend gewarnt werden. Patienten mit einer schweren Verlaufsform der MS weisen stärkere Autoimmunreaktionen auf als Patienten mit einem leichteren Krankheitsverlauf. Deshalb kann angenommen werden, dass die immunstimulierenden Mittel umso eher eine Verschlechterung auslösen, je schwerer die Krankheit verläuft. Auch bei einer größeren Neigung zu unterschwelligen Schüben kann durch die Immunstimulation der Krankheitsverlauf beschleunigt anstatt verzögert werden.

Naltrexone (LDN-Therapie)

Vermehrt verbreiten sich vor allem im Internet Meldungen über die Verwendung dieser Therapie bei Autoimmunkrankheiten, also auch bei MS. (LDN ist die Abkürzung für low dose Naltrexone, also niedrige Dosis.)

Naltrexone ist ein Medikament, das in einer täglichen Dosis von 50 mg gegen Entzugserscheinungen bei Heroin-Abhängigkeit gegeben wird. Es blockiert die Anlagerungsstellen des Heroins im Gehirn, die Opiatrezeptoren, und die Produktion der Endorphine, das sind körpereigene stimmungsaufhellende und schmerzhemmende Stoffe. Über die Zusammenhänge zwischen Seele und Immunsystem regen Endorphine das Immunsystem an. Bei der Einnahme einer kleinen Dosis von 1,5–4,5 mg Naltrexone am Abend kommt es während der Nacht für etwa zwei Stunden zu einer Blockierung. Danach zu einer vermehrten Endorphinproduktion. Das führt zur Immunstimulation, vor allem zu einer Anregung der T-Helfer-Lymphozyten.

Positive Effekte auf die Seele

Das Mittel wurde von einem Arzt in den USA zuerst bei AIDS und Krebs eingesetzt. Bei diesen Erkrankungen ist der Versuch einer Immunstimulation angebracht. Später verwendete er es auch bei MS und anderen Autoimmunkrankheiten. Als Begründung führt er an, dass bei MS die T-Helfer-Zellen geschwächt seien. Den vielen Hinweise auf gesteigerte Immunreaktionen, wie etwa die vermehrte Produktion von Tumor-Nekrose-Faktor und anderen Zytokinen, geht er nicht nach. Er beschreibt 100 %ige Erfolge, es würden keine Schübe mehr auftreten. Viel-

leicht kommt es stattdessen infolge einer leichten Anregung der Abwehr zum langsamen chronischen Fortschreiten. Innerhalb von wenigen Tagen würde sich eine Besserung einstellen. Eine echte Regeneration ist so schnell nicht möglich. Vermutlich fühlen sich die Patienten durch die Endorphine wohl. Das wirkt sich positiv auf ihren Zustand aus, der Effekt ist also seelischer Natur. Dagegen ist nicht das Geringste einzuwenden, im Gegenteil. Das Risiko, die Entzündung anzuregen, darf dabei jedoch nicht eingegangen werden.

Es ist allerdings fraglich, wie weit eine Immunstimulation von nur wenigen Stunden in der Lage ist, die Abwehr stark oder nachhaltig zu steigern. Wenn Naltrexone wirklich die Abwehr stark anregt, ist die Verwendung bei MS bedenklich bis gefährlich.

Immunmodulatoren mit immunsuppressiver Wirkung

Diese Klasse von Medikamenten bremst die Aktivierung der Autoimmunzellen und regt gleichzeitig die Zellen der Gegenregulation (Suppression) an. Folgende Immunmodulatoren mit immunsuppressiver Wirkung werden nur noch selten oder gar nicht mehr verwendet:

Cyclosporin A

Cyclosporin A (Sandimmun®) – ein aus einem Pilz gewonnenes Medikament – wirkt nicht auf alle Abwehrzellen immunsuppressiv. Es wirkt gezielt auf die T-Helfer-Lymphozyten, die in erster Linie für die »zellgebundenen« Abwehrvorgänge verantwortlich sind. (Man kann es daher auch

zu den Immunmodulatoren rechnen, das sind Mittel, die regulierend in das komplizierte Zusammenspiel der Abwehrzellen eingreifen.) Cyclosporin A wird in erster Linie zur Verhinderung von Abstoßungsreaktionen nach Organübertragungen eingesetzt. Die Abwehrvorgänge bei der MS sind – weil sie sich gegen körpereigene Gewebsbestandteile richten – den Abstoßungsreaktionen vergleichbar.

Cyclosporin A ist bei MS nur in hoher Dosierung wirksam, hat aber starke Nebenwirkungen, z.B. Zahnfleischverdickung, vermehrten Haarwuchs an bereits behaarten Stellen (also nicht wirklich störend) und Neigung zum Anstieg der Leber- und Nierenwerte im Blut. Deshalb findet es heute bei MS keine Verwendung mehr. Alle Nebenwirkungen sind abhängig von der Dosis des Medikamentes und beim Absetzen rückbildungsfähig. Bei den meisten der schon früh im Krankheitsverlauf behandelten Patienten wurde Schubfreiheit oder zumindest eine deutliche Verminderung der Schubhäufigkeit erzielt. Bei den schon lange erkrankten Patienten war die Wirkung nicht so deutlich, weil Cyclosporin A die Blut-Hirn-Schranke nicht gut passiert.

Linomid

Linomid galt vor einigen Jahren als viel versprechendes Mittel beim chronisch-progredienten Verlauf. Es zeigte in den bisherigen Studien zwar positive Wirkungen, hatte jedoch schwere Nebenwirkungen und kann daher nicht eingesetzt werden. In der ersten Studie traten vereinzelt starke Leberschäden auf, die letzte Studie musste sogar schnell abgebrochen werden, weil es zu Herzinfarkten gekommen war.

Natalizumab

Natalizumab (Antegren, Tysabri®) wurde erst vor wenigen Jahren entwickelt. In Europa sollte die Zulassung Ende 2005 erfolgen. Man hatte große Hoffnung in das Medikament gesetzt, weil es ein neues Wirkprinzip darstellt: Es blockiert die Anlagerungsstellen an den Zellen der Blut-Hirn-Schranke (Rezeptoren, Adhäsionsmoleküle), die den Übertritt der Autoimmunzellen in das ZNS ermöglichen (s. S. 18). Diese Blockierung erfolgt durch einen mit Hilfe von Mäusen erzeugten Abwehrstoff, der nur gegen eine ganz bestimmte Struktur gerichtet ist, einen so genannten monoklonalen Antikörper, gegen ein Adhäsionsmolekül. Es wurde in Form einer Infusion alle vier Wochen verabreicht. In einer ersten großen Studie zeigte sich eine Schubreduktion um 66 %. Weltweit ist es mittlerweile bei etwa 3000 Patienten getestet worden. Die Behandlung wurde problemlos vertragen.

Während des Zulassungsverfahrens kam es bei drei Kranken zu so schwer wiegenden Komplikationen, dass man das Präparat vom Markt nahm. Es hatte sich bei den betroffenen Patienten eine progressive multifokale Leukenzephalopathie entwickelt. Das ist eine seltene tödliche Entzündung des Gehirns, die sich durch die Reaktivierung eines symptomlos im ZNS ruhenden Virus bei starker Verminderung der Abwehr entwickeln kann – etwa bei AIDS oder starker Krebs-Chemotherapie. Die betroffenen Patienten hatten Natalizumab in Kombination mit Avonex bereits mehr als zwei Jahre erhalten. Voraussehbar waren diese Komplikationen nicht. In den vergangenen Jahrzehnten sind viele immunsuppressive Medikamente bei MS ausprobiert worden, ohne dass je eine solche schwer wiegende Nebenwirkung aufgetreten wäre. Vielleicht kann sich bei anderen Mitteln eine progressive Leukenzephalopathie gar nicht entwickeln, weil im Fall einer Virusreaktivierung im ZNS Immunzellen einwandern können. Die Öffnung der Blut-Hirn-Schranke ist schließlich ein normaler immunologischer Vorgang, wenn Erreger das ZNS bedrohen. Während der Gabe von Natalizumab ist das aber nicht möglich, weil es die Blut-Hirn-Schranke blockiert.

In den ersten Studien mit dem Medikament, welche ohne begleitende Avonexgabe durchgeführt worden waren, sind keine derartigen schwer wiegenden Nebenwirkungen aufgetreten.

Am Beispiel von Natalizumab zeigt sich, wie schwierig es ist, eine wirksame Therapie zu finden, ohne das Risiko einer anderen Krankheit als Therapiefolge einzuge-

Restrisiko bleibt

Laut Herstellerfirma ist es möglich, dass das an sich sehr wirksame Medikament noch einmal in einer anderen Vorgangsweise getestet wird. Ein gewisses Risiko bleibt jedoch. Es wäre denkbar, dass bei einzelnen Patienten ein MS auslösendes Virus im ZNS während der Therapie reaktiviert werden könnte. Schaffen es die bereits im ZNS befindlichen Zellen, gegen das Virus zu arbeiten, würde die MS schlimmer und zugleich chronisch. Neue Zellen der Gegenregulation – T-Suppressor-Lmphozyten – können nicht mehr die Blut-Hirn-Schranke passieren, um die Aufflackerung der Entzündung zu beenden. Ist eine ausreichende Reaktion der lokalen Immunzellen jedoch nicht möglich, dann ist nicht abzuschätzen, welche Auswirkungen das haben kann. Die Therapie wird auch bei einer geänderten Anwendungsempfehlung unberechenbar bleiben.

hen. Das wird nur möglich sein, wenn es gelingt, individuell zu behandeln. Das heißt, bei jedem Kranken müssten Therapiestärke und Dauer auf seine spezielle persönliche Autoimmunreaktion abgestimmt werden. Dazu benötigt man Möglichkeiten, diese genau zu bestimmen. Die Forschung widmet sich bereits intensiv diesem Thema.

Es gibt einige Immunmodulatoren mit gesicherter Wirkung. Die Therapie mit diesen immunsuppressiv-regulatorisch wirkenden Substanzen wird jetzt schon seit Jahren eingesetzt. Dementsprechend umfangreich sind die Erfahrungen. Es handelt sich um

- Beta-Interferon 1 a und 1 b
- Glatiramer-Azetat (Copolymer-1) und
- hoch dosierte Immunglobuline.

Beta-Interferone

Interferone gehören zu den Zytokinen. Damit bezeichnet man chemische Botenstoffe, die von Abwehrzellen produziert werden und auf andere Abwehrzellen einwirken. So werden die Regulationsvorgänge im Abwehrsystem ausgelöst. Es gibt zellstimulierende und hemmende Zytokine und solche, die in einer frühen Abwehrphase entzündungsverstärkend, in einer späteren Phase entzündungshemmend sind. Diese wirken auf eine Gruppe von Abwehrzellen hemmend und auf eine andere stimulierend. Dies genau ist die Wirkweise von Beta-Interferon.

Interferone werden gentechnisch hergestellt: Beta-Interferon 1b (Betaferon®) wird mit Hilfe von Kolibakterien (Darmbakterien) erzeugt. Durch Genmanipulation werden sie dazu gebracht, Beta-Interferon zu produzieren. Beta-Interferon 1a (Avonex®, Rebif®) wird mit Säugetierzellen erzeugt. Die Art der Anwendung ist bei den drei Präparaten unterschiedlich.

Praktische Anwendung von Betaferon®

Betaferon® spritzt man jeden zweiten Tag unter die Haut (subkutan).

Eine Injektion enthält 8 MIU (8 Millionen Einheiten). Der Betroffene kann sich die Injektion nach entsprechender Schulung selbst geben. Neuerdings steht sogar ein

So wirkt Beta-Interferon

Nach einer kurzen Phase der Anregung von Entzündungszellen und Freisetzung des erregerhemmenden und entzündungsfördernden Zytokins Gamma-Interferon entfaltet Beta-Interferon seine Hauptwirkung. Es stimuliert jene Zellen, die Funktion von »Angreiferzellen« zu drosseln (Suppressor-Lymphozyten). Es ist gering gegen Erreger (Viren) direkt gerichtet. Zusätzlich wirkt es auch auf die Zellen der Blut-Hirn-Schranke, indem es sie »abdichtet«. Dadurch können aktive MS-Zellen weniger leicht aus dem Blut in das Nervensystem einwandern.

Injektionsautomat zur Verfügung. Das Präparat muss im Kühlschrank aufbewahrt werden. Die derzeit verwendete Dosis wurde in Experimenten mit verschieden großen Mengen ermittelt. Eine höhere Dosis von 16 MIU wäre zwar noch wirksamer, zeigt aber schwerere Nebenwirkungen, so dass die Gabe von 8 MIU jeden zweiten Tag empfohlen wird. Auch bei dieser Dosierung treten Nebenwirkungen auf, die aber nur bei etwa einem Viertel der Kranken so anhaltend und stark sind, dass die Behandlung deswegen abgesetzt werden muss. Zurzeit wird eine Vergleichsstudie mit zwei verschieden hohen Dosierungen – 250 und 500 mcg – durchgeführt. Man weiß jetzt, wie man das Präparat am besten handhabt, damit die Nebenwirkungen so gering wie möglich sind.

Praktische Anwendung von Rebif®

Rebif® spritzt man dreimal pro Woche subkutan. Wie Betaferon kann es selbst gespritzt werden; es muss im Kühlschrank aufbewahrt werden. Es stehen zwei Wirkstärken zur Verfügung, 22 und 44 mcg (6 und 12 MIU) pro Injektion. Üblicherweise werden dreimal wöchentlich 6 MIU/ 22 mcg verabreicht. Bei schweren MS-Formen ist die Behandlung mit Rebif besonders vorteilhaft, weil man bei Auftreten von weiteren Schüben nach Therapiebeginn auf die höhere Dosierung übergehen kann. (Natürlich kann man auch bei Schüben unter Avonex auf die hohe Rebif-Dosis wechseln.). Die Nebenwirkungen ähneln zwar grundsätzlich denen von Beta-Interferon 1b, kommen aber in der Dosierung von 22 mcg seltener vor oder sind leichter. Bei der Gabe von 44 mcg gleich zu Therapiebeginn sind die Nebenwirkungen – sowohl die grippeartigen Symptome als auch die Hautreaktionen an den Stichstellen – allerdings nicht viel geringer. Es ist sogar möglich, dass häufiger Leberstörungen auftreten als bei Betaferon.

Praktische Anwendung von Avonex®

Avonex® wird einmal pro Woche intramuskulär (in den Muskel) gespritzt. Wie für Betaferon und Rebif ist ein Injektionsautomat erhältlich. Das ist gerade bei der intramuskulären Gabe wichtig, weil diese von den Betroffenen oft als unangenehmer empfunden wird als eine subkutane Injektion. Das Präparat ist in Form von Fertigspritzen erhältlich, die gekühlt gelagert werden müssen. Darüber hinaus wird es als Pulver angeboten, das man selbst auflösen muss. Das Pulver muss nicht kühl aufbewahrt werden. Auf Reisen ist das Pulver sehr viel besser handhabbar. Die Injektion enthält 6 MIU/

Wirksamkeit der Präparate

In den Studien bei Patienten mit schubförmiger MS zeigen die drei Präparate eine sehr ähnliche Wirksamkeit:

- Der Anteil schubfreier Patienten betrug zwischen 30 und 40 %;
- insgesamt wurde die Anzahl an Schüben um ein Drittel vermindert;
- bei einem Drittel der Kranken blieben die neurologischen Ausfälle stabil und nahmen nicht zu oder besserten sich während der Studie;
- es wurden um zwei Drittel weniger aktive Plaques in der MRT nachgewiesen;
- die Wirkung nahm nach dem zweiten Therapiejahr zu und blieb jahrelang erhalten, es sei denn, es kam zur Bildung von neutralisierenden Antikörpern.

30 mcg. Auf Grund der intramuskulären Verabreichung wird der Wirkstoff langsamer und gleichmäßiger freigesetzt als bei subkutaner Injektion. Dies scheint für die Steuerung der immunologischen Vorgänge ein Vorteil zu sein, denn obwohl pro Woche nur 30 mcg gegeben werden (gegenüber 3 x 22 mcg Rebif), sind die Wirkungen vergleichsweise stark. Vermutlich liegt es an der intramuskulären Gabe, dass die Reaktionen an den Stichstellen bei Avonex viel geringer sind als bei Betaferon und Rebif. Die anderen Nebenwirkungen entsprechen dem Betaferon, sind aber meist schwächer oder kürzer anhaltend. Dennoch ist die Einnahme von Paracetamol vor der Injektion ratsam, besonders in den ersten drei Behandlungsmonaten.

Obwohl Avonex nur einmal pro Woche verabreicht wird, scheint es keine schwächere Wirkung zu haben. Durch die intramuskuläre Gabe hält die Wirkung länger an. Allerdings hatten die behandelten Patienten im Durchschnitt etwas geringere neurologische Ausfälle als die Patienten der Betaferon- und Rebif-Studien. Deshalb können die Studien schlecht miteinander verglichen werden. Bei schwerem MS-Verlauf mit fünf oder mehr Schüben in zwei Jahren sollte daher zur Sicherheit eher mit Rebif oder Betaferon behandelt werden, zumindest am Anfang.

Die Wirksamkeit der Avonex-Therapie gleich vom ersten Schub an ist in einer Studie belegt. Die Zeitspanne bis zum zweiten Schub – also der Übergang in eine definitive MS – ist mit Behandlung doppelt so lange wie ohne Therapie. Wegen der Nebenwirkungen wird Avonex allerdings von vielen Betroffenen abgelehnt. Auch ich bin der Meinung, dass man sich nicht durch die Therapie kranker fühlen sollte als durch die Krankheit selbst. Die Wirkung von Rebif wurde in zwei verschiedenen Dosierungen untersucht. Die höhere Dosis (44 mcg) ist etwas wirksamer als die Standard-Dosis (22 mcg), aber nicht wirksamer als Betaferon. Zwar haben Avonex und Rebif weniger Nebenwirkungen als Betaferon, die Unterschiede sind aber in der höheren Rebif-Dosis nur ganz gering.

Mögliche Nebenwirkungen

Folgende Nebenwirkungen können in unterschiedlicher Intensität bei allen Beta-Interferon-Präparaten auftreten:

- Allgemeinreaktionen mit grippeähnlichem Gefühl und leichter Temperaturerhöhung für mehrere Stunden treten fast immer auf, nehmen aber meist im Laufe einiger Wochen ab. Dagegen hilft Paracetamol. Manchmal kommt es auch zu hohem Fieber und Schüttelfrost. Schlechtes Allgemeinbefinden während der Therapie führt bei den Patienten zu vermehrten Tagesschwankungen der neurologischen Ausfälle.
- Entzündungen an den Stichstellen finden sich bei einem Großteil der Patienten. Am häufigsten zu beobachten und am stärksten sind sie unter Betaferon, vermutlich weil Spuren der bei der Herstellung verwendeten Bakterien trotz größter Reinigung in der Injektionslösung enthalten bleiben. Selten kommt es zu starken Entzündungen mit Eiterungen oder sogar Nekrosen (Absterben der Haut), die eine Operation mit Entfernung der betroffenen Stelle und Hauttransplantation erforderlich machen. Bei Verwendung eines Injektionsautomaten sind die Entzündungen weniger stark. Es muss unbedingt darauf geachtet werden, dass die Injektionslösung nicht direkt nach der Entnahme aus dem Kühlschrank, sondern körperwarm gespritzt wird (nachdem man sie kurz in der Hand gehalten hat). Durch eine kalte Injektion werden die Hautgefäße geschädigt, was zur Nekrosebildung beitragen kann.
- Eine bereits bestehende Spastik kann zunehmen.
- Es kann eine endogene Depressionen auftreten (Depressionen ohne auslösendem Grund durch eine Änderung im Nervenzellstoffwechsel).

- Sehr selten treten Leberschädigung und Blutbildveränderungen auf. Patienten, die unter solchen Erkrankungen leiden oder früher daran erkrankt waren, werden nicht mit Beta-Interferon behandelt. Regelmäßige Blutuntersuchungen sind während der Therapie ratsam.

Wichtig

Bei Patienten mit schwerer Herzschwäche (Herzinsuffizienz) und Epilepsie wird Beta-Interferon nicht gegeben, da es unter Umständen diese Leiden verschlimmern könnte. Bei Diabetikern kann der Blutzucker nach der Injektion ansteigen.

Während der Schwangerschaft darf Beta-Interferon nicht verabreicht werden, und Männer sollten keine Kinder zeugen, solange sie die Therapie machen.

Betaferon beim sekundär-chronisch progredienten Verlauf

Betaferon hat sich nicht nur beim schubförmigen, sondern auch beim sekundär-chronisch progredienten Verlauf der MS als wirksam erwiesen. In der Studie mit Patienten in einem sehr fortgeschrittenen Stadium der MS konnte die Benutzung eines Rollstuhls gegenüber unbehandelten Kranken um neun Monate hinausgezögert werden. Grundsätzlich ist das meines Erachtens eine eher bescheidene Wirkung, wenn man sie den Nebenwirkungen gegenüberstellt. Wenn aber der Wirknachweis in diesen späten und schweren Krankheitsphasen gegeben ist, dann natürlich erst recht bei weniger fortgeschrittenem MS-Stadium. Wie bei Kranken mit Schüben kann man sicher sein, dass der Effekt umso besser ist, je früher mit der Therapie begonnen wird. Obwohl Betaferon beim sekundär-chronisch progredienten Verlauf gute Studienergebnisse gezeigt hat, bin ich aus zwei Gründen in der Empfehlung etwas zurückhaltend:

In vielen Fällen wurde eine Zunahme der Spastik während der Therapie beobachtet. Die meisten Kranken in diesem MS-Stadium zeigen bereits eine Spastik. Eine Verschlechterung sollte vermieden werden. Im Vergleich zu den mit Plazebo (Scheinpräparat) behandelten Kranken stellte man häufiger eine Zunahme der Axondegeneration (Atrophie) fest. Da bei ihnen an sich schon viele bleibende neurologische Ausfälle vorhanden sind, kann sich die Atrophie sehr ungünstig auswirken. Bei Kranken mit starker Spastik und solchen mit merklicher Atrophie sollte man nach Betaferon nur unter genauer Beobachtung (einschließlich MRT) geben, obwohl keine wirksamere Therapie bei sekundär-chronisch progredienter MS verfügbar ist.

Eine Studie mit Betaferon zum Schlucken hat keine ausreichende Wirkung gezeigt. Interessant wäre es, die Studie bei Kranken im Erstschub zu wiederholen. Ich könnte mir vorstellen, dass diese Patienten danach besser ansprechen, weil die Entzündung bei ihnen noch nicht so entwickelt ist.

Mögliche Wirkungsverluste durch Beta-Interferon-Präparate

Gegen alle Beta-Interferon-Präparate können sich Abwehrstoffe, so genannte neutralisierende Antikörper, bilden, welche die Wirkung abschwächen. Man kann diese Abwehrstoffe durch eine Blutuntersuchung

nachweisen. Sie treten unter Beta-Interferon 1b mehr als doppelt so häufig auf wie unter Beta-Interferon 1a. Bei der höheren Dosis von Rebif entwickeln sie sich häufiger als bei der kleineren Standard-Dosis. Am seltensten bilden sie sich bei der Gabe von Avonex.

Neutralisierende Antikörper

Nicht immer stehen die neutralisierenden Antikörper in Beziehung zu einem Anstieg der Schubrate. Sie könnten allerdings die Beta-Interferon-Wirkung gerade so stark abschwächen, dass die MS unterschwellig fortschreitet, auch wenn keine Schübe auftreten. Es ist daher ratsam, das Blut hinsichtlich solcher Antikörper untersuchen zu lassen, wenn nach anfangs gutem Ansprechen die Schübe wieder häufiger oder schwerer werden oder wenn in aufeinander folgenden MRT-Kontrollen neue aktive Plaques festzustellen sind. Falls diese Antikörper ohne Zunahme der Schubfrequenz nachweisbar sind und ansteigen, sollten die Patienten in kürzeren Abständen neurologisch untersucht werden und MRT-Kontrollen (auch des Rückenmarks im Halswirbelbereich) früher veranlasst werden als ansonsten geplant. Ich veranlasse während einer Langzeittherapie einmal pro Jahr eine MRT, damit man bei fraglichem Wirkungsverlust der Behandlung eine Vergleichsuntersuchung hat.

Herpes-Viren

Ich möchte eine eigene Beobachtung erwähnen, von der ich glaube, dass sie mit einem Wirkungsverlust der Therapie einhergehen kann. Bei einem Teil der Patienten kommt es nach einiger Zeit der Beta-Interferon-Therapie gehäuft zu Fieberblasen oder zum Auftreten einer Gürtelrose. Beide werden durch Viren der Herpes-Gruppe verursacht, die nach der Erstinfektion ein Leben lang in Nervenzellen persistieren (schlummern) können und wieder aktiv und vermehrungsfähig werden. Sie regen sehr stark die T-Lymphozyten an. Bei der Therapie mit Betaferon und Rebif habe ich diese Infektionen häufiger gesehen als bei Avonex.

Die Therapiewirkung könnte nach meiner Überlegung durch diese Virusinfektionen auf drei möglichen Wegen abgeschwächt werden:

▮ Falls die Viren der Herpesgruppe bei diesen Patienten Ursache der MS sind, würden die aktiven Viren die MS-Zellen stimulieren. Damit wird die Wirkung von Beta-Interferon teilweise aufgehoben und zugleich die Entwicklung einer sekundär-chronischen Progredienz gefördert.

▮ Falls sie nicht an der MS-Auslösung beteiligt waren, kommt es zumindest zu einer Mitreaktion der MS-Zellen, weil bei Infektionen immer das ganze Immunsystem aktiviert wird (unspezifische Begleitreaktion). In diesem Fall wäre bei einer einmaligen und nicht länger als üblich anhaltenden Gürtelrose die Gefahr eines Wirkungsverlustes von Beta-Interferon kaum gegeben, aber bei Fieberblasen in kurzen Abständen durchaus möglich.

▮ Falls sich Viren der Herpesgruppe im Zentralnervensystem (Gehirn, Rückenmark) befinden, könnten sie sich dort ebenfalls vermehren. Da sie sich immer entlang der Nervenbahnen ausbreiten, wäre eine chronische Progredienz von neurologischen Ausfällen und irreversibler Axonschädigung die Folge. Diese Situation ist für MS-Kranke besonders unangenehm. Falls ich bei einem Patienten solche Infektionen beobachte, gebe ich eine Virostatikum (Mittel gegen Herpesviren, z.B. Acyclovir) und stelle den Patienten auf eine andere Langzeittherapie ein. Meist auf intravenöse Immunglobuline, weil diese auch gegen die Viren selbst helfen.

Praktische Anwendung der Beta-Interferon-Präparate

In der praktischen Anwendung der Beta-Interferon-Präparate habe ich festgestellt, dass sowohl der Anteil schubfreier Patienten (etwa 50 %) als auch die Schubreduktion (über 50 %) größer ist als in den Studien, wenn die Therapie mit Beta-Interferon in Verbindung mit einer ausreichend starken und langen Schubbehandlung begonnen wird. Dies war in den Studien nicht der Fall. Bei der Gabe von Beta-Interferon ist es besonders wichtig, einen Schub gut auszubehandeln, denn es wird nach der Injektion das schubfördernde Gamma-Interferon freigesetzt und danach – einige Stunden zeitversetzt – gehemmt (Gamma-Interferon ist auch für die grippeähnlichen Nebenwirkungen verantwortlich). Im Laufe der Monate überwiegt mehr und mehr der hemmende Effekt auf die Abwehrreaktionen, und es tritt die volle Wirkung der Behandlung ein. Gleichzeitig lassen üblicherweise grippeähnliche Nebenwirkungen nach.

Im Frühstadium sinnvoll

Im Frühstadium der MS wirkt Beta-Interferon besser als im Spätstadium. Bei Pati-

Schubfördernde Wirkung

Beta-Interferon kann in den ersten Monaten nach Einsetzen der Behandlung schubfördernd sein. Das muss aber nicht geschehen. Die Gefahr kann weitgehend vermieden werden, wenn die Behandlung noch während oder wenigstens sofort nach Ende der Schubtherapie einsetzt und der Schub gut ausbehandelt wird. Da ich persönlich jeden Schub drei Wochen lang mit Kortison behandle (nicht nur fünf Tage, wie es oft geschieht), habe ich bei den von mir mit Beta-Interferon behandelten Patienten nur ganz selten bald nach Therapiebeginn einen Schub gesehen. Durch dieses Vorgehen ist die Wirkung der Therapie viel größer und der Wirkungseintritt rascher zu erzielen als in den Studien, in welchen die Behandlung erst nach einem mehrwöchigen Abstand zur Kortisontherapie begonnen werden durfte. Zugleich sind auch die Nebenwirkungen geringer, wenn mit Beta-Interferon noch während der Kortisongabe begonnen wird. Eine andere Möglichkeit, Anfangsschübe zu vermeiden, besteht in der langsam einschleichenden Gabe, d. h., die verabreichte Menge wird langsam gesteigert, bis innerhalb von etwa sechs Wochen die Normaldosis erreicht ist.

enten mit ein bis zwei Schüben pro Jahr hilft die Behandlung besser als bei Patienten mit drei und mehr Schüben pro Jahr. Bestehen starke Behinderungen schon mehr als ein bis zwei Jahre, ist eine Besserung der neurologischen Ausfälle auch durch Beta-Interferon nicht zu erwarten. Überhaupt profitieren Patienten mit geringen Behinderungen mehr von Beta-Interferon als solche mit starken Behinderungen. Dies trifft nach neuesten wissenschaftlichen Beobachtungen für intramuskulär verabreichtes Beta-Interferon 1a noch mehr zu als für Beta-Interferon 1b.

Non-Responder

Bei einigen Kranken kann sich unter Beta-Interferon keine ausreichende schubhemmende Wirkung entwickeln (sog. »non-responder«). Meist leiden diese Patienten unter sehr starken grippeähnlichen Nebenwirkungen, die nicht nachlassen. Werden die Schübe während der Therapie mit einem Beta-Interferon-Präparat weder leichter noch seltener und bestehen gleichzeitig starke, anhaltende Nebenwirkungen, ist es nicht sinnvoll, auf ein anderes Beta-Interferon-Präparat umzustellen. In diesem Fall besteht eine recht hohe Wahrscheinlichkeit, dass man ein Non-Responder ist und daher auf das andere Präparat auch nicht besser reagieren würde. Lediglich wenn man mit Rebif 22 mcg einen gewissen, aber nicht ausreichenden Erfolg sieht, kann man auf Rebif 44 mcg umsteigen. Wenn man allerdings unter sehr starken grippeähnlichen Nebenwirkungen unter Rebif 22 mcg leidet, macht das keinen Sinn.

Warum einzelne Betroffene »non-responder« auf Beta-Interferon sind, weiß man nicht. Ich denke an einen genetischen Grund. Leider gibt es zurzeit keine Möglichkeit, vor Therapiebeginn festzustellen, ob jemand auf Beta-Interferon anspricht oder nicht, obwohl seit Jahren an diesem Problem gearbeitet wird.

Eine andere Ursache, warum man auf Beta-Interferone schlecht anspricht, könnte in der Reaktivierung eines MS auslösenden Erregers liegen, wenn die Therapie zu stark für den Betroffenen ist. Ich habe bei Kranken häufiger ein vermehrtes Auftreten von Fieberblasen und Gürtelrose während der Therapie beobachtet, obwohl Beta-Interferon einen gewissen Effekt gegen Viren besitzt. Im Fall einer Virusreaktivierung kommen die Abwehrvorgänge nicht zur Ruhe, und die Behandlung kann nicht richtig helfen. Meines Erachtens sollte man bei Eintreten einer solchen Situation einige Wochen lang ein virushemmendes Medikament geben und die Langzeittherapie ändern.

Ist Beta-Interferon ein Wundermittel?

Insgesamt ist Beta-Interferon nicht das Wundermittel, als das es in der Presse oft dargestellt wird. Keinesfalls ist MS damit heilbar. Aber die Erfolge sind doch so gut, dass die MS, seit es Beta-Interferon gibt, als behandelbare und nicht nur als unheilbare Krankheit angesehen werden kann.

In einigen, aber nicht in allen Langzeitstudien mit Beta-Interferonen wurde festgestellt, dass die Axondegeneration (Atrophie) nicht verhindert wird oder trotz Verminderung der Schubhäufigkeit und der Zahl an aktiven Plaques in der MRT sogar zunehmen kann. Auch bei kurz Erkrankten wurde dies beobachtet. Ein Zusammenhang mit den Untergruppen von MS ist, soweit derzeit erkennbar, nicht gegeben. Dringender Forschungsbedarf besteht in der Frage, bei welchem Typ von Kranken und nach wie langer Therapiezeit die Atrophie im ZNS zunehmen kann. Da es sich bei der Atrophie um eine bleibende Schädigung handelt, können sich in diesen Fällen

trotz scheinbaren Therapieerfolgs mit Beta-Interferon in der Zukunft schleichende Behinderungen einstellen.

Da es mittlerweile auch andere Behandlungsmöglichkeiten gibt, finden auch jene Kranke eine wirksame Therapie, denen Beta-Interferon nicht hilft oder bei denen es aus anderen Gründen nicht gegeben werden kann.

Glatiramer-Azetat

Eine spezielle Form der Immunmodulation ist die Immuntoleranz-Erzeugung. Dabei werden durch die Verabreichung sehr kleiner Mengen eines Eiweißstoffes aus der Markscheide, gegen den die immunologischen Reaktionen bei MS gerichtet sind (Myelin-Antigen), die T-Lymphozyten an das Antigen gewöhnt. Sie greifen es nicht mehr an. Es ist schwierig, die richtige Dosis zur Erzeugung der Immuntoleranz zu ermitteln. Es ist anzunehmen, dass den unterschiedlich schweren Verlaufsformen der MS verschiedene Mengen und Aktivierungszustände der Autoimmunlymphozyten zugrunde liegen, was eine von Fall zu Fall unterschiedliche Dosierung bzw. Behandlungsdauer erfordern würde.

Vor fast 30 Jahren wurde erstmals an einer Immuntoleranz-Erzeugung mit einem künstlich hergestellten (synthetischen) Bruchstück des basischen Markscheidenproteins geforscht. Das basische Markscheidenprotein ist ein großer Eiweißkörper. Wenn man nur ein kleines Bruchstück (Peptid) davon verabreicht, erkennen die Immunzellen es als fremd und versuchen es anzugreifen. Sie können mit dem un-

109

vollständigen Molekül aber keine normale Abwehrreaktion eingehen, weil sie darauf nicht »programmiert« sind, und erschöpfen sich daran. So lernen sie, die Markscheide zu tolerieren. Die Substanz heißt Glatiramer-Azetat – früher als Copolymer-1 (Cop-1) bezeichnet –, das Präparat Copaxone®. Es ist erst seit einigen Jahren in Europa zugelassen.

Bei der EAE, dem Tierversuch zur MS, konnte Copaxone die Versuchstiere vor der Erkrankung schützen. Deshalb schien es gerechtfertigt, es auch bei Menschen auszuprobieren. Nach den bisher vorliegenden Ergebnissen verzögert es den Krankheitsablauf der MS. Ein absoluter Stillstand der Erkrankung konnte noch nicht erzielt werden. Es wirkt umso besser, je früher man nach Krankheitsausbruch mit der Behandlung beginnt. Das Problem der richtigen Dosierung und Anwendungszeit bei den verschiedenen Verlaufsformen der MS ist bis jetzt nicht gelöst.

Tägliche Injektionen

Copaxone wird in Form einer täglichen subkutanen Injektion von 20 mg verabreicht. Betroffene können sich nach entsprechender Schulung die Injektionen selbst geben. Es steht ein Injektionsautomat zur Verfügung. Seit etwa einem Jahr ist das Präparat in Form von Fertigspritzen erhältlich. Sie müssen im Kühlschrank aufbewahrt werden, man darf sie in Ausnahmesituationen aber bis zu drei Tage bei Zimmertemperatur lagern. Die täglichen Injektionen stellen wider Erwarten keine besondere Belastung für den Patienten dar. Wahrscheinlich ist das Mittel sehr gut verträglich. Ich habe im Rahmen einer Studie

150 Patienten ab 1995 mit Copaxone behandelt, und fast alle berichteten, dass sie nur eine anfängliche Scheu bei der Selbstinjektion hatten. Nach kurzer Zeit hatten sie sich daran gewöhnt und diese als Tagesroutine wie das Zähneputzen angesehen. Die Überwindung, sich selbst eine Injektion zu geben, wird von vielen Kranken als ihr eigener Beitrag zur Bekämpfung der MS erlebt. Durch diese seelische Grundhaltung wird die Therapiewirkung noch zusätzlich positiv beeinflusst.

Gute Therapieerfolge

Copaxone bewirkt ähnlich wie Beta-Interferon eine Verminderung der Schubfrequenz um rund 30%, schubfrei bleiben ebenfalls etwa 30%. Die neurologischen Ausfälle nehmen bei 80% nicht weiter zu oder bessern sich, und bei 60% sieht man die Stabilisierung auch in der MRT. Die Zeit bis zur vollen Wirkung beträgt etwa sechs bis neun Monate.

Erwartungsgemäß ist die Wirkung am besten im Frühstadium (Dauer maximal zwei Jahre) und bei mittelgradiger Verlaufsform (ein bis zwei Schübe pro Jahr). Die Schubzahl wird bei dieser Patientengruppe um mehr als 60% vermindert, schubfrei bleiben rund 60%, und die neurologischen Ausfälle bessern sich bei knapp 90% der Patienten. Bei einem großen Teil – bei etwa 70% – der von mir behandelten Patienten im Frühstadium konnte ich nach einem Jahr bereits eine Besserung der MRT beobachten, auch wenn bei einem Teil von ihnen noch Schübe aufgetreten waren. Bei anderen Patienten zeigte sich in der MRT noch eine Zunahme der Plaques, auch wenn sie seltener oder gar keine Schübe

Copaxone: Schubgefahr wird geringer

Die Schubgefahr wird von Jahr zu Jahr geringer, und die Stabilität in der MRT nimmt zu. Ist bei kurz erkrankten Patienten die Stabilisierung bereits im ersten oder zweiten Behandlungsjahr sichtbar, tritt sie bei längerer MS-Dauer (drei bis 20 Jahre) häufig erst im dritten oder vierten Jahr ein. Auch nach mehr als fünfjähriger Therapiezeit habe ich bei etlichen Kranken noch Besserungen in der MRT gesehen. Ich war früher der Meinung, dass dieser späte Effekt darauf zurückzuführen sei, dass noch nach Jahren Autoimmunzellen im Nervensystem ausgeschaltet wurden. Es gibt aber auf Grund neuer Forschungsergebnisse eine andere, viel einleuchtendere Erklärung: Copaxone regt die Bildung eines Wachstumsstoffes für das Axon an, es fördert also die Regeneration und das unabhängig von der Verminderung der Schubhäufigkeit.

hatten. Dies war unabhängig von der klinischen Ausgangssituation häufiger bei länger oder schwerer erkrankten Patienten sowie bei Übergewichtigen der Fall.

Copaxone wirkt vielleicht etwas langsam, aber dafür nachhaltig. Nach meiner Meinung könnte bei allen Kranken eine raschere Vollwirkung erzielt werden, wenn man Betroffenen mit langer MS-Dauer oder hoher Schubfrequenz (drei oder mehr Schübe pro Jahr) wenigstens im ersten Jahr eine höhere Dosierung geben würde. Dies gilt auch für Übergewichtige. Kurz erkrankte, aber stark übergewichtige Patienten zeigten meist später – im dritten oder vierten Jahr – die Vollwirkung als Normalgewichtige mit gleicher MS-Art und -Dauer. Leider kann das nicht mehr untersucht werden, weil das Präparat mit der in den Studien verwendeten Dosierung von 20 mg zugelassen ist.

Wichtig

Wie die anderen Langzeittherapien wirkt nach meiner Erfahrung auch Copaxone besser und rascher, wenn man gleich nach einem gut ausbehandelten Schub mit der Gabe beginnt. Wenn dies aber nicht möglich ist (z. B. bei Diabetikern, die keine hohe Dosis Kortison erhalten können), besteht nicht – wie bei Beta-Interferon – die Gefahr, dass die MS-Zellen anfänglich noch angeregt werden. In einer durch monatliche MRTs kontrollierten Studie, in der während eines Schubes mit Copaxone begonnen wurde, ohne vorher eine Kortison-Stoß-Therapie zu machen, nahm die Aktivität der Plaques nach Behandlungsbeginn nicht zu. Sie bildete sich langsam zurück. Die Zeit bis zur Vollwirkung der Therapie ist in diesem Fall länger – im Durchschnitt neun Monate gegenüber drei bis sechs Monate mit vorausgehender Schubtherapie.

Mögliche Nebenwirkungen

Copaxone hat keine nennenswerten Nebenwirkungen (das Molekül entspricht einem normalen Bestandteil des Körpers). Die Mehrzahl der Patienten zeigt Lokalreaktionen an der Stichstelle, die im Laufe der Zeit aber nachlassen. Sie sind nicht vergleichbar mit den Reaktionen an den Stichstellen von Beta-Interferon-Injektionen. Es sieht so aus, als würden sich die gegen Myelin reagierenden T-Lymphozyten an den

Stichstellen sammeln und dort reagieren: In den ersten Monaten kommt es eher zu Rötungen, die ein bis zwei Tage anhalten. Nach etwa drei bis sechs Monaten lassen diese nach, und es treten – meist nur kurz – Verhärtungen (Indurationen) auf. Die aktive Entzündung scheint abzuheilen, weil die Zellen nicht mehr so stark reagieren können. Die Lokalreaktionen sind damit eigentlich so etwas wie eine sichtbare Wirkung und nicht unerwünschte Nebenwirkung im herkömmlichen Sinn. Die Tendenz zu Verhärtungen vermindert sich bei den meisten Kranken nach einigen Monaten ebenfalls. Manchmal erschweren sie das Injizieren. Dann ist die Verwendung einer etwas stärkeren Nadel nötig. Die Lokalreaktionen wurden bei meinen Patienten üblicherweise als akzeptabel empfunden. Manchmal kommt es nach längerer Therapiezeit zu Gewebeveränderungen unter der Haut, eine Lipatrophie (kleine umschriebene Schrumpfungen der Fettschicht), die sich nicht zurückbildet. Durch häufigen Wechsel der Einstichstelle kann man das umgehen. Gibt man die Injektionen in die Bauchhaut, entwickelt sich dies ebenfalls seltener und ist kosmetisch weniger störend als an den Oberschenkeln. Gelegentlich kommt es zu harmlosen Vergrößerungen und Verhärtungen von Lymphknoten, speziell im Leistenbereich. Sie entstehen durch den Abtransport der abgestorbenen MS-Zellen und erfordern keine Durchuntersuchung.

Ganz vereinzelt kommt es zu einem flüchtigen juckenden Ausschlag auf großen Hautpartien. Ich habe das bei einem von den 150 Patienten während der Copaxone-Studie im dritten Behandlungsjahr gesehen, wenn er sich die Injektion nach einem warmen Bad gegeben hat. Bei zwei Patienten sind Ausschläge aufgetreten, nachdem die Fertigspritzen auf den Markt gekommen waren. In diesen Fällen war die Ursache eine Allergie auf die Stabilisatoren in der Spritze (das sind Begleitstoffe, die das Copaxone-Pulver in der Lösung halten), und die Behandlung musste abgesetzt werden. Angeblich soll es auch vorkommen, dass Spuren der Plastikkappe über der Nadel bei der Injektion unter die Haut gelangen und eine Allergie auslösen. Man sollte deswegen die Kappe immer ganz gerade abziehen, damit kein Abrieb entsteht. Es sind keine Blutuntersuchungen während der Behandlung erforderlich, weil Copaxone keine Organe angreift.

Wichtig Sytemische Nebenwirkungen treten bei 15 % der Patienten auf, meist nur in Form einer einzigen Episode. Man versteht darunter Reaktionen, die nicht auf die Stichstelle beschränkt sind, sondern den ganzen Körper betreffen. Unmittelbar nach der Injektion kommt es zu Gesichtsrötung, Hitzegefühl, Beklemmungen mit Angstgefühl, eventuell Atemnot, Herzklopfen oder – ganz selten – zu einem Kollaps. Der Zustand hält nur einige Sekunden bis wenige Minuten an. Er ist unangenehm, aber nicht gefährlich. Wenn er auftritt, sollte man sich hinsetzen, ruhig durchatmen und daran denken, dass nichts passieren kann. Durch Angst werden die Beschwerden stärker und halten länger an. Zu diesen Erscheinungen kommt es nach meiner Beobachtung am ehesten dann, wenn man versehentlich bei der Injektion in ein Gefäß sticht und gerade an einem Infekt leidet.

Copaxone in der Schwangerschaft

Als Nebenerscheinung im positiven Sinn kann sich bei Patientinnen mit Menstruationsstörungen vor Therapiebeginn im Zuge der Copaxone-Behandlung der Zyklus normalisieren. In früheren Studien kam es bei relativ vielen Frauen dabei zu einer Schwangerschaft, sie haben alle gesunde Kinder geboren. Eine meiner Patientinnen sagte mir erst im dritten Monat, dass sie schwanger sei. Während der ganzen Frühschwangerschaft – der kritischsten Zeit – hatte sie Copaxone weiter gespritzt. Ihr Kind ist gesund zur Welt gekommen, und es ist auch nicht infektanfällig (das Immunsystem entwickelt sich in der Frühschwangerschaft). Da die Therapie jetzt schon seit rund fünf Jahren weltweit bei so vielen Patienten eingesetzt wird, kam es zu so vielen Geburten gesunder Kinder, dass man auch Copaxone während einer Schwangerschaft weitergeben kann.

Die Verabreichung eines Gegenmittels ist allerdings nicht erforderlich.

Steigende Lebensqualität

Ich habe festgestellt, dass Patienten unter Copaxone bei einem Infekt oft auch wieder so fiebern können wie andere Menschen. Und als besonders erfreuliche Begleiterscheinung berichten die Betroffenen über eine Abnahme der Müdigkeit und eine Zunahme der Aktivität und des Wohlbefindens während der Therapie. Der Allgemeinzustand wird besser, und die Lebensqualität steigt. Offensichtlich werden die bei MS veränderten Zentren im Gehirn, die für die biologischen Grundregulationen zuständig sind (Temperaturregelung, Biorhythmus, Nahrungsverwertung, Hormonregulation, Immunregulation etc.), durch Copaxone positiv beeinflusst. Manchmal kommt es aus diesem Grund auch zu Gewichtszunahme infolge stärkerer Hungergefühle, auch ohne Änderung der Essgewohnheiten. Wenn man wieder leichter zunimmt, ist das zwar nicht angenehm, aber eigentlich ein Zeichen besserer Gesundheit. Alle genannten Nebenwirkungen beeinträchtigen nicht das Allgemeinbefinden. Das ist für Berufstätige von besonderem Vorteil.

Copaxone-Spritzen oder -Kapseln?

Eine Studie mit oral verabreichtem Copaxone (Kapseln zum Einnehmen) hat leider keine signifikante Wirkung gezeigt, es war allerdings die gleiche Dosis wie bei den Injektionen verabreicht worden. Ich denke, man hätte eine höhere Dosierung wählen sollen. Ich würde mir Copaxone in Kapselform für die Nachbehandlung wünschen. Manche Patienten mit Verhärtungen an den Stichstellen haben nämlich Schwierigkeiten, geeignete Injektionsstellen zu finden. Außerdem wäre die Möglichkeit zur Entwicklung einer Lipatrophie geringer. Für Betroffene mit dem ersten Schub wäre Copaxone in Kapselform auch angenehm. Diese Patienten sind schon durch die Diagnose MS belastet und haben oft mehr Probleme als länger Erkrankte damit, die täglichen Spritzen zu akzeptieren. Dabei bietet eine Langzeitbehandlung gerade für diese Patienten die größte Chance, gesund zu bleiben. Es ist schade, wenn sie durch

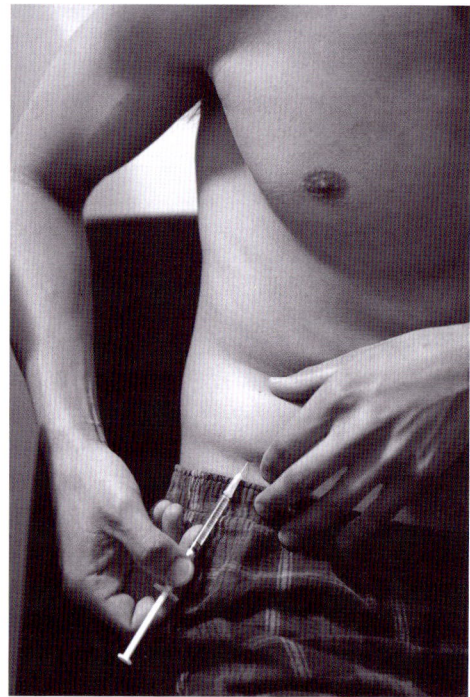

die Injektionen so abgeschreckt werden, dass sie auf ihre Chance verzichten. Immerhin riskieren sie die Entwicklung von nicht mehr gut zu machenden Schäden im ZNS.

Copaxone – Mittel der Wahl nach Erstschub

Ich habe im Jahr 2000 eine Studie mit Copaxone subkutan bei 100 Patienten im Erstschub begonnen. Es zeigte sich, dass das Präparat besonders gut ist, wenn man frühzeitig damit beginnt: Weniger als 20 % der Patienten hatten in dieser Zeit einen Schub, und weniger als 10 % machten zwei Schübe durch. Auch die schon vorhandenen neurologischen Ausfälle bildeten sich bei mehr als 90 % der Patienten während

der Therapie zurück, und die MRT zeigte bei mehr als 80 % keine Verschlechterung. Auf Grund dieser ausgezeichneten Wirkung und der guten Verträglichkeit ist Copaxone für mich das Mittel der Wahl beim ersten Schub der MS.

Intravenöse Immunglobuline

Immunglobuline sind Bestandteile der normalen Abwehrvorgänge (humorale Immunreaktion, das ist die Produktion von gelösten Abwehrstoffen, den Antikörpern). Sie werden bei Infekten sehr früh gebildet und stehen in Beziehung zum zweiten Zweig der Abwehrvorgänge, der zellulären Immunreaktion. Zuerst bilden sich die unspezifischen Immunglobuline vom IgM-Typ, danach die spezifisch auf den infektionsauslösenden Erreger abgestimmten Immunglobuline vom IgG-Typ. Sind ausreichende Mengen von Immunglobulinen produziert worden, blockieren sie die zellulären Immunreaktionen und verstärken die Bildung der Suppressorzellen, welche die Abwehrvorgänge beenden, sobald sie nicht mehr gebraucht werden. Auf diesen Mechanismen beruht die immunmodulatorische Wirkung von intravenös verabreichten Immunglobulinen.

Bei Autoimmunerkrankungen wird eine Untergruppe der Immunglobuline, die so genannten 7S-IgG-Präparate, eingesetzt. Sie haben eine längere Wirkzeit als andere Untergruppen.

Wichtig

Der Vorteil der Immunglobuline gegenüber anderen Immunmodulatoren besteht in einer Hemmung sowohl der Autoimmunlymphozyten als auch der Zellen, die Auto-

Antikörper produzieren. Wie die anderen Therapien stärken sie zugleich die Gegenregulation. Die Verabreichung einer hohen Dosis von Immunglobulinen bewirkt also eine Normalisierung von gesteigerten Abwehrreaktionen im Netzwerk körpereigener Regulationsvorgänge.

Ich könnte mir vorstellen, dass nicht nur dieser allgemeine immunologische Regulationsvorgang allein für die Wirkung der Therapie verantwortlich ist. Wenn MS durch einen herkömmlichen, weit verbreiteten Erreger (z. B. einen Herpes-Virus) ausgelöst wird, der im zentralen Nervensystem persistiert (inaktiv schlummert und sich nicht vermehrt), wären die MS-Zellen nicht nur auf die Markscheide, sondern auch auf den Erreger »programmiert«. Auf diesem Weg könnte die Immunglobulin-Therapie zugleich eine spezifische, auf die Krankheitsursache bezogene Wirkung erzeugen.

Auch bei dieser Therapie ist die am besten wirkende Dosis noch nicht restlos ermittelt. Ich habe 1984 mit intravenös verabreichten Immunglobulinen als Langzeittherapie begonnen und zuerst einheitlich 10 g alle vier Wochen gegeben. Die Wirkung war gut, Patienten mit 50 bis 60 kg Körpergewicht sprachen aber besser an als gewichtigere Kranke, unabhängig von Krankheitszeit und -schwere. Außerdem berichteten viele Patienten, sie würden in der vierten Woche das Gefühl haben, die Infusion »zu brauchen«. Sie spürten offensichtlich die Halbwertszeit, also die Zeit, nach welcher der Wirkspiegel auf die Hälfte abgesunken ist. Sie waren sichtlich sehr knapp eingestellt.

Die »richtige« Dosis

Ab 1987 habe ich daher die Dosis auf 200 mg pro Kilogramm Körpergewicht alle drei Wochen gesteigert, und die Wirkung der Therapie zeigte noch bessere Erfolge. In der darauf folgenden Doppelblind-Studie, die 1996 abgeschlossen war, wurde die gleiche Dosis verabreicht, allerdings in vierwöchigen Abständen statt in dreiwöchigen, die Ergebnisse waren aber sehr ähnlich. Die Dosis ist also wichtiger als die Abstände zwischen den Infusionen. Sehr große Abstände, wie etwa sechs bis acht Wochen in einer israelischen Studie, halte ich für ungünstig, weil der Wirkspiegel dann ganz weit absinkt und der Schutz in den letzten ein bis zwei Wochen nicht mehr sicher gegeben ist. Ich habe Intragam verwendet, das jetzt nicht mehr erzeugt wird. Die jetzt erhältlichen Präparate der Wirkstoffgruppe »7S-Immunglobuline« (das ist die Untergruppe von Immunglobulinen, die in der oben beschriebenen Weise wirken) Intraglobin-F, Venimmun-N, Octagam, Endobulin und Polyglobin sind gleichwertig.

Obwohl die Therapiewirkung mit einer Dosis von 200 mg/kg Körpergewicht ausgezeichnet ist, halten sie manche Experten für zu niedrig und warten auf eine Vergleichsstudie mit verschiedenen Dosierungen (so genannte Dosisfindungsstudie). Ich könnte mir auf Grund meiner Beobachtungen vorstellen, dass mit einer etwas höheren Dosierung von 300 oder 400 mg/kg bei einigen Betroffenen noch bessere Ergebnisse zu erzielen sind. Patienten mit sehr häufigen Schüben und solche mit langer MS-Dauer haben eine größere Zahl an MS-Zellen und Myelin-Antikörpern und brauchen wahrscheinlich eine höhere Dosis, damit möglichst viele Zellen ausreichend blockiert werden.

Wichtig

Eine übermäßig hohe Dosis könnte aber derartig stark immunsuppressiv sein, dass alle Immunmechanismen blockiert werden, auch die »guten« Suppressor-Zellen. In einer jüngeren Studie, bei der 1000 mg/kg Körpergewicht bei chronisch-progredienter MS verabreicht worden waren, zeigte die Behandlung keine Wirkung. Ich führe das auf die zu hohe Dosis zurück, vergleichbar mit einer stark überdosierten passiven Impfung. Diese verhindert eine Infektion nicht besser, sondern fördert sie vielmehr, weil der Körper keine eigenen Abwehrreaktionen mehr aufbauen kann.

Wirkungsvolle Langzeittherapie

In meinen zweijährigen Untersuchungen konnte Schubfreiheit bei 65 % der Patienten mit mittelgradigem Verlauf mit ein bis zwei Schüben pro Jahr erzielt werden, wenn sie länger als fünf Jahre erkrankt (im Mittel zwölf Jahre) waren. Kranke mit einer MS-Dauer von weniger als fünf Jahren blieben zu 70 % schubfrei. Bei einer höchstens zweijährigen Erkrankungszeit bekamen sogar 90 % der Patienten während der Therapie keinen Schub. Kranke mit drei oder mehr Schüben pro Jahr sprachen schwächer an: Schubfrei blieben rund 60 % der Patienten mit höchstens zweijähriger Erkrankungszeit und etwa 40 % der Kranken mit gleichem Schweregrad oder langer MS-Dauer. Die neurologischen Ausfälle nahmen bei zwei Dritteln der Patienten ab oder blieben gleich. Bei einem Teil der Patienten wurden die MRTs während der The-

rapie kontrolliert. Übereinstimmend mit der klinischen Entwicklung zeigten mehr als 80 % der Patienten gebesserte oder unveränderte Befunde. Die Wirkung hielt bis zu vier Jahre nach Behandlungsende an.

Die österreichische Multicenter-Studie, in der keine differenzierte Analyse nach Schweregrad und Dauer der MS vorgenommen worden war, zeigte eine Verminderung der Schubzahl um 67 %. Es blieben in dieser Studie mehr als 50 % der Patienten schubfrei, und bei rund 80 % der Patienten blieben die neurologischen Ausfälle gleich oder besserten sich. Eine nachträgliche Auswertung (retrospektive Analyse) der Patienten in Deutschland, die mit Immunglobulinen behandelt worden waren, ergab vergleichbare Resultate. Eine große Zahl an Besserungen in der MRT wurde auch in einer schwedischen Studie gesehen. Dies ist vermutlich darauf zurückzuführen, dass Immunglobuline nicht nur über die Stabilisierung der MS eine bessere Regeneration ermöglichen, sondern auch direkt an den beschädigten Nerven eine Wirkung entfalten.

Immunglobuline fördern direkt die Remyelinisierung, und – wie kürzlich nachgewiesen wurde – sie stimulieren die Wachstumsstoffe für die Axone. In einem Dosisvergleich war diese Wirkung am besten mit der in Österreich schon lange verwendeten Dosis von 200 mg/kg Körpergewicht zu erzielen.

Vorteilhaft bei noch nicht vernarbten Plaques

Gegenüber den anderen Immunmodulatoren ist die Therapie mit Immunglobulinen von Vorteil, wenn große, aber noch nicht völlig vernarbte Plaques bestehen. Sie ist folglich auch als Therapie nach dem Erstschub gut geeignet. In einer kürzlich veröffentlichten Studie mit Immunglobulinen nach dem Erstschub kam es innerhalb des ersten Jahres bei knapp 50 % weniger Kranken zu einem zweiten Schub als bei Patienten, die Plazebos erhalten hatten.

Obwohl ich selbst schon so lange mit Immunglobulinen behandle, gebe ich nach dem Erstschub viel häufiger Copaxone, weil dieses auch ruhende Autoimmunzellen (Gedächtniszellen) ausschaltet, die noch gar nicht in das ZNS übergetreten sind. Eine weiterer Grund für diese Entscheidung ist die Möglichkeit, die remyelinisierenden Eigenschaften der Immunglobuline später – wenn die eigene Regenerationskraft nachgelassen hat – noch nutzen zu können, falls Copaxone doch nicht ausreichend helfen sollte. Wie bereits bei den anderen Langzeittherapien erwähnt, wirkt auch die Immunglobulintherapie rascher und besser, wenn sie gleich nach einer Schubbehandlung begonnen wird.

Gute Verträglichkeit

Die Verträglichkeit der Immunglobulin-Infusionen ist ausgezeichnet. Kranken mit schweren Nierenschäden sollten Immunglobuline wegen der Eiweißbelastung für die Niere nicht gegeben werden. Bei etwa 1 % der Patienten muss die Therapie wegen einer Allergie abgesetzt werden. Nach Möglichkeit sollte der Patient immer das gleiche Produkt bekommen, sonst besteht eine größere Allergiegefahr über so genannte »Kreuzreaktionen«.

Die Infusionen sollen langsam und körperwarm gegeben werden. Unverträglich-keitsreaktionen treten häufiger auf, wenn die Infusionen zu rasch verabreicht werden. Die Infusionsdauer sollte bei einer Dosis von 15 g etwa zwei Stunden betragen, bei 20 g drei Stunden. Präparate, die im Kühlschrank gelagert werden, sollten vorher über ein bis zwei Stunden Raumtemperatur annehmen. Wird eine kalte Lösung verabreicht, tritt Schüttelfrost auf. Präparate, die als Pulver geliefert werden, muss man vor der Infusion sehr gut, aber langsam auflösen (schwenken, nicht heftig schütteln). Sonst kann es ebenfalls zu Unverträglichkeitsreaktionen kommen. Manchmal kommt es zu einer scheinbaren Unverträglichkeitsreaktion, weil die Patienten aus Angst, dass sie während der Infusion zur Toilette müssen, vorher zu wenig getrunken haben.

Eine Unverträglichkeit muss nicht immer sofort mit den typischen Symptomen wie Kreislaufstörungen, Hitze- oder Schwächegefühl, Rücken- oder Kopfschmerzen einhergehen. Einige Patienten berichten, dass sie sich erst in der vierten Woche nach der Infusion wieder allgemein besser fühlten, wogegen die Kranken üblicherweise in der vierten Woche ein Nachlassen der Wirkung verspüren. Manchmal sieht man auch nach jahrelangem gutem Ansprechen Aktivitäten gleich mehrerer Plaques in der MRT, obwohl kein Schub besteht. Denn eine Allergie kann die MS anregen.

Eine positive Begleiterscheinung der Langzeittherapie mit Immunglobulinen ist der verstärkte Infektschutz durch die Antikörperzufuhr. Es ist zu hoffen, dass diese wirkungsvolle und verträgliche Therapieform bald zugelassen wird. Derzeit wird sie nur

Aus Spenderblut gewonnen

Immunglobuline werden in komplizierten Verfahren aus Spenderblut gewonnen. Dieses wird sorgfältig auf Erreger untersucht. Danach wird das Blut einem komplizierten Verfahren unterzogen, um die Immunglobuline aus dem Gesamtblut zu gewinnen. Dabei sind Schritte enthalten, die Erreger abtöten. Bei dieser mehrfach abgesicherten sorgfältigen Herstellung ist eine Ansteckungsgefahr mit AIDS- oder Hepatitisviren nicht gegeben. Da Immunglobuline keine Nebenwirkungen haben und im gewissen Sinne als »biologisch« zu bezeichnen sind, kann man sie ohne Bedenken bei Kindern und Jugendlichen einsetzen. Die Immunglobulinbehandlung muss in der Schwangerschaft nicht abgesetzt werden. Wenn man ansonsten eine andere Therapie erhält und eine Schwangerschaft eintritt, wird die Umstellung auf Immunglobuline von der Krankenkasse üblicherweise bewilligt. Mit großem Erfolg setze ich Immunglobuline seit Jahren auch zur Vorbeugung gegen Schübe nach Entbindungen ein. Stillen ist während der Therapie möglich. Diese Wirkung wurde in einer im Jahr 2004 abgeschlossenen internationalen Studie bestätigt.

bewilligt, wenn Beta-Interferon oder Copaxone nicht helfen oder aus medizinischen Gründen nicht gegeben werden dürfen.

Testreihe mit Pentaglobin®

Mit Erfolg habe ich angefangen, ein neues Immunglobulin-Präparat zu testen, und zwar ein Mischpräparat, das IgG-und IgM-Immunglobuline enthält (Pentaglobin®). Immunglobuline der IgM-Klasse fördern die Wiederherstellung der Markscheide (Remyelinisierung) noch stärker als IgG-Präparate. Den ersten Beobachtungen zufolge ist ein Mischpräparat aus 7S-IgG- und IgM-Immunglobulinen (Pentaglobin®) bei nur halb so hoher Dosierung hinsichtlich der Schubreduktion genauso wirksam wie die oben beschriebenen reinen 7S-Präparate. Die MRT-Befunde zeigten bei den von mir mit Pentaglobin® behandelten Patienten tatsächlich noch häufiger eine Besserung als bei Verwendung der reinen 7S-IgG-Präparate. Es ist also besonders für jene Kranken zu empfehlen, die große, aber relativ frisch entstandene Plaques haben.

Sie können von der Therapie mehr profitieren als Kranke mit vielen alten, nicht mehr rückbildungsfähigen Schäden. Außerdem ist es für Patienten, bei denen sich Hinweise auf eine noch schwelende Infektion im ZNS (Erregernachweis mittels PCR, nicht nur IgG, sondern auch IgM-Produktion im Liquor) finden, angezeigt. Das ist aber äußerst selten der Fall.

Das Präparat muss besonders langsam verabreicht werden, weil der IgM-Anteil sonst eine stärkere Unverträglichkeitsreaktion auslösen kann. Von etwa 8 % der von mir behandelten Patienten wurde das Präparat nicht vertragen, auch wenn es korrekt verabreicht worden war.

Erste Erfahrungen mit Subcuvia®

Inzwischen verfüge ich über erste Erfahrungen mit einem 7S-IgG-Präparat, das man subkutan verabreicht (Subcuvia®). Diese Therapieform wurde zuerst an Kindern getestet, die unter einer Autoimmunerkrankung des Blutes litten und vorher intravenöse Immunglobuline erhalten hatten. (Übrigens handelt es sich um die gleiche Autoimmunerkrankung, die mich 1984 dazu animierte, die Immunglobuline bei MS zu versuchen). Die subkutane Gabe erfolgt über einen Apparat, den der Patient selbst bedienen kann. Da Immunglobuline körpereigene Substanzen sind, kommt es zu keinen besonderen Lokalreaktionen an den Stichstellen. Die Dosis von 200 mg/kg Körpergewicht, die bei den intravenösen Immunglobulinen alle vier Wochen gegeben wird, teilt sich auf Einzelgaben einer entsprechend kleinen Dosis alle drei Tage auf. Diese Verabreichungsform ist angenehm, vor allem für Kranke mit schlechten Venen. Ich könnte mir auch vorstellen, dass

die gleichmäßige Verteilung der Dosis, durch die ein konstanter Wirkspiegel erzeugt wird, gegenüber der vierwöchigen Gabe der Gesamtmenge einen Vorteil hat. Vielleicht könnte man auf diese Weise sogar mit einer kleineren Dosis die gleiche Wirkung erzielen.

Wann mit der Langzeittherapie beginnen?

Die Wirkungen aller Langzeittherapien sind größer, wenn sie während oder gleich nach einer Schubtherapie begonnen werden. Alle Behandlungen haben bei meinen Patienten eine bessere Erfolgsrate als in den Studien. Das ist sicher darauf zurückzuführen, weil ich besonderen Wert darauf lege, dass sich

Tab. 13 Vergleichende Übersicht über die immunmodulierenden Behandlungen bei schubhaft verlaufender MS

Substanz	Beta-Interferon 1 b	Beta-Interferon 1 a	Beta-Interferon 1 a	Beta-Interferon 1 a	i.v. Immunglobuline	Glatiramer-Azetat
Präparat	Betaferon	Avonex	Rebif 22 mcg	Rebif 44 mcg	Intraglobin F Venimmun-N Octagam	Copaxone
Dosierung	8 MIU jeden 2. Tag	6 MIU 1x/Woche	6 MIU 3x/Woche	12 MIU 3x/Woche	200 mg/kg Körpergew. alle 3–4 Wochen	20 mg 1x/täglich
Weg	subkutan	intra-muskulär	subkutan	subkutan	intravenös	subkutan
Wirkung: a) Schubfreiheit	36 %	42 %	35 %	41 %	53 %	34 %
Schub-reduktion	34 %	31 %	37 %	42 %	67 %	29 %
b) Neurologische Ausfälle – gleich oder besser:	73 %	78 %	68 %	71 %	84 %	80 %

der Patient bei Beginn der Langzeittherapie wirklich in der Remissionsphase befindet, während in Studien die Therapie erst einige Wochen nach der letzten Kortisongabe begonnen werden darf. Bei vielen Patienten sind zu dieser Zeit die Immunreaktionen schon wieder im Aufbau begriffen.

Beginnt man im unbehandelten Schub mit einer Langzeittherapie, ist die Wirkung aller Immunmodulatoren schwächer und setzt später ein. Meines Erachtens ist dann auch die Gefahr einer Chronifizierung der Entzündung größer als bei Therapiebeginn in der immunologischen Remissionsphase. Während im Naturverlauf der MS die Entzündung ohne Behandlung zunimmt und die Schubintervalle kürzer und die Ausfälle stärker werden, nehmen die Schübe während einer bereits teilweise wirkenden Langzeittherapie ab. Sie werden schwerer erkennbar und erst recht nicht behandelt. Die Langzeittherapie kann keine Vollwirkung entfalten, weil sich immer wieder neue aktive Abwehrreaktionen bilden. Die Betroffenen profitieren in diesem Fall zwar von der Behandlung, die Wirkung könnte aber noch wesentlich besser sein.

Kombinierte Langzeittherapien

Um die Schubreduktion noch zu verbessern, werden verschiedene Kombinationstherapien ausprobiert und diskutiert.

Beta-Interferon und Zytostatika
Beta-Interferon wurde mit Zytostatika kombiniert (Mitoxantron, Cyclophosphamid oder Azathioprim). Die Ergebnisse sind gut. Vor allem Patienten mit häufigen schweren Schüben und solche mit sekun-

där-chronisch progredientem Verlauf profitieren von solchen Kombinationen. Ich verwende eine Kombination mit Cyclophosphamid, die im Allgemeinen gut vertragen wird. Es ist möglich, dass in der Kombination mit Mitoxantron häufiger Blutbildveränderungen auftreten.

Beta-Interferon und Glatiramer-Azetat
Eine Kombination von Beta-Interferon und Glatiramer-Azetat (Copaxone) wird diskutiert, weil sie sich bei der EAE (dem Tiermodell zur MS) als günstig erwiesen hat. Es könnte aber auch zu unerwarteten Auswirkungen kommen, weil EAE und MS verschieden ausgelöst werden. Es wäre zielführender, Copaxone zweimal täglich zu spritzen, weil es spezifisch ist und keine Nebenwirkungen hat.

Beta-Interferon und intravenöse Immunglobuline
Ich selbst habe Beta-Interferon mit intravenösen Immunglobulinen kombiniert. Beta-Interferon wurde in dieser Kombination wesentlich besser vertragen. Die Wirkung war größer als bei der alleinigen Gabe von Beta-Interferon, nicht aber als bei der alleinigen Gabe von Immunglobulinen. Die hohen Kosten einer solchen Kombination sind daher nicht vertretbar.

Bei einer kleinen Gruppe von Patienten habe ich mit der Kombination von Copaxone und Immunglobulinen außer einer größeren Schubreduktion in der MRT rasche und deutliche Besserungen gesehen.

Da die Kombinationen von Intervalltherapien mit extremen Kosten verbunden sind (außer mit Cyclophosphamid und Azathioprim), ist es kaum vertretbar, dass solche wissenschaftlichen Ideen Wirklichkeit werden.

Das Wichtigste: Sofort nach der Diagnose handeln

Es gilt also, möglichst rasch nach Diagnosestellung zu behandeln. Ich habe schon vor genau 20 Jahren an der Universitätsklinik zusätzlich zur MS-Ambulanz eine Ambulanz für Kranke mit Verdacht auf MS eröffnet, damit die Patienten beraten und bei Bestätigung der Diagnose MS möglichst früh behandelt werden können. Ich habe mir gedacht: Wenn ich eine Behinderung verhindern will, ist es sinnvoller, mit der Therapie zu beginnen, bevor die Behinderung da ist. Eine einfache Logik, die sich aber erst jetzt durchzusetzen beginnt:

▪ seitdem bekannt ist, dass ab MS-Beginn die Schübe einen gewissen Anteil irreversiblen Axonschadens verursachen,

▪ und seit es Studien darüber gibt, dass ein Fortschreiten der MS umso besser beeinflusst werden kann, je früher man mit der Behandlung beginnt.

Welcher Patient auf welche Therapie am besten anspricht, kann noch nicht sicher gesagt werden. Das herauszufinden ist das vordringlichste Ziel der MS-Forschung.

Wie lange soll behandelt werden?

Noch ist unklar, wie lange man behandeln soll. Die Mindestzeit beträgt zwei Jahre, da sind sich die Spezialisten einig. Ein Leben lang, sagen die Pharmafirmen, da sind sie sich auch einig. Möglichst kurz, sagen die Krankenkassen, und sind sich auch einig. Möglichst sicher, sagt der Patient und hat damit wohl Recht. Ich glaube, dass es niemals eine »richtige« Empfehlung wird geben können, sondern individuell entschieden werden muss. Ich halte mich deshalb an die alte Fünfjahres-Regel nach Kurtzke, die besagt, dass der Verlauf in den letzten fünf Jahren Aufschluss über die weitere Prognose gibt.

Meine persönliche Behandlungsempfehlung

Im Moment würde ich persönlich folgende Empfehlung aussprechen:

▪ Bei ein bis zwei Schüben pro Jahr und einer Krankheitszeit von weniger als fünf Jahren und wenn noch keine starken neurologischen Ausfälle vorliegen (Grad 1–3,5 nach Kurtzke EDSS) Copaxone oder Avonex; wenn sich große »stumme« Plaques in der MRT finden, eventuell vorher für zwei Jahre Immunglobuline.

▪ Bei ein bis zwei Schüben pro Jahr und längerer MS-Zeit (mehr als fünf Jahre) Copaxone oder Immunglobuline. Oder Avonex (bzw. ein anderes Beta-Interferon-Präparat), wenn noch keine stärkere Spastik besteht.

▪ Bei häufigen Schüben (drei oder mehr pro Jahr) und kurzer Krankheitsdauer Copaxone oder Immunglobuline.

▪ Bei häufigen Schüben (drei oder mehr pro Jahr) und langer Krankheitszeit Rebif 22 mcg mit Steigerung auf 44 mcg, falls es zu einem Schub kommt; oder Betaferon oder Immunglobuline (vor allem bei bestehender stärkerer Spastik).

▪ Bei starken Ausfällen, großen Plaques in der MRT, starker Spastik sowie bei langer Krankheitszeit Immunglobuline.

▪ Beim Erstschub Copaxone oder Avonex.

GRUNDLAGEN

Ist also fünf Jahre kein Schub aufgetreten und zeigt die MRT möglichst keine weitere Progredienz, ist ein Absetzversuch gefahrlos möglich. Die Behandlung setze ich immer langsam ab, weil das Immunsystem auf plötzliche Änderungen überschießend reagieren kann. Die MRTs kontrolliere ich jährlich weiter. Mit hoher Wahrscheinlichkeit zeigen die Befunde einen neuerlichen Beginn der Krankheit an, bevor es noch zu klinisch erkennbaren Schüben kommt, und man kann dann wieder mit der Langzeittherapie beginnen.

Wichtig

Die Krankenkassen klagen immer wieder über die hohen Kosten der MS-Behandlung. Leider denken sie nur an ihr Jahresbudget und nicht viele Jahre voraus, und schon gar nicht allgemein volkswirtschaftlich. Denn die Ausgaben für die Langzeittherapie sind nicht höher als die Kosten für die Behandlung von Schüben, die in dieser Zeit aufgetreten wären, einschließlich etwaigen Krankenhausaufenthalten und Krankenzeiten. Nicht eingerechnet sind hier sämtliche Folgekosten, die durch Behinderungen er-

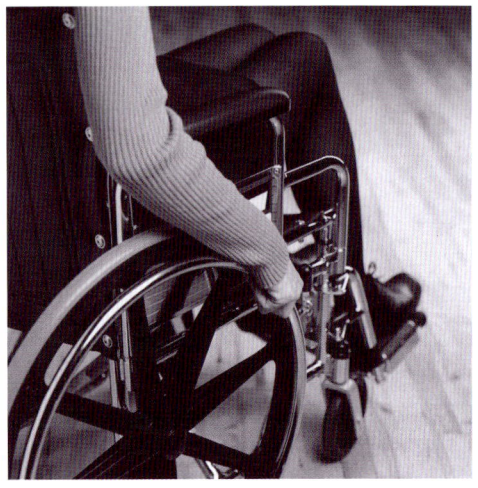

Eine rechtzeitig beginnende Langzeittherapie ist wichtig, um mögliche Behinderungen so lange wie möglich hinauszuzögern.

wachsen (symptomatische Therapie, Rehabilitation, Hilfsmittel, Frühpension). Außerdem können die Kranken länger im Arbeitsprozess und somit Beitragszahler bleiben. Abgesehen vom wichtigen menschlichen Motiv hat eine Langzeittherapie bei MS deshalb auch einen volkswirtschaftlichen Aspekt, der nach Jahren zum Tragen kommt.

Weitere entzündungshemmende Therapien

Für die Behandlung der MS steht eine Reihe weiterer Therapien zur Verfügung. In Kombination mit einer immunologischen Langzeittherapie können sie hilfreich sein.

Virostatika

Aller Wahrscheinlichkeit nach ist eine atypisch verlaufende Virusinfektion für die Entwicklung der MS verantwortlich oder spielt zumindest eine entscheidende Rolle beim Übergang von der MS-Anlage in die Krankheit. Eine »Kausalbehandlung« mit virushemmenden Mitteln (Virostatika) zu versuchen ist daher nahe liegend.

Die meisten Virusinfektionen können zurzeit noch nicht behandelt werden. Eine Ausnahme bilden Infektionen mit Viren der Herpes-Gruppe, für die Zovirax® und Valtrex® zur Verfügung stehen. Valtrex® kann auch als langfristige Behandlung bei latenten und immer wiederkehrenden Infektionen gegeben werden. Das ist für MS-Patienten besonders interessant, weil die mikrobiologische Forschung am häufigsten Hinweise auf verschiedene Herpes-Viren bei MS ergeben hat. In den ersten Studien wurden die Behandlungen unterschiedlich angewandt und die Ergebnisse sind uneinheitlich. Besonders interessant war eine MRT-Studie bei MS, in der Virostatika ein Jahr hindurch verabreicht wurden und die Befunde statistisch beweisbare Besserungen zeigten.

Natürlich kann man MS nicht mit Virostatika allein behandeln, weil die Autoimmunreaktionen für die Plaquebildungen verantwortlich sind. Aber sie sind zumindest eine sinnvolle Ergänzung zu den immunologischen Therapien. Vor allem, wenn die Betroffenen unter häufigen Fieberblasen oder Herpes genitalis leiden. Bei diesen Patienten gebe ich Virostatika auch während einer Kortison-Therapie, weil diese manchmal zu einer Virusreaktivierung führt.

Ich kann mir vorstellen, dass Patienten mit einer primär-chronisch progredienten MS von einer virostatischen Therapie profitieren. Diese seltene Verlaufsform der MS (s. S. 44) spricht weder auf immunsuppressive und immunmodulierende Langzeittherapien noch auf Kortison gut an. Man diskutiert sogar, ob dieser Krankheitsform nicht ein ganz anderer Ablauf der Entzündung zu Grunde liegt als der schubförmigen MS. Vielleicht findet im Hintergrund eine langsame Ausbreitung noch vermehrungs-fähiger Viren statt, die von den Autoimmunreaktionen nicht aufgehalten werden kann. Ist das tatsächlich so, müsste man die primär-chronisch progrediente MS mit Virostatika in Kombination mit niedrig dosierten Immunsuppressiva behandeln. Das im Gegensatz zu den schubförmigen und sekundär-chronisch progredienten Formen, die umso stärkere entzündungshemmende Therapien benötigen, je schwerer der Verlauf ist. Bei diesen werden Virostatika zur Ergänzung gegeben.

Antibiotika

Schon vor Jahrzehnten haben MS-Betroffene gelegentlich über eine Besserung durch Antibiotika berichtet. Warum das so ist, konnte nicht erklärt werden. Man vermutete, dass bei diesen Kranken ein nicht erfasster Entzündungsherd, z. B. eine chronische Zahneiterung oder eine Nebenhöhlenentzündung zur Verschlechterung der MS geführt haben könnte (unspezifische Begleitreaktion der Autoimmunzellen). Durch die Behandlung dieser Entzündung »beruhigte« sich das Abwehrsystem wieder.

Es gibt auch jetzt wieder positive Berichte über den Einsatz des Antibiotikums Minocyclin®, das in Tablettenform angewandt wird. Dieses erschwert den Übertritt von Immunzellen an der Blut-Hirn-Schranke in das ZNS, indem es die Aktivität und Produktion der so genannten Metalloproteinasen hemmt. Diese sind für die Durchlässigkeit der Barriere notwendig. Minocyclin wurde zuerst am Tiermodell der MS, der EAE, getestet. Es zeigte je nach Schweregrad der EAE eine Verzögerung oder sogar einen Stillstand der Entwicklung. Im Mai 2004 wurde eine kleine Studie veröffentlicht, in der Verminderungen der entzündlichen Aktivität in der MRT beschrieben wurden. Da das Präparat einen sehr wichtigen Schritt in der Plaquebildung beeinflusst, ist es sehr sinnvoll, es weiter zu überprüfen.

Allerdings kann Minocyclin, ähnlich wie die oben beschriebenen Virostatika, die Aktivierung der Autoimmunzellen nicht verhindern. Daher kann es nur in Kombination mit einer immunologischen Langzeittherapie wirklich helfen. Zurzeit ist eine Studie von Copaxone und Minocyclin im Gange. Auf das Ergebnis darf man gespannt sein.

Neue Wirkprinzipien

Die Regulation des Immunsystems steht mit anderen biologischen Grundregulationen in Verbindung, u. a. mit der Ernährungsverwertung und der Hormonregulation. Bei MS hat man beobachtet, dass die Aktivität der Autoimmunreaktionen nicht nur durch Infekte zunimmt, sondern auch anderen Einflüssen unterliegt. Als Beispiel ist die geringe Schubanfälligkeit während einer Schwangerschaft zu nennen. Diese Beobachtungen haben zur Erprobung von Therapien geführt, die auf »indirektem« Weg das Immunsystem regulieren.

Statine

Bei MS-Betroffenen findet man relativ oft einen erhöhten Cholesterinspiegel, auch wenn sie sich gesund ernähren und nicht übergewichtig sind. Durch die Arteriosklerose-Forschung ist bekannt, dass Cholesterin entzündungsfördernd ist. Außerdem bremst es die Regeneration der Markscheide: Weil es aus gesättigten Fettsäuren aufgebaut ist, wird die Aufnahme der langkettigen ungesättigten Fettsäuren in das ZNS blockiert. Statine sind Cholesterin senkende Medikamente.

Wegen ihrer entzündungshemmenden Wirkung wurde ein solches Statin (das Präparat Sortis®) als Langzeittherapie getestet. Es zeigt eine positive Wirkung auf die Remyelinisierung und wirkt auch leicht immunmodulierend. Als alleinige Therapie dürfte es zu schwach sein, aber in Ergänzung zu anderen Behandlungen könnte es einen Vorteil bringen. Die in der Studie verwendete Dosis war allerdings sehr hoch, nämlich 80 mg täglich. (Die meisten Menschen, die einen erhöhten Cholesterinspiegel im Blut haben, nehmen zwischen 10 und 40 mg pro Tag.) Ich glaube nicht, dass die Krankenkasse diese Dosierung bezahlen wird. Ich sehe aber auch noch einen anderen Nachteil der hohen Dosis: Ein sehr niedriger Cholesterinspiegel im Blut steht oft mit Depressionen in Verbindung. Wenn Betroffene mit normalem oder nur leicht erhöhtem Cholesteringehalt im Blut diesen zu stark senken, könnten Depressionen auftreten.

Hormone

Das Gehirn steuert die biologischen Grundregulationen. Dabei kommt es zu gegenseitigen Beeinflussungen wie in einem Netzwerk. Die Wechselwirkung zwischen Hormonhaushalt und Immunsystem wird in einem speziellen Forschungszweig, der Immunendokrinologie, untersucht. Außerdem weiß man durch die Forschung auf einem anderen Spezialgebiet, der Neuroendokrinologie, dass Hormone auch einen direkten Einfluss auf Struktur und Funktion von Nervenzellen haben.

Östriol, Östradiol und Progesteron

Man hat schon vor Jahrzehnten erkannt, dass die Schübe bei MS – neben verschiedenen anderen Einflüssen – mit der Hormonregulation in Verbindung stehen: In der Schwangerschaft treten fast nie Schübe auf, nach der Entbindung ist das Schubrisiko höher als sonst. Mittlerweile weiß man, dass Östriol – ein Hormon, das in der Schwangerschaft in großer Menge produziert wird – entzündungshemmend wirkt. Es regt die Suppressor-Lymphozyten vom Typ TH_2 an. Das dient offenbar dem biologischen Zweck, den Embryo nicht abzustoßen. Das im Menstruationszyklus bis zum Eisprung vermehrt produzierte Östradiol wirkt gleich, nur schwächer. Außerdem verbessert es die Funktion der Nervenzellen. Das Gelbkörperhormon Progesteron steigt in der zweiten Hälfte des Menstruationszyklus an. Es unterstützt die Remyelinisierung, die Wirkung auf das Immunsystem ist allerdings noch nicht eindeutig geklärt.

Als Therapie könnte man Östriol natürlich nur bei Frauen einsetzen. Die richtige Dosierung müsste vorher aber im Tierversuch noch genauestens ermittelt werden, denn bei zu hoher Dosis besteht die Gefahr, dass Krebs entsteht.

Thyroxin

Es ist durch epidemiologische Untersuchungen schon lange bekannt, dass Menschen mit einer Überfunktion der Schilddrüse selten an MS erkranken. Denn das Schilddrüsenhormon Thyroxin hat einen Einfluss auf das Immunsystem, dazu verbessert es auch die Nervenfunktion. Ich kann mir nicht vorstellen, dass diese Erkenntnisse zu einer neuen MS-Therapie führen werden, weil ein hoher Thyroxinspiegel im Blut lebensbedrohliche Zustände auslösen kann.

In Test befindliche Immuntherapien

Teriflunomid

Teriflunomid ist ein neuer Immunmodulator mit immunsuppressiver Wirkung. Es ist eine Weiterentwicklung des Präparates Arava®, das seit einigen Jahren bei rheumatischer Arthritis (eine Autoimmunerkrankung, die zu Gelenkentzündungen führt) mit sehr großem Erfolg eingesetzt wird. Es wirkt nicht nur hemmend auf die T-Helfer-Lymphozyten, sondern auch auf Makrophagen, die von den anderen Immunmodulatoren kaum beeinflusst werden.

Erste Therapieversuche mit 7 mg und 14 mg täglich zeigten gegenüber Plazebos gute Wirkungen: In der MRT fanden sich über 50 % weniger aktive Läsionen und neue Plaques. Die Schubzahl war um 15 % geringer als bei Patienten, die Plazebos erhielten. Es besteht ein merkwürdiger Kontrast zwischen den klinischen und den MRT-Ergebnissen. Eigentlich würde man es umgekehrt erwarten, weil es im Naturverlauf der MS mehr latente (klinisch stumme) als manifeste (klinisch fassbare) Schübe gibt. Die Erklärung mag in der Auswahl der Patienten für die Studie liegen: Sie waren im Durchschnitt nur sechs Jahre krank, hatten keine starken neurologischen Ausfälle und wenig Schübe vor Therapiebeginn (ein Schub pro Jahr). Nach meiner Erfahrung handelte es sich um Kranke mit einem mittelgradigen Verlauf. Für diese ist typisch, dass sich die MS in den ersten Jahren ziemlich unbemerkt entwickelt, weil immer wieder latente, nur in der MRT erkennbare Schäden auftreten, die sich im Laufe der Jahre summieren.

Wie gut Teriflunomid bei einer schweren Verlaufsform der MS wirkt, kann auf Grund dieser Studie nicht gesagt werden. Inzwischen läuft eine große internationale Studie, nach deren Abschluss das Präparat – wenn es eine überzeugende Wirkung zeigt – zur Zulassung eingereicht werden kann. Die Ergebnisse der ersten Studie legen nahe, dass Teriflunomid für Patienten nach dem Erstschub geeignet sein könnte. Das Präparat wird in Tablettenform genommen, eine große Erleichterung für die Betroffenen. Die Verträglichkeit ist insgesamt gut. Gelegentlich kommt es zu einem Anstieg der Leberwerte oder zur Verminderung der weißen Blutköperchen. Dies bildet sich nach Absetzen des Präparates zurück. Es kommt zu keiner erhöhten Infektanfälligkeit. Während der Therapie sollte allerdings keine Schwangerschaft eintreten.

Cellcept®

Cellcept® ist ein stark wirksames Medikament gegen Abstoßungsreaktionen nach Organverpflanzungen. Daher ist auch eine Wirkung bei MS zu erwarten. Von großem Vorteil ist die gute Verträglichkeit der Präparate. Es gibt auch eine Verabreichungsform zum Schlucken, die bei Organtransplantationen nach einer Einleitungsphase mit Infusionen gegeben wird. Erste Studien mit Cellcept laufen. Diese folgen hinsichtlich Dosis und Behandlungsdauer noch keinem einheitlichen Konzept. Es ist auch noch nicht klar, bei welchen MS-Patienten das Präparat am wirksamsten sein könnte. Endgültige Ergebnisse werden daher erst in ein paar Jahren vorliegen. In einer dieser Studien wird die Wirkung einer Kombinationstherapie von Avonex und Cellcept untersucht. Grundsätzlich ist die Idee nicht schlecht. Auf diesem Weg kann eine raschere Vollwirkung von Avonex eintreten. Außerdem kann bei schweren Verlaufsformen eine stärkere Immunmodulation erzielt werden, ohne dass man eine höhere Dosis von Beta-Interferon verwenden muss. Diese wäre mit entsprechend stärkeren Nebenwirkungen verbunden. Da Cellcept relativ stark immunsuppressiv wirkt, besteht bei einer solchen Kombination die Gefahr, dass es zu einer vermehrten Infektanfälligkeit kommt. Sogar eine Virusreaktivierung im ZNS wäre möglich, wenn man längere Zeit eine hohe Dosis gibt.

Laquinimod

Das Medikament wird in Tablettenform eingenommen. Es blockiert die T-Helfer-Lymphozyten. Die Wirkung von zwei verschiedenen Dosierungen (0,1 und 0,3 mg pro Tag) auf neue und aktive Plaques während einer 24-wöchigen Therapie könnte in der MRT untersucht werden. Gegenüber Plazebos zeigte die höhere Dosis eine deutlich bessere Wirkung. Weitere Studien mit noch höherer Dosierung sind geplant. Die Verträglichkeit des Medikaments ist sehr gut. Diese ersten Ergebnisse klingen vielversprechend, weil positive Effekte schon nach kurzer Behandlungszeit zu beobachten waren.

Fumarat

Das Mittel – ebenfalls zum Schlucken – ist ursprünglich zur Behandlung der Psoriasis (Schuppenflechte, eine Autoimmunerkrankung der Haut) entwickelt worden. Es bei MS einzusetzen ist nahe liegend, weil das ZNS und die Haut als Ziel von Abwehrreaktionen einige Gemeinsamkeiten aufweisen. Fumarat besitzt einen anderen Wirkmechanismus als die bisher untersuchten Immunmodulatoren, denn es bremst nicht die Aktivität der T-Helfer-Lymphozyten (diese bleiben in ihrer Funktion völlig unbeeinflusst), sondern verstärkt die Aktivität der Gegenregulationszellen, also der T-Suppressor-Zellen vom Typ TH_2.

In einer ersten Studie mit nur zehn Patienten, die 18 Wochen mit 720 mg und nach einer Einnahmepause von vier Wochen 70 Wochen lang mit 320 mg pro Tag behandelt wurden, zeigten sich eine Verminderung von neuen und aktiven Plaques und eine Verkleinerung inaktiver Läsionen. Klinisch – also Schübe und neurologische Ausfälle betreffend – blieben die Patienten stabil. Allerdings schränkt die Beurteilung natürlich ein, dass in dieser Studie nur zehn Patienten behandelt wurden. Immunologische Untersuchungen während der Studie zeigten, dass etwa 50 % der T-Helfer-Zellen innerhalb von sechs Wochen abstarben. Das Mittel sollte weiter getestet werden, weil es nach einem neuen Wirkprinzip arbeitet.

Es könnte allerdings aus zwei Gründen in der langfristigen Anwendung doch nicht so wirksam sein wie Immunmodulatoren, die auf T-Helfer-Zellen wirken: Die Menge der Autoimmunzellen, die absterben, geht nach sechs Wochen zurück. Kranke mit leichtem MS-Verlauf zeigen nach wenigen Wochen üblicherweise noch keine neue Aktivierung der Autoimmunzellen, daher spielt das Nachlassen des Effekts bei ihnen keine so große Rolle. Bei Betroffenen mit sehr häufigen Schüben (drei oder mehr pro Jahr) könnten die schon nach kurzer Zeit neu aktivierten T-Helfer-Lymphozyten nicht mehr ausreichend gebremst werden. Eine nur teilweise Unterdrückung dieser Zellen birgt aber die Gefahr eines frühen Übergangs der MS in die sekundär-chronisch progrediente Form.

Wichtig

Nach etlichen Krankheitsjahren beginnen die Immunzellen, die im Laufe der Zeit in das ZNS eingetreten sind, unabhängig von den Zellen im Blut zu reagieren. Mehr T-Helfer- als T-Suppressor-Lymphozyten sind vorhanden. Die Blut-Hirn-Schranke ist im Schub nicht oder kaum offen. Es ist nicht sicher, ob eine genügende Menge des

Medikaments über eine intakte Blut-Hirn-Schranke in das ZNS gelangen kann und ob seine Wirkung ausreichend ist, wenn es überhaupt keinen Enfluss auf die T-Helfer-Zellen hat. Der Effekt ist in diesem Falle schwer objektiv zu beurteilen, weil das MRT bei einem solchen Schub nicht unbedingt aktiv sein muss.

Ich kann mir vorstellen, dass Fumarat eine hervorragende Ergänzung zu einer immunmodulatorischen Standardtherapie sein könnte – wie Beta-Interferon oder Copaxone, bei denen die Aktivierung der T-Suppressor-Zellen vom Typ TH_2 erst nach mehreren Monaten voll ausgebildet ist. Damit könnte man die Probleme ausschalten, die bei diesen Behandlungen manchmal durch die lange Zeit bis zur Vollwirkung entstehen. Es würde dann auch seltener zu einem verfrühten Wechsel einer prinzipiell geeigneten Behandlung kommen. Schließlich muss eine neue Therapie nicht unbedingt wirksamer sein, denn sie benötigt wieder eine gewisse Zeit bis zur Vollwirkung.

Antikörper gegen Interleukine

Interleukine sind Zytokine, immunologische Botenstoffe. Einige aktivieren, andere bremsen die Funktion von Abwehrzellen. Eine Möglichkeit, die Überreaktion der Autoimmunlymphozyten zu drosseln, besteht in der Hemmung oder Ausschaltung von aktivierenden Interleukinen. Technisch geschieht dies, indem man Antikörper (Abwehrstoffe) erzeugt, die aktivierende Interleukine binden. Diese können dann nicht mehr auf andere Immunzellen wirken.

Es wurden erste Studien mit Antikörpern gegen Interleukine durchgeführt. Alle Behandlungen dieser Art werden in Form einer Infusion im Vier-Wochen-Rhythmus verabreicht. Ob sich die Therapieform bewährt, muss die Zukunft zeigen. Es ist denkbar, dass sie nicht sehr stark wirken, weil immer nur ein Interleukin blockiert werden kann. Bei der Aktivierung der Abwehrzellen spielen aber mehrere Zytokine eine Rolle. Möglicherweise kann ein solches Präparat nur in Kombination mit einem anderen Immunmodulator helfen.

IL-12p40-Antagonist

Interleukin-12 kann die T-Helfer-Zellen ziemlich lang anhaltend aktivieren. Im Tiermodell der MS bewirkte ein Antikörper gegen eine Untergruppe dieses Zytokins – ein IL-12p40-Antagonist –, dass die Krankheit weniger schwer verläuft. Ganz gestoppt werden konnte sie nicht. In einer ersten Studie wurden vier verschiedene Dosierungen geprüft. In der MRT zeigte sich kein Unterschied gegenüber Patienten, die Plazebos erhielten. Es wurde allerdings das Präparat lediglich ein einziges Mal verabreicht, und die letzte Kontrolle fand nach nur 16 Wochen statt. Das reicht nicht aus, um eine definitive Aussage über die Wirkung der Therapie zu treffen. Das Hauptziel dieser Studie lag in der Überprüfung, ob das Präparat Nebenwirkungen hat. Bevor man das nicht weiß, kann man große und lang dauernde Studien nicht beginnen. Das Präparat wurde sehr gut vertragen.

Daclizumab (Zenapax®)

Es handelt sich um einen Antikörper gegen Interleukin-2. Es wurde eine kleiner Studie mit 16 Patienten durchgeführt, die eine Stabilisierung der MS mit leichter Tendenz zu Verbesserung zeigten. Das Präparat könnte stärker sein als der IL-12p40-Antagonist.

In Forschung und Entwicklung befindliche Immuntherapien

Hemmung der Wanderung von T-Lymphozyten in das ZNS

Das Präparat – es hat noch keinen Namen und wird mit dem Substanzcode FTY720 bezeichnet – ist für die Verwendung nach Organtransplantationen und bei Autoimmunerkrankungen vorgesehen. Es wird peroral verabreicht (zum Schlucken). Versuche am Tiermodell zur MS zeigten nicht nur einen sehr guten Effekt, sondern auch einen raschen Wirkungseintritt. Dies ist ein großer Vorteil, weil so das Risiko geringer ist, dass sich während einer langen Zeit bis zur Vollwirkung eine unterschwellige Chronifizierung der MS einstellt. Außerdem hält die Wirkung nach Ende der Therapie an, man könnte mit einer solchen Behandlung also theoretisch immer wieder pausieren.

Eine internationale Studie an 240 Kranken mit schubförmiger und sekundär-chronisch progredienter MS läuft noch. Ich kann mir vorstellen, dass FTY720 bei sekundär-chronisch progredienter MS weniger gut wirkt, weil das Präparat das Neueintreten von Autoimmunlymphozyten in das ZNS hemmt. Es hat aber keinen oder nur einen geringen Einfluss auf die Lymphozyten, die sich als Folge früherer Schübe bereits im ZNS befinden und durch eine lokale Aktivierung Verschlechterungen auslösen.

Hemmung der Matrix-Metalloproteinase-9 mit Alpha-Liponsäure

Alpha-Liponsäure wird gegen Nervenschäden bei Diabetes verwendet (so genannte diabetische Polyneuropathie, eine Schädigung von Endnerven). Bei der EAE, dem Tiermodell der MS, vermindert es die Aktivität des Enzyms Matrix-Metalloproteinase-9 an der Blut-Hirn-Schranke. Es hemmt somit den Übertritt von T-Lymphozyten in das ZNS. Abhängig von der Dosis betrug die Blockierung 16–75 %. Es könnte daher auch bei MS wirken. Es müsste eine hohe Dosis verabreicht werden, was aber angesichts der sehr geringen Nebenwirkungen kein Problem wäre. Die Substanz ist auch ein Antioxidans (s. S. 131), sie tritt aber nur in sehr kleiner Menge in das ZNS ein.

Chemische Blockierung des Adhäsionsmoleküls VLA-4

Die myelinreaktiven T-Lymphozyten treten, wie schon erwähnt, über die Blut-Hirn-Schranke in das ZNS. Eine Struktur an der Oberfläche von Abwehrzellen, das Adhäsionsmolekül VLA-4, ermöglicht diesen Übertritt.

Man arbeitet an einer Methode, mit der man VLA-4 chemisch, statt durch blockierende Antikörper wie Natalizumab blockieren kann.

Meiner Meinung nach könnten Therapien, welche die Blut-Hirn-Schranke stark blockieren, die gleichen seltenen schweren Nebenwirkungen wie Natalizumab haben. Gelegentlich werden Abwehrzellen auch im ZNS gebraucht. Günstig wäre es, wenn nur die myelinreaktiven und nicht alle T-Lymphozyten blockiert würden. Mit den heutigen Technologien müsste das möglich sein.

T-Zellen-Vakzine: »MS-Impfung«

Eine Impfung regt den Körper an, Antikörper (Abwehrstoffe) gegen einen krank machenden Fremdstoff – üblicherweise ein Erreger – zu bilden.

Bei MS lösen die gegen Myelin gerichteten T-Lymphozyten die Krankheit aus. Mit einer Impfung soll das Abwehrsystem dazu angeregt werden, diese Zellen zu zerstören.

Erste Versuche mit Impfungen gegen T-Lymphozyten, die gegen das basische Markscheidenprotein (ein Eiweißstoff im Myelin) gerichtet sind, wurden schon vor mehr als zehn Jahren begonnen und zeigten viel versprechende Ergebnisse.
Später hat man T-Lymphozyten gegen verschiedene Strukturen der Markscheide nachgewiesen, die bei den einzelnen Kranken unterschiedlich sind. In der Weiterentwicklung der Methode nimmt man daher Impfstoffe, die aus den eigenen myelinreaktiven T-Lymphozyten des Patienten hergestellt werden.

Inzwischen hat eine kleine Studie mit einem solchen Impfstoff – das Präparat heißt Tovaxin® – in drei verschiedenen Dosierungen begonnen. Es wird darauf hingearbeitet, dass Impfungen die MS-Therapie der Zukunft sein werden.

Fazit

Dank neuer Erkenntnisse über die Ursache der MS und die Abläufe bei der Plaqueentstehung und dank der Entwicklung neuer Technologien haben sich die Möglichkeiten der Behandlung enorm verbessert. Davon profitieren ganz besonders die Kranken im Frühstadium, denn bei rechtzeitiger Behandlung kann man trotz MS ein ganz normales Leben führen. In der Forschung wird man sich in den nächsten Jahren ganz besonders darauf konzentrieren, die immunologischen Charakteristika der verschiedenen MS-Formen bei der Diagnose feststellen zu können, damit man von Beginn an gezielt die am besten passende Behandlung einsetzen kann. Ich glaube, dass dies innerhalb der nächsten Jahre möglich sein wird. Ein zweites wichtiges Forschungsziel ist den lang Erkrankten gewidmet. Bei ihnen kann derzeit mit Hilfe der Behandlung natürlich die Weiterentwicklung der MS aufgehalten oder verlangsamt werden. Sie leiden aber bereits an bleibenden Schäden im ZNS. Um diesen Betroffenen helfen zu können, beschäftigt sich die Forschung intensiv mit Behandlungsmethoden, durch die eine Regeneration der Nerven möglich ist.

Diese Behandlungsmöglichkeiten werden im nächsten Abschnitt besprochen.

Regenerationsfördernde Therapien

Das Ziel regenerationsfördernder Therapien besteht in Medikamenten und Methoden, mit denen

- Nervenzellen vor chemischen Einflüssen geschützt werden können, die im Rahmen der Entzündung entstehen (sog. Neuroprotektion),
- bereits bestehende Ausfälle sich wieder rückbilden können durch
  - Förderung der Remyelinisierung,
  - Wiederaufbau geschädigter Axone,
  - Ersatz zugrunde gegangener Myelin bildender Zellen.

Neuroprotektive Therapien

Im Rahmen der entzündlichen Vorgänge, des Absterbens von Zellen und der Beseitigung der beschädigten Zellen kommt es zu verschiedenen chemischen Prozessen, die Axone schädigen und die Remyelinisierung hemmen. Dazu tragen freie Radikale (aggressive Sauerstoffmoleküle), Stickstoff- und Wasserstoffverbindungen, die erhöhte Freisetzung von Kalzium und von bestimmten Neurotransmittern (Botenstoffe für die Nervenleitung) wie Glutaminsäure bei. Durch neuroprotektive Substanzen werden solche aggressiven Moleküle blockiert oder abgepuffert.

Wichtig

Eine Reihe körpereigener Substanzen, die als Antioxidanzien gegen freie Radikale wirken, werden als komplementärmedizinische Behandlungen und Nahrungsergänzungsmittel verwendet. Etwa Vitamin C, Beta-Carotin, Coenzym Q10, Vitamin E und Vitamin A. Einige Antioxidanzien, wie Vitamin A und E, regen die Abwehrvorgänge an und sollten bei MS daher nicht in größeren Mengen eingenommen werden.

Darüber hinaus gibt es Medikamente, die bei anderen neurologischen Erkrankungen angewendet werden, und chemische Substanzen im Versuchsstadium, die auf Grund ihrer neuroprotektiven Wirkung auch bei MS helfen könnten.

Die intensive Erforschung von neuroprotektiven Substanzen hat erst vor wenigen Jahren begonnen. Diese Mittel stellen eine sinnvolle Ergänzung der Immuntherapien dar. Ganz besonders dann, wenn sie im Frühstadium der MS eingesetzt werden. Bis ein gut wirkendes Mittel zur Verfügung steht, kann zumindest eine gewisse unterstützende Wirkung durch Antioxidanzien in Form von Vitaminen und anderen Nahrungsergänzungsmitteln erreicht werden – oder besser durch gesunde Ernährung.

Wachstumsfördernde Substanzen für Myelin und Axon

Man hat festgestellt, dass etliche Immunmodulatoren nicht nur entzündungshemmend sind, sondern zugleich die Regeneration der Nerven fördern. Das ist ein großer Vorteil dieser Therapien. Ebenso unterstützen einige Medikamente, die man zur Symptombekämpfung einsetzt, die Regeneration:

- Copaxone stimuliert die Produktion des Nervenwachstumsstoffes BDNF, der die Regeneration des Axons fördert. Dies

131

dürfte u. a. für die nachhaltige Wirkung der Therapie verantwortlich sein.

- Intravenöse Immunglobuline der Klasse 7-S-IgG regen ebenso die Produktion von BDNF an und unterstützen zusätzlich die Remyelinisierung.
- IgM-hältige Immunglobuline wirken noch stärker remyelinisierend als 7-S-Immunglobuline.
- Cannabis-Präparate und Vitamin B_{12} regen gleichfalls die Produktion von BDNF an.

Solange die Wachstumsstoffe nicht direkt zugeführt werden dürfen, können die genannten Medikamente zumindest die Regeneration unterstützen.

Die ersten Vorversuche zur Verabreichung von Wachstumsstoffen für die Nerven sind im Gange. Sie wirken zugleich auch immunmodulierend. Betroffene, die bereits unter starken neurologischen Ausfällen leiden, warten natürlich ungeduldig auf diese Behandlungsform. Die Erprobung einer solchen Therapie mit Ermittlung von Dosis und Behandlungsdauer muss aber sehr sorgfältig und genügend lange erfolgen, denn bei falscher Anwendung besteht das Risiko, dass sich Tumoren im ZNS bilden.

Stammzellentherapie

Sehr viel versprechen sich die Betroffenen auch von der Stammzellentherapie. Obwohl die Versuche mit Stammzellen-Übertragung schon vor Jahren begonnen haben, ist die Methode nicht ausgereift. Bei der

GRUNDLAGEN

Neuroprotektiv wirkende Substanzen

- Statine wurden bereits bei den Immunmodulatoren erwähnt, weil sie eine entzündungshemmende Wirkung besitzen. Sie sind zudem neuroprotektiv.
- Minocin, ein Antibiotikum, besitzt ebenfalls beide Eigenschaften.
- Rilutek® (Substanz Riluzol), das für Amyotrophe Lateralsklerose entwickelt wurde. Bei dieser kommt es zu einer Axondegeneration in Rückenmark und unterem Hirnstamm, sie steht aber in keinem Zusammenhang mit MS. Eine kleine Studie bei primär-chronisch progredienter MS mit diesem Mittel zeigte in der MRT eine Verzögerung der Atrophie. Ich selbst habe es auch in Verwendung. Kranke mit sekundär-chronisch progredienter, sehr fortgeschrittener MS berichteten über ein gewisses Nachlassen der Spastik, sonst sind aber in diesem Stadium für mich keine eindeutigen Effekte er-

kennbar. Es würde mehr Sinn machen, das Medikament in einem früheren MS-Stadium zusammen mit Immunmodulatoren einzusetzen. Am besten könnte es bei der primär-progredienten MS helfen. Dort ist die Axondegeneration stärker als die entzündliche Schädigung der Markscheide.
- Selegilin, das bei der Parkinson-Erkrankung verwendet wird.
- Memantin, das bei Alzheimer sehr gut hilft.
- Inosin ist einer der Grundbausteine und Energieträger von Körperzellen. Es wirkt als Antioxidans. Da es der Vorläufer von Harnsäure ist, kann diese unter der Einnahme großer Mengen von Inosin (Gichtgefahr) ansteigen. Eine »Mini-Studie« zeigte bei nur drei von zehn Patienten mit MS einen positiven Effekt.
- Vitamin D3.

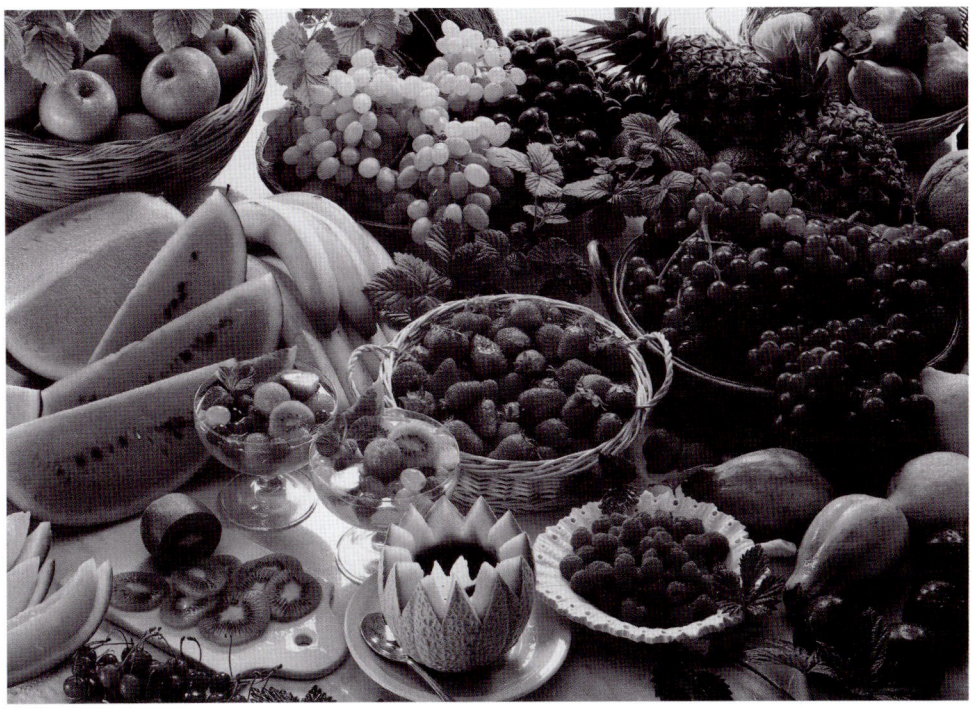

Frisches Obst und Gemüse liefern wertvolle Antioxidanzien, die freie Radikale unschädlich machen. Alternativ kann man auch Nahrungsergänzungsmittel einnehmen.

Verwendung von Knochenmarkszellen sind die Komplikationsrate und die Gefahr einer Virusübertragung zurzeit noch enorm hoch. In den Versuchen traten bis zu 50 % Todesfälle auf. Auch embryonale Stammzellen sind nicht ganz ohne Risiko, weil über eine Infektion der Mutter in der Schwangerschaft auch Viren in den Embryo gelangen können. Zellen der eigenen Haut werden zurzeit hinsichtlich ihrer Eignung zur Stammzellentherapie untersucht, ebenso Stammzellen aus eigenem Bindegewebe.

Die Übertragung von myelinbildenden Schwann-Zellen wird gleichfalls versucht. Bei dieser Methode gibt es nicht das Risiko, dass sich unter Umständen nicht die richtigen und vor allem intakte Zellen bilden, wie dies bei den Stammzellen der Fall ist.

Ich denke, dass es noch ein Jahrzehnt dauern wird, bis eine wirksame Methode zur Reparatur alter Schäden im ZNS zur Verfügung steht. Bis dahin müssen die immunmodulatorischen Behandlungen reichen, mit denen man den Verlauf der MS auch im fortgeschrittenem Stadium verlangsamen kann.

Fazit
Die besten Erfolge sind bis jetzt durch Langzeittherapien mit immunsuppressiven Methoden und Immunmodulatoren

mit immunsuppressiver Wirkung zu erzielen. Bei allen Langzeitbehandlungen gibt es jedoch ein grundsätzliches Problem: Wann soll eine Behandlung eingeleitet werden? Auf der einen Seite scheut man sich, Mittel mit unbekannten Nebenwirkungen schon dann zu verwenden, wenn man noch nicht sicher weiß, wie die Krankheit verläuft. Die Einschätzung ist schwer, weil die Schübe nicht in regelmäßigen Intervallen auftreten und weil sie nicht gleich schwer sind. Die Prognose kann durch die modernen Untersuchungsmethoden heute aber viel besser und zu einem früheren Zeitpunkt abgeschätzt werden als noch vor Jahren.

Oft möchten die Patienten noch kein Mittel einnehmen, solange es ihnen gut geht. Andererseits kann es beim Warten auf den richtigen Zeitpunkt für die Langzeitbehandlung passieren, dass sich bereits stärkere bleibende Schäden entwickeln. Und das, bevor man sich dazu entschlossen hat, mit der Therapie zu beginnen.

Wichtig Wenn die Krankheit also sichtlich aktiv verläuft, muss man ihr auch energisch entgegentreten. Idealerweise sollte nach dem ersten Schub, wenn die Untersuchungen zeigen, dass eine MS-Anlage vorhanden ist, mit der Behandlung begonnen werden. So lässt sich die Krankheit am besten steuern. Es gibt Mittel von so guter Verträglichkeit, dass ein Behandlungsbeginn vor der durch einen zweiten Schub klinisch gesicherten Diagnose ärztlicherseits vertretbar und dem Betroffenen zumutbar ist.

Noch immer werden die Patienten viel zu häufig mit der Bemerkung getröstet, dass kein zweiter Schub kommen muss. Die Wahrscheinlichkeit dafür ist jedoch äußerst gering. Es ist besser, damit nicht zu rechnen, sonst verliert man nur Zeit. Wenn schon zwei Schübe innerhalb von ein bis zwei Jahren aufgetreten sind, sollte man auf keinen Fall länger mit einer Therapie warten.

Aber auch wenn die Krankheit schon länger besteht, ist es nicht zu spät, den Krankheitsverlauf zu bremsen. Heutige Möglichkeiten der Langzeitbehandlung, vor allem die der immunmodulierenden Therapie, bieten viele Chancen, den Krankheitsverlauf günstig zu beeinflussen. Und die sollte man auf jeden Fall nutzen. Außerdem kann man so den Anschluss an die zukünftigen Medikamente in einem besseren Gesamtzustand abwarten. Es sind schon die nächsten, noch spezifischeren immunologischen Behandlungsmethoden in Erprobung, dazu Therapien zur Reparatur alter Schäden.

Es wird wohl noch etliche Jahre dauern, bis die Krankheit von Beginn an komplett gestoppt werden kann und bis eine Rückbildung von neurologischen Ausfällen auch bei langer Krankheitszeit möglich sein wird, aber die Zeit bis dahin kann mit den jetzigen Behandlungsmöglichkeiten gut überbrückt werden.

Symptomatische Therapie

Unter symptomatischer Therapie fasst man Behandlungen zusammen, die Beschwerden der Krankheit bessern, ohne direkt an ihrer Ursache anzugreifen. Bei MS erleichtern sie nicht nur unmittelbar gewisse unangenehme Symptome, sondern unterstützen auch indirekt die Rehabilitationsmaßnahmen, die vor allem mit Hilfe von Physiotherapien durchgeführt werden. Sie haben das Ziel, neurologische Ausfälle in der Bewegungsfähigkeit zu bessern bzw. diese zu erhalten und Komplikationen zu vermeiden. Die meisten MS-Kranken benötigen irgendwann eine oder mehrere symptomatische Behandlungsformen. Verschiedene Beschwerden der MS können – vor allem wenn sie nur leicht ausgeprägt

sind – mit ganz einfachen Methoden vermindert werden. Etwa mit der Anpassung der Lebensgewohnheiten an die neue Situation oder durch Rehabilitation.

Stärkere Beschwerden, die das tägliche Leben beeinträchtigen, müssen häufig medikamentös behandelt werden.

Müdigkeit und Erschöpfungszustände

Störender Müdigkeit und rascher Erschöpfung (»fatigue syndrome«) kann man zum Teil durch eine geschickte Tagesplanung begegnen. Gegen körperliche Schwäche hilft oft Amantadin (Präparat PK-Merz), das gegen die Verlangsamung der Bewegungen

Tab. 14: Symptomatische medikamentöse Therapien

Müdigkeit	Modasomil, Symmetrel (Hofcomant-Ö), Fluctin, Nootropil
Spastizität	Lioresal, Sirdalud, Valium, Nabilone, Botox/Dysport
Schwindel	Dogmatil, Nausex, Vertirosan, Betaserc
Zittern	Inderal (Ö), Adumbran, Delpral (Ö)
Blasenstörungen	Detrusitol, Ditropan (Ö), Dridase, Alna reatard, Dibenzyran, Nehydrin, Hydergin, Myocholine, Mictol, Lioresal
Darmstörungen	Mittel gegen Verstopfung: Movicol, Lecicarbon, Laevolac, Agiolax, Rizinusöl, Ubretid, Prepulsid, Mittel gegen Durchfall: Imodium, Tierkohle
Sexualfunktionsstörungen	Viagra, Papaverin-Injektionen
Kreislaufstörungen	Effortil, Dihydergot
Schmerzen	Tegretal, Neurontin, Lamictal, Tramal, Antirheumatika, Analgetika, Muskelrelaxanzien (Norgesic), Antidepressiva (Anafranil), Neuroleptika (Nozinan – Ö)
Muskelkrämpfe	Epilan, Rivotril, Lioresal, Kalzium, Magnesium
Psychische Veränderungen	Antidepressiva (Fluctin, Seropram, Ixel, Saroten, Ludiomil, Zyprexa), Anxiolytika und Tranquilizer (Praxiten, Xanor), Neuroleptika (Truxal)

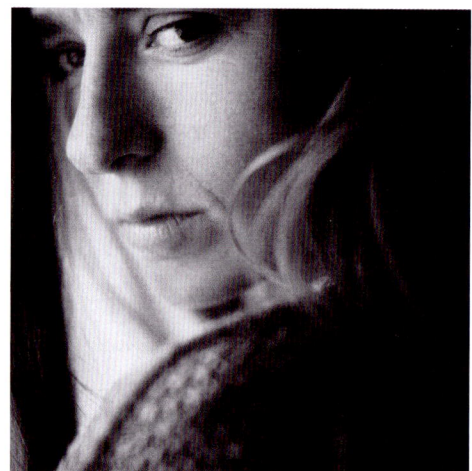

Müdigkeit und nachlassende Kraft – verbunden mit einer leichten Depression – lassen sich mit Medikamenten wirkungsvoll behandeln.

bei der Parkinson-Erkrankung eingesetzt wird. Aktivierende Antidepressiva helfen bei körperlicher und geistiger Erschöpfbarkeit, vor allem wenn zugleich eine leichte Depression mit morgendlicher Antriebsschwäche vorliegt. Dazu gehören moderne Medikamente, die den Serotonin- oder den Noradrenalin-Gehalt des Gehirns regulieren, etwa Fluctin, Seropram, Dalcipram, Efectin, Ixel, sowie die seit Jahren verwendeten trizyklischen Antidepressiva wie Anafranil. Wie man neuerdings weiß, sind Antidepressiva auch leicht entzündungshemmend. Sie ergänzen daher die immunologischen Therapien. Ein Teil dieser Mittel, vor allem die trizyklischen Antidepressiva, sind allerdings bei Blasenstörungen mit Neigung zu Restharnbildung mit Vorsicht einzusetzen, weil sie die Tendenz zur Harnverhaltung verstärken können.

Bei Konzentrationsstörungen empfiehlt sich Piracetam (Präparat Pirabene, Noo-

trop). Es sollte jedoch nicht am späten Nachmittag oder abends eingenommen werden, da es Schlafstörungen verursachen kann. Ansonsten hat das Mittel keine Nebenwirkungen und verträgt sich mit allen anderen Medikamenten.

Nach neuen Studien ist die Substanz Modafinil (Präparat Modasomil®) besonders gut gegen Tagesmüdigkeit. Leider ist das Präparat sehr teuer und nicht für MS, sondern für eine bestimmte Form epileptischer Anfälle (Schlafanfälle/Narkolepsie) entwickelt worden. Es wird derzeit bei MS-Kranken von den Krankenkassen nicht bezahlt. Wenigstens Berufstätige sollten das Präparat im Bedarfsfall jedoch erhalten, weil sie sich die Arbeit nicht immer so einteilen können, wie es der Rhythmus ihres Körper eigentlich verlangt. Ein besonderer Vorteil von Modafinil ist, dass es keine Schlafstörungen verursacht, obwohl es das Gehirn anregt. Ich habe in einer Studie zwei Dosierungen verglichen und festgestellt, dass eine im Vergleich zu Patienten mit Narkolepsie kleinere Tagesmenge von ein bis zwei Tabletten zu 100 mg bei MS-Kranken bereits sehr gut hilft. Das Präparat wird sehr gut vertragen. Sehr selten erzeugt es Nervosität. Menschen mit Herzkrankheiten und mit hohem Blutdruck dürfen Modafinil nicht nehmen.

Wichtig

Obwohl MS selbst die häufigste Ursache für Müdigkeit und Erschöpfung ist, sollten andere mögliche Ursachen ausgeschlossen werden. Dazu gehören: Eisenmangel, Verminderung der roten Blutkörperchen, Schilddrüsenunterfunktion, Veränderungen der Blutsalze (Elektrolyte) und der Nierenfunktion, Herz-, Kreislauf- oder Lungenerkrankungen sowie eine allgemein ungesunde Lebensweise mit Schlafmangel, unregelmäßiger und ungesunder Ernährung und überhöhtem Nikotinkonsum.

Spastik

Störungen von Gleichgewicht und Koordination sind zu Beginn der MS relativ selten, im weiteren Verlauf jedoch das häufigste Symptom oder besser: der häufigste Symptomkomplex. Gegen die bei vielen MS-Kranken auftretende Spastizität müssen – trotz regelmäßiger gezielter Bewegungsübung (Krankengymnastik) – in den meisten Fällen Medikamente eingenommen werden. Am längsten und häufigsten setzt man Baclofen (Präparat Lioresal®) ein. Es wirkt sehr gut gegen die Spastizität und wird von Betroffenen fast immer problemlos vertragen. In höherer Dosierung kann es allerdings müde machen. Die Dosis wird individuell eingestellt, wobei die Spastizität so vermindert wird, dass die Beine nicht »zu weich« werden. Oft ist es von Vorteil, über Nacht eine höhere Dosis einzunehmen als tagsüber, um der Zunahme der Spastizität durch die ruhige Lage während des Schlafs entgegenzuwirken. In besonders schweren Fällen von Spastizität kann Baclofen mit Hilfe eines Liquorkatheters (Plastikschlauch) verabreicht werden. Der Katheter wird an eine unter der Haut eingepflanzte Pumpe angeschlossen. Diese Pumpe ist mit Baclofen gefüllt und gibt gleichmäßig kleine Mengen direkt in den Liquorraum ab und damit ins Rückenmark. Sie muss regelmäßig nachgefüllt werden.

Auch die Substanz Tizanidin (Präparat Sirdalud®) wird seit Jahren gegen Spastizität eingesetzt. Sie wird ausgezeichnet vertragen, kann aber müde machen. Neuerdings steht ein höher dosiertes Retardpräparat zur Verfügung, d. h., die Wirkstoffmenge wirkt länger (Sirdalud 6 mg MR). Es ist besonders gut zur Einnahme vor dem Schlafengehen geeignet. In manchen Fällen ist eine Kombination von Baclofen und Tiza-

Cannabis-Präparate bei MS

Auch Cannabis-Präparate (Nabilone®, Marinol®, Dronabinol®) wirken gegen Spastik, speziell wenn schmerzhafte Krämpfe auftreten. Die Krankenkassen übernehmen die hohen Kosten für das Medikament nur in Ausnahmefällen, wenn nichts anderes hilft, da es von den Gesundheitsbehörden noch nicht zugelassen wurde. Nabilone ist in Kapseln zu 1 mg erhältlich. Ich lasse die Kapsel in der Apotheke in 2 Kapseln zu je 0,5 mg teilen, weil sich die Patienten bei der Einnahme von 1 mg oft benommen fühlen. Es ist mir derzeit nicht möglich zu beurteilen, ob sich nach längerem Gebrauch eine Abhängigkeit von Nabilone entwickeln kann, weil ich nicht so viele MS-Kranke auf das Präparat eingestellt habe. Bis jetzt habe ich das jedenfalls nicht beobachtet und in den vorliegenden Studien ist ein solcher unerwünschter Effekt auch nicht beschrieben. Sehr interessant ist, dass Cannabis eine leichte immunmodulierende Wirkung hat und dass es die Regeneration der Nerven unterstützt. In England soll es in Kürze für MS zugelassen werden. Jedenfalls wäre es gut, wenn die Krankenkassen auch bei uns das Präparat bezahlen würden.

GRUNDLAGEN

nidin günstig, die sich dann gegenseitig in der Wirkung verstärken. Eine stärkere Spastizität kann so besser beeinflusst werden.

Gelegentlich wird auch die Substanz Diazepam (Präparat Valium®) als Antispastikum eingesetzt, vor allem wenn eine Neigung zu spastischen Krämpfen besteht. Meist wird Valium mit Baclofen kombiniert. Allein wird es selten verabreicht, da es schwächer ist als Baclofen. Außerdem kann es den Blutdruck etwas senken. Vor allem aber macht es müder als die anderen Antispastika, da es zur Gruppe der Beruhigungsmittel (Tranquilizer) gehört. Eine längere Einnahme sollte vermieden werden, da es zur psychischen Gewöhnung und Sucht führen kann. Bei sehr starker Spastizität kann auch Botulinustoxin (Präparate Botox®, Dysport®) direkt in den Muskel gespritzt werden. Die Wirkung hält bis zu drei Monate an. Da es sich um ein Gift handelt, kann es nur von wenigen, mit dem Präparat gut vertrauten Neurologen angewendet werden.

Lähmungen

Derzeit können Lähmungen bei MS, wenn sie noch nicht sehr lange bestehen, nur durch erfolgreiche Schub- und Langzeittherapien gebessert werden sowie – in allen MS-Stadien – durch physiotherapeutische Maßnahmen (s. S. 154). Die früher oft verwendeten Anabolika (Muskel aufbauende Medikamente) helfen bei MS nicht, sondern können – da sie das Immunsystem anregen – sogar schaden. Außerdem handelt es sich um Hormonpräparate mit gefährlichen Nebenwirkungen. Man untersucht mittlerweile harmlose Muskel auf-

bauende Präparate: Clembuterol (Präparat Spiropent®) und Salbutamol sind gut verträgliche Medikamente gegen Asthma und Atemschwäche. Als Nebenwirkung zeigen sie eine Zunahme der Muskulatur. Bei erblichen Muskelerkrankungen sind bereits positive Versuche durchgeführt worden. Sie sind jetzt auch bei MS in Erprobung. Da sich bei MS Lähmungen entwickeln, weil die Nerven zu wenig Impulse an die Muskeln senden, können diese Präparate nur in Verbindung mit Physiotherapie helfen oder durch gleichzeitige Einnahme von Medikamenten. Diese sollen die elektrische Nervenleitung beschleunigen. 4-Amino-Pyridin und die sog. Psoralene sind solche Substanzen. Es handelt sich um Kalium-Kanal-Blocker.

Wichtig

Die elektrische Leitung in den Axonen der Nerven entsteht durch elektrochemische Vorgänge. Das bedeutet Umwandlung von chemischer in elektrische Energie. Durch den Einstrom von verschiedenen Blutsalzen (Natrium, Kalium, Kalzium) baut sich ein elektrisches Spannungsfeld auf. Die Salze bewegen sich in Kanälen innerhalb der Nerven, und dabei wird die elektrische Ladung weitertransportiert. An beschädigten Stellen in den Nerven kommt es zu einem Kaliumüberschuss, wodurch die Leitung verlangsamt wird. Blockiert man die Kalium-Kanäle, dann können die Nerven die elektrische Spannung wieder besser aufbauen und weiterleiten.

Schon vor Jahren wurde eine positive Wirkung der Substanz 4-Amino-Pyridin auf die elektrische Nervenleitung festgestellt. Die Versuche waren bei Kranken mit geschädigten Sehnerven durchgeführt worden, weil man die Wirkung mit der Messung der visuell evozierten Potenziale gut überprüfen kann. Unbegreiflicherweise haben aber erst jetzt Studien bei Betroffenen mit Gangstörungen begonnen, daher ist das Präparat noch nicht zugelassen.

Ich selbst habe etwa drei Jahre Erfahrung mit 4-amino-pyridin. Über eine merklich gute Wirkung berichten Betroffene mit mäßiger Gangstörung (Gehen mit Stock oder einer Krücke möglich) sowie Kranke nach Sehnervenentzündungen. Die Wirkung hält etwa sechs bis sieben Stunden an. Man nimmt das Präparat morgens und mittags oder dann, wann man es für seinen Tagesablauf am meisten braucht. Manche Betroffene, die nicht ständig die Wirkung benötigen, nehmen das Präparat nur vor besonderen körperlichen Anforderungen ein oder vor der Krankengymnastik, damit der Trainingseffekt verbessert wird. Ich verwende eine Dosis von 10–15 mg. Eine Dosierung von 20 mg wird oft nicht mehr gut vertragen, sie kann zu Benommenheit führen. Die erlaubte Höchstdosis beträgt 0,5 mg pro kg Körpergewicht. Kranke mit schmerzhaften Empfindungsstörungen können das Präparat oft gar nicht oder nur in kleiner Dosierung nehmen (2-mal täglich 2,5–5 mg), weil bei ihnen durch die Beschleunigung der Nervenleitung in den Empfindungsbahnen die Schmerzen stärker wurden. Kranke mit hohem Blutdruck, Epilepsie und schweren Nierenerkrankungen dürfen das Präparat nicht nehmen, weil es damit zu Verschlechterungen dieser Erkrankungen kommen kann.

Eine erste Studie mit der Substanz Präparat Fampridine-SR zeigt einen Trend zur Verbesserung der Gehleistung. Die Studie ist noch nicht abgeschlossen. Außerdem läuft eine zweite Studie zur Erprobung verschiedener Dosierungen.

Ganz besonders interessant ist, dass 4-Amino-Pyridin auch immunmodulatorisch wirkt.

Gleichgewichtsstörungen (Ataxie)

Die oben erwähnte Substanz 4-Amino-Pyridin hilft manchmal auch bei Gleichgewichtsstörungen. Nach meiner Erfahrung ist eine kleine Dosis von 2-mal 5 mg oder 5 mg morgens und 2,5 mg mittags wirksamer als eine größere Dosis, vor allem wenn gleichzeitig eine Schwäche in den Beinen ohne starke Spastik besteht.

Intramuskulär injizierte Gaben (2500–5000 mcg alle 2–4 Wochen) dieses Vitamins bewirken lediglich bei wenigen MS-Kranken eine Besserung. Das sind jene, bei denen die Gleichgewichtsstörungen durch einen gleichzeitig bestehenden Vitamin-B_{12}-Mangel infolge von Magen-Darm-Störungen oder eines starken Gebrauchs von Abführmitteln verursacht werden. Es lohnt sich auf jeden Fall, das Blut auf den Vitamin-B_{12}-Gehalt untersuchen zu lassen (man darf zwei Wochen vorher kein Vitamin B_{12} genommen haben, sonst sind die Werte verfälscht). Auch in Mischpräparaten von Vitaminen ist Vitamin B_{12} enthalten.

Derzeit kann dieses Symptom nur durch rechtzeitigen Beginn mit einer Langzeitbehandlung sowie durch Physiotherapie beeinflusst werden, jedoch nicht durch eine zusätzliche medikamentöse Behandlung.

Zittern (Tremor)

Gegen das bei einigen Kranken auftretende Zittern gibt es leider kaum wirksame Medikamente. Auch hier sollte vor allem durch eine gute Schub- und Langzeitbehandlung dafür gesorgt werden, dass die Beschwerden sofort, wenn sie entstehen, bekämpft werden. Bei manchen helfen Beta-Blocker, z. B. die Substanz Propranolol (Präparat Inderal®). Da diese einen stark blutdrucksenkenden Effekt hat, kann bei vielen Kranken nicht die nötige Menge verabreicht werden. Bei anderen Patienten helfen leichte Tranquilizer (Beruhigungsmittel, z. B. die Präparate Adumbran® und Xanor®), die jedoch wegen der begleitenden Müdigkeit ebenfalls nicht immer ausreichend hoch dosiert werden können. Außerdem können sie zur Gewöhnung führen. Bei einer Reihe von Patienten habe ich unter der Wirkung von Antidepressiva, vor allem der Substanz Fluoxetin (gegen Depressionen, Präparat Fluctine®), eine Abnahme des Zitterns beobachtet. Manchen Kranken helfen bestimmte Antiepileptika (Mittel gegen epileptische Anfälle, z. B. Mysoline® oder Rivotril®). Die meisten Betroffenen nehmen Kombinationen der genannten Wirkstoffgruppen in geringen Dosierungen.

Die Substanz Isoniazid (Präparat INH), ein Mittel gegen Tuberkulose, wurde vor etlichen Jahren als Therapie gegen das Zittern bei MS ausprobiert. Sie hat einen mäßigen Effekt gezeigt, wird aber nicht mehr verwendet, weil sie in der nötigen hohen Dosierung über einen langen Zeitraum zu starken Nebenwirkungen führen kann. Dazu gehören Endnervenschädigungen, die Bewegungs- und Empfindungsstörungen verstärken. Bei einigen Betroffenen hilft Delpral (Ö) gegen Zittern.

Schwindelzustände

Sie kommen durch eine leichte Schädigung mit Reizerscheinungen in den Gleichgewichtszentren zustande und sprechen daher oft auf Mittel gegen Seekrankheit an. Dies vor allem, wenn zugleich eine Neigung zu bewegungsabhängiger Übelkeit besteht. Auch das stimmungsaufhellende Mittel Dogmatil setzt man wegen seiner stoffwechselregulierenden Wirkung auf den Hirnstamm oft erfolgreich ein (in einer kleinen Dosierung von 50–100 mg morgens und mittags). Das Präparat ist gut verträglich. Eine Gabe am Abend sollte vermieden werden, da sie zu Schlafstörungen führen kann. Die Präparate Vertirosan (Ö) und Betaserc (Ö) können ebenfalls versucht werden.

Wichtig

Für Schwindelgefühle können auch Kreislaufstörungen verantwortlich sein. In diesem Fall handelt es sich nicht um ein Drehschwindelgefühl, sondern eher um eine Art Schwankschwindel, vor allem bei längerem Stehen und raschem Aufrichten, oder um einen morgendlichen Schwindel, der sich im Laufe des Tages verliert. In diesem Fall helfen kreislaufregulierende Mittel wie Ergotaminpräparate (Präparat Dihydergot®) oder andere der zahlreichen im Handel befindlichen kreislaufstützenden Medikamente (z.B. Effortil-Präparate). Auf jeden Fall sollte man Bewegungsübungen und Bäder- bzw. Wasseranwendungen, z.B. Kneippkuren durchführen. Sie verbessern die Haut- und Muskeldurchblutung, was sich wiederum günstig auf die Bewegungs- und Empfindungsfähigkeit auswirkt.

Blasenstörungen

Blasenstörungen sind eine sehr unangenehme Folge von MS, die heute aber mit einer Reihe von Medikamenten gebessert werden kann. Abhängig davon, welche Anteile des komplizierten Systems der Blasensteuerung im Rückenmark geschädigt sind, gibt es verschiedene Formen von Blasenstörungen, die auch in Kombination auftreten können. Es ist daher notwendig, nicht nur irgendein Medikament auszuprobieren, sondern durch eine neuro-urologische Untersuchung genau festzustellen, welche Behandlung notwendig ist.

Zur Vorbeugung gegen Harnwegsinfekte hilft Acimethin®, das den Harn ansäuert (in saurem Milieu vermehren sich Bakterien schlecht), aber auch Preiselbeersaft oder -kompott. (Extrakte sind als Medikament erhältlich, Präparat Preiselsan®.) In letzter Zeit habe ich häufiger beobachtet, dass Urologen die Patienten, die an häufigen bzw. chronischen Harnwegsinfekten leiden, für ein halbes Jahr auf ein Antibiotikum einstellen (z.B. auf die Substanz Norfloxazin, Präparat Urobacid). Es scheint zu helfen, und ich habe bis jetzt auch keine stärkere Entwicklung von Antibiotika-Resistenz (Unwirksamwerden des Antibiotikums) gesehen als bei häufigen kurzen Verabreichungen.

Imperativer Harndrang

Ein imperativer Harndrang tritt sehr häufig auf. Es handelt sich dabei um die verminderte Fähigkeit, den Harn nach Auftreten des Harndrangs längere Zeit zurückzuhalten. Meist kann man diese unangenehme Erscheinung umgehen, indem man in regelmäßigen Abständen von etwa zwei Stunden die Toilette aufsucht. Oft ist eine Spastizität schuld an diesem imperativen Harndrang; sie kann durch Gabe von Antispastika (z.B. Lioresal®) gut bekämpft werden.

Reizblase

Viele MS-Kranke leiden unter einer Art »Reizblase« mit häufigem Harndrang bei

Blasenuntersuchungen

Bei der neuro-urologischen Untersuchung wird die Blasenfunktion gemessen (urodynamische Untersuchung und Blasenultraschall). Einen gewissen Überblick erhält der Arzt, wenn der Betroffene einige Tage ein Miktionsprotokoll führt. Hierbei handelt es sich um Aufzeichnungen von Uhrzeit und Menge der Entleerung. Wichtig sind darüber hinaus auch Untersuchungen des Harns auf das Vorhandensein von Bakterien und gegebenenfalls gezieltes Ausbehandeln eines Harnwegsinfektes mit einem geeigneten Antibiotikum. Dies wird durch eine Harnbakterienkultur (Urikult) ermittelt, denn ein Harnwegsinfekt kann eine vorhandene Blasenstörung verstärken und obendrein zu ernsten Komplikationen führen.

GRUNDLAGEN

normalem Entleerungsvorgang. In diesen Fällen hilft die Gabe von sog. »Anticholinergika«. Im Allgemeinen verordnet man die Präparate Detrusitol®, Ditropan (Ö), Uroflo (Ö) und Alna retard®. Da diese Mittel die übermäßige Tätigkeit des Blasenmuskels dämpfen, kann eine höhere Dosis zu Restharnbildung führen. Wenn diese Gefahr besteht, kann das Medikament Myocholine® eingesetzt werden. Die Krankenkasse bewilligt es nur bei Verordnung durch einen Urologen.

Restharnbildung

Bei Restharnbildung und erschwertem Beginn des Urinierens sollte man versuchen, durch ein Blasentraining die Blasenstörung zu bessern (s. S. 167). Ist mit dem Training allein keine ausreichende Besserung zu erzielen, empfehlen sich Medikamente wie die Präparate Dibenzyran®, Co-Dergocrin®, Nehydrin® und Hydergin®. In schweren Fällen muss die Blase durch regelmäßiges Katheterisieren (vom Kranken leicht selbst zu erlernen) entleert werden. Die Selbstkatheterisierung ist günstiger als das Anlegen eines Dauerkatheters (ein Katheter, der dauernd in der Blase eingelegt bleibt, häufiger gespült und gelegentlich gewechselt wird), da dieser oft chronische Harnwegsinfekte durch Einwanderung von Keimen über den Schlauch zur Folge hat. Es sollte auf jeden Fall versucht werden, eine Restharnbildung zu bekämpfen, da diese leicht zu chronischen Harnwegsinfekten führt.

Kombinierte Blasenstörung

Da bei MS-Patienten oft eine kombinierte Blasenstörung besteht (gleichzeitig Reizblase und Restharnbildung), muss einige Wochen nach Beginn bzw. alle paar Mona-

te während der Therapie eine Kontrolle der Blasenentleerung erfolgen (Blasenultraschall oder Katheterisierung). Eine Kombination von entleerungsfördernden und Blasen beruhigenden Mitteln ist möglich und oft notwendig. Ich empfehle in diesen Fällen die Medikamente mit zwei verschiedenen Wirkmechanismen in Abständen von einer Stunde (z. B. zuerst Nehydrin, dann Detrusitoll) oder das Medikament gegen Reizblase nur vor dem Schlafengehen zu nehmen, damit der Schlaf nicht mehrmals unterbrochen wird.

Wichtig

Eine Neigung zur Inkontinenz, dem Unvermögen, Harn zu halten (wobei der Harndrang oft auch gar nicht rechtzeitig gespürt wird), kann durch eine starke Restharnbildung mit Entstehung einer Überlaufblase bedingt sein (wenn die Blase voll ist, werden reflexmäßig kleine Mengen entleert). Es kann auch eine Störung der motorischen Steuerungszentren vorliegen. In diesem Fall kann das Präparat Cetiprin® verabreicht werden. Wenn eine Inkontinenz nicht durch Medikamente verbessert werden kann, sollte man durch 3–4-mal täglichen Selbstkatheterismus dafür sorgen, dass die Blase nicht so voll wird, dass es zur »Überlaufsituation« kommt. Hilft das nicht oder ist dies wegen Koordinationsstörungen der Arme nicht möglich, muss ein Dauerkatheter gelegt werden. Alternativ können Frauen einen Slip mit Spezialeinlage (z. B. Tranquility-Produkte) und Männer ein Urinalkondom tragen.

Grundsätzlich ist wegen der Infektionsgefahr durch einen Dauerkatheter die Verwendung von Einlagen günstiger. Allerdings müssen diese oft genug gewechselt werden, da Sitzen oder Liegen auf feuchten Einlagen die Gefahr von Hautschädigungen und Dekubitus birgt. Die Infektionsgefahr ist am geringsten bei Anlegen eines suprapubischen Katheters, der vom Urologen durch die Bauchdecke oberhalb des Schambeins in die Blase geführt wird. Bei schweren Blasenstörungen helfen oft kleine operative Eingriffe, z. B. eine Blasenhalsraffung oder Spaltung des inneren Schließmuskels.

MS-Kranke, die unter Blasenstörungen leiden, neigen manchmal dazu, aus Angst vor unwillkürlichem Harnverlust die Flüssigkeitszufuhr einzuschränken. Davor ist dringend zu warnen. Wenn man nicht genug trinkt, können Nierensteine und chronische Nierenschädigungen die Folge sein, und man bekommt leichter einen Harnwegsinfekt.

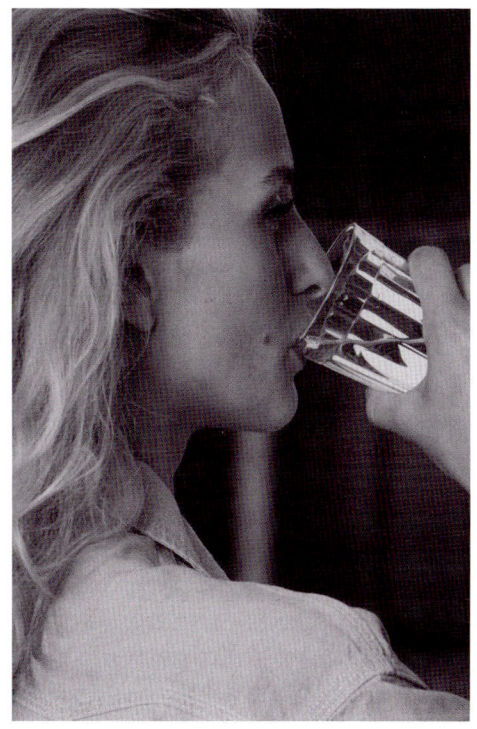

MS-Kranke, die gleichzeitig unter Blasenstörungen leiden, müssen ausreichend trinken, um Nierensteine oder chronische Nierenerkrankungen zu vermeiden.

Darmstörungen

Darmstörungen erfordern häufig eine symptomatische Behandlung. Da starke Medikamente gegen Stuhlverstopfung – wie Dulcolax – zur Gewöhnung führen können und bei längerem regelmäßigem Gebrauch die Darmwand schädigen, sollte vor Anwendung dieser Mittel versucht werden, eine Stuhlregulierung auf natürlicher Basis herbeizuführen. Eine ballaststoffreiche Kost (bei gleichzeitig ausreichender Flüssigkeitszufuhr) sollte mehr aus Obst und Gemüse und weniger aus »Körnern« (z. B. Leinsamen) bestehen. Zu viele Ballaststoffe in der Nahrung können auch das Gegenteil bewirken: Eine MS-bedingte Schwäche der Darmmuskeln kann den durch die Ballaststoffe gedehnten Darm noch schlechter bewegen, die Darmwände dehnen sich noch mehr aus und werden durch die Schlacken immer starrer. Das tritt oft bei Kranken auf, die schon seit der Kindheit an Darmträgheit leiden. Durch die Krankheit nimmt diese lediglich zu. In diesen Fällen helfen die Verwendung von reichlich Pflanzenölen in der Nahrung und die Anwendung von Darmmassagen (langsames fortlaufendes Drücken der Bauchwand im Uhrzeigersinn, ausgehend vom rechten Unterbauch, etwa ab der Blinddarmgegend). Auch eingeweichte Pflaumen oder Feigen können helfen. Bedenkenlos können

Milchzucker, Paraffinöl oder Rizinusöl, Bittersalz, Wörishofener Tabletten und Quellmittel genommen werden; auch reizlose, die Schließmuskelöffnung fördernde Zäpfchen, wie Lecikarbonzäpfchen, oder kleine Fertigeinläufe (Mikroklist, Glysmol) sind geeignet. Besonders gut ist ein neues Medikament, das Flüssigkeitseinstrom in den Darm bewirkt (Präparat Movicol). Gelegentlich sind Medikamente nötig, die Darmbewegungen (Peristaltik) fördern, z.B. Ubretid. Bei Durchfallneigung können Mittel verwendet werden, die dem Stuhl Wasser entziehen, so dass er geformter wird (z.B. Tierkohle). In schwereren Fällen sind peristaltikhemmende Medikamente wie Imodium nötig.

Sexualfunktionsstörungen (erektile Dysfunktion)

Erektionsschwierigkeiten bei Männern, die nicht seelisch bedingt sind, können mit potenzsteigernden Medikamenten (Viagra, Cialis) behandelt werden. Bei Jüngeren übernimmt die Krankenkasse die Kosten für zwei Tabletten Viagra pro Woche, wenn ein Urologe nach einer Untersuchung und Feststellung einer organischen Störung die Verordnung schreibt. Cialis wirkt länger als Viagra und ist daher besser, weil es den sexuellen Kontakt ohne Zeitdruck ermöglicht. Leider wird es aber von der Krankenkasse nicht bezahlt.

Auch Injektionen von Papaverin in den Penis können helfen. Sie werden nach Anleitung und Dosisaustestung durch den Urologen vom Betroffenen vor dem Geschlechtsverkehr selbst durchgeführt. Ihr Nachteil ist, dass die Dauer der Erektion nicht gesteuert werden kann. Hormonpräparate einzunehmen ist sinnlos, da für die Sexualfunktionsstörung bei MS kein Hormonmangel verantwortlich ist.

Sehstörungen

Gegen die verschiedenen Formen von Sehstörungen bei MS gibt es derzeit keine zugelassene Therapie. Die schon erwähnte Substanz 4-Amino-Pyridin verbessert das Sehvermögen bei Störungen nach einer Sehnervenentzündung und hilft laut einer kürzlich durchgeführten Studie angeblich auch bei Nystagmus (Letzteres habe ich bei meinen Patienten nicht eindeutig feststellen können). Es ist daher besonders wichtig, sie möglichst bald nach ihrem Auftreten mit einer wirksamen Schubtherapie zu bekämpfen. Eine Verminderung der Sehkraft nach einer Sehnervenentzündung kann durch keine Brille beeinflusst werden. Doppelbilder können durch das Tragen einer speziellen Brille allerdings vermindert werden.

Trigeminusneuralgie und andere Schmerzen

Die gelegentlich auftretenden Gesichtsschmerzen (Trigeminusneuralgie) müssen in der akuten Schubphase mit anderen Symptomen möglichst bald mit einem Kortisonpräparat behandelt werden. Zur symptomatischen Schmerzbekämpfung setzt man mit Erfolg Medikamente gegen Epilepsie ein, z.B. die Präparate Tegretal, Neurotop (Substanz Carbamazepin). Da diese zu Behandlungsbeginn oft müde und manchmal schwindlig machen können, wird die Dosis langsam einschleichend er-

Operation bei Trigeminusneuralgie

Ist mit den Präparaten keine ausreichende Besserung zu erzielen, ist eine chirurgische Nervenausschaltung empfehlenswert. Die Schmerzen sind sehr quälend und verstärken sich attackenweise beim Essen und Sprechen, so dass sie sich behindernd auswirken. Schiebt man eine Operation zu lange hinaus, besteht die Gefahr von »Phantomschmerzen« (das Gehirn entwickelt eine Schmerzerinnerung, die bestehen bleibt, auch wenn die Quelle des Schmerzes beseitigt ist), und die Operation hilft nicht mehr vollständig. Es gibt neue, schonende Operationsverfahren, z. B. die stereotaktische Nervenausschaltung. Als Operationsfolge stellt sich ein Taubheitsgefühl auf der betroffenen Gesichtsseite ein.

höht, meist bis auf 600 mg täglich. Sehr hohe Dosierungen werden häufig nicht vertragen, weil die Präparate die elektrische Nervenleitung verlangsamen. Dadurch können andere neurologische Ausfälle stärker spürbar werden. Neue Medikamente dieser Wirkgruppe, wie etwa Neurontin (Substanz Gabapentin) und Lamictal, machen nur selten müde und können daher auch in höherer Dosierung eingenommen werden.

Einschießende Schmerzen

Auch Schmerzen am Körper oder an den Gliedmaßen können im Rahmen eines Schubes auftreten und müssen behandelt werden. Bei diesen meist sehr starken, als »einschießend« empfundenen stechenden, brennenden oder elektrisierenden Schmerzen helfen die oben erwähnten Medikamente (Tegretal, Neurontin u. a.). Auch beruhigende Antidepressiva wie das Präparat Saroten oder Beruhigungsmittel aus der Gruppe der Neuroleptika, etwa das Präparat Nozinan (Ö), können eingesetzt werden. Sie wirken durch Anhebung der Schmerzschwelle, d. h., die Stelle im Gehirn, an welcher der Schmerz wahrgenommen wird, wird unempfindlicher, und die Schmerzen werden nicht so stark gespürt. Natürlich können auch klassische Schmerzmittel versucht werden, etwa Tramazol (Präparat Tramal). Da die genannten Schmerzmittel die elektrische Aktivität im Gehirn dämpfen, können MS-Kranke mit Lähmungen oft nicht die zur Schmerzbekämpfung notwendige Dosis nehmen. Sie würden dann die Schwäche stärker empfinden.

Eine andere Schmerzart wird gelegentlich durch Spastizität der Rückenmuskeln oder der Gliedmaßen hervorgerufen. In diesem Falle helfen die oben erwähnten Antispas-

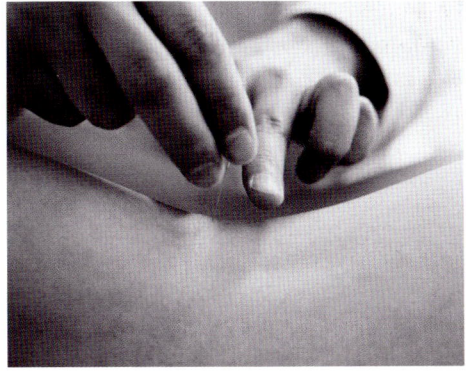

Nahezu alle Formen von Schmerzen lassen sich mit Akupunktur behandeln.

Wirbelsäulenschmerzen

Häufig treten bei der MS als Folge der Gehstörungen oder des allgemeinen Bewegungsmangels Wirbelsäulenschmerzen auf. Sie werden im Großen und Ganzen genauso behandelt wie bei Menschen, die nicht an MS leiden: mit muskelentspannenden Medikamenten (z. B. Norgesic, Myolastan), Antirheumatika (z. B. Voltaren), schmerzstillenden Mischinfusionen (z. B. Dolpasse-Infusionen, Infusionen mit Lokalanästhetika (Scandicain). Eventuell auch mit hoch dosiertem Vitamin B12 oder Schmerzmitteln wie Novalgin und Tramal), Lokalinfiltrationen (Infiltrationen von Lokalanästhetika im Wirbelsäulenbereich in der Gegend der schmerzenden Stelle) und Physiotherapie (Massagen, Ultraschall). Bei allen Formen von Schmerzen bei MS kann Akupunktur angewandt werden, ebenso die Neural- und Lasertherapie.

tika wie Lioresal. Gegen attackenweise auftretende spastische Krämpfe, die häufig in Form von tonischen Anfällen (Krampfanfälle ohne Bewusstlosigkeit) auftreten, werden ebenfalls Mittel gegen Epilepsie eingesetzt (z. B. Epilan, Rivotril). Man kann auch Tranquilizer, vor allem Valium, verwenden, das aber müde macht. Die bereits erwähnten Cannabis-Präparate helfen gegen starke krampfartige Schmerzen. Bei sehr starken Schmerzen und spastischen Krämpfen ist die Verwendung von Cannabis als Medikament unter ärztlicher Kontrolle meines Erachtens vertretbar, weil die Betroffenen wirklich sehr leiden.

Psychische Veränderungen und Störungen der kognitiven Leistungen

Psychische Veränderungen treten bei MS-Betroffenen aus unterschiedlichen Gründen auf. Die symptomatische Behandlungsform hängt von der jeweiligen Ursache der Störung ab.

Depressionen, die mit Schlafstörungen, Antriebsschwäche (vor allem morgens), Ängstlichkeit und Appetitmangel einhergehen (endomorphe oder endogene Depression), sind auf eine Stoffwechselschwäche der Nervenzellen zurückzuführen und werden deshalb mit stoffwechselregulierenden Medikamenten behandelt. Man verwendet meist Präparate, die eine gestörte Balance der chemischen Botenstoffe im Gehirn (Serotonin und Noradrenalin) ausgleichen. Das sind etwa Fluctin, Seropram, Gladem, Efectin, Ixel, Remeron sowie die seit Jahrzehnten bekannten Antidepressiva wie die »Trizyklika« (Präparate Saroten, Anafranil) und Kombinationspräparate wie Deanxit (Ö) oder Harmomed (Ö). Für MS-Kranke mit Harnverhaltungstendenz und Restharnbildung oder mit starker Stuhlverstopfung sind diese Präparate nicht zweckmäßig, da sie die Symptome verstärken können. Die serotoninsteigernden Medikamente sowie das alte Präparat Ludiomil können in diesen Fällen gegeben werden. Bei MS-Kranken mit Depressionen, die unter starker innerer Unruhe leiden, sind die Präparate Sinequan und Zyprexa vorzuziehen. MS-Betroffene, die zu einer endomorphen Depression neigen, sollten im Falle einer Schubbehandlung mit Kortisonpräparaten während der Behandlungszeit ein leichtes beruhigendes Antidepressivum einnehmen (z. B. Insidon oder Harmomed (Ö)), da Kortison depressionsfördernd wirken kann. Durch die Einnahme von Antidepressiva entwickelt sich keine Suchtgefahr wie bei Tranquilizern. Besonders hervorzuheben ist die Entdeckung, dass Antidepressiva bei MS auch eine entzündungshemmende Wirkung haben.

Einschlafstörungen während einer Kortisonbehandlung sollten mit einem leichten Beruhigungsmittel behandelt werden, z. B. Praxiten oder Lexotanil. Wenn man auch ohne Kortisontherapie zu Schlafstörungen neigt, sollte man zuerst Entspannungstechniken oder natürliche Mittel versuchen, bevor man zu Beruhigungs- oder Schlafmitteln greift.

Wichtig

Depressionen und andere psychische Veränderungen bei MS-Kranken sollten in jedem Fall sorgfältig untersucht und besprochen werden, da sie oft nicht durch MS bedingte Veränderungen des Nervensystems verursacht sind, sondern als Reaktion auf die Krankheit auftreten. In diesen Fällen sollten Medikamente nur unterstützend gegeben werden, in erster Linie sollte man psychotherapeutisch behandeln.

Erst in den letzten Jahren hat man größeres Augenmerk auf die Entwicklung kognitiver Störungen bei MS gelegt. Sie gelten als klinisches Maß für die Axondegeneration. Dies ist aber sicher nicht bei allen Betroffenen anwendbar, sondern nur bei solchen, die ausgedehnte alte Plaques subkortikal (unterhalb der Hirnrinde) und im Corpus callosum (Balken, Verbindung zwischen rechter und linker Gehirnhälfte) in der MRT aufweisen. In manchen klinischen Studien über die Wirkung von Langzeittherapien wird auf die Besserung von kognitiven Störungen als positiver Therapieeffekt hingewiesen. Derzeit gibt es kaum Studien, wie man diese Störungen behandeln könnte.

Die symptomatischen Therapien sind eine hilfreiche Ergänzung bei der MS-Behandlung. Viele unangenehme Beschwerden und Folgezustände bei MS können damit gebessert werden. Medikamente sollten jedoch nicht die für MS-Patienten so wichtigen Rehabilitationsmaßnahmen ersetzen, sondern diese unterstützen.

Komplementärmedizinische und alternative Therapien

Bei der alternativen Therapie stehen Methoden im Mittelpunkt, die den schulmedizinischen Erkenntnissen gänzlich widersprechen. Die Komplementärmedizin dagegen wird in Ergänzung zur Schulmedizin eingesetzt. Der Wunsch nach alternativen Behandlungsmethoden ist verständlich. Die MS ist belastend, man kann sich mit dem Schicksal schwer abfinden und hat nur einen einzigen Wunsch: geheilt zu werden. Mit schulmedizinischer Behandlung lässt sich die Krankheit bis heute nicht heilen. Hinzu kommt, dass Medikamente oft gravierende Nebenwirkungen haben. Allerdings zeigt die Schulmedizin gewisse Erfolge, vor allem, wenn frühzeitig mit der

Behandlung begonnen wird. Deshalb ist es kein Wunder, dass Betroffene die Hoffnung hegen, andere Methoden mögen zur Heilung führen. Allerdings sollte Ihnen klar sein: Auch alternative Behandlungsmethoden können MS nicht heilen.

Wunderheilungen?

Immer wieder hört man davon, dass ein MS-Kranker geheilt wurde. Das sollte man nicht unreflektiert glauben.

- Es kann durch die Wirkung eines Mittels oder – was viel eher zutrifft – durch die Aktivierung seelischer Kräfte eine entscheidende Besserung eintreten. Das schließt aber nicht aus, dass irgendwann wieder ein Schub auftreten kann, denn sehr lange Intervalle (viele Jahre) zwischen den Schüben kommen durchaus vor. Die Meldung, dass MS bei einem Patienten geheilt sei, darf also nicht zu früh erfolgen, sonst werden falsche Hoffnungen geweckt.
- Man ist (aus Angst und Fehlinformation) von dem falschen Schluss ausgegangen, dass MS immer schwer verläuft. Tritt durch eine Therapie lange kein Schub auf, muss das nicht unbedingt diese Behandlung bewirkt haben; der Kranke könnte auch von Natur aus einen leichten Verlaufstyp haben. Wenn nun ein Patient mit einem tatsächlich schweren Verlauf sich der gleichen Therapie unterzieht, erweist sie sich als wirkungslos. Ich habe sogar schon erlebt, dass eine Behandlung geschadet hat: Der Verlauf verschlimmerte sich, aber man glaubte, dass die Behandlung nur nicht gewirkt habe. Nach Umstellung auf eine der üblichen immunologischen Therapien ist der Verlauf der Krankheit dann wieder erträglicher geworden.

- Es lag gar keine MS vor. Auch das kommt vor. Manchmal liegt die Diagnose Jahre zurück. Die tatsächlich vorliegende Krankheit sprach auf die Behandlung an; bei MS hätte sie nicht geholfen. Bei wirklich MS-Kranken werden so falsche Hoffnungen geweckt. Ich habe das einmal bei einer Patientin mit einem schweren Vitamin-B$_{12}$-Mangel erlebt, bei der fälschlicherweise eine MS diagnostiziert worden war. Es gibt rein seelisch bedingte Lähmungen, selbst solche, die einen Rollstuhl notwendig machen (die klassische Fallbeschreibung

GRUNDLAGEN

MS ist nicht gleich MS

Auch bei komplementärmedizinischen Behandlungen sollte man sich gut darüber informieren, wie sie wirken. Jede Therapie, die gegen eine Krankheit oder bei bestimmten Menschen wirkt, kann bei einer anderen Erkrankung oder bei Menschen, die sich in einer anderen körperlichen Situation befinden, vielleicht auch schaden. Gerade bei MS ist das ohne Weiteres möglich. Es gibt verschiedene Verlaufsformen, denen sehr komplizierte entzündliche Reaktionen, Gegenregulationen zur Bremsung der Entzündung und Reparaturvorgänge zugrunde liegen. MS ist nicht gleich MS. Nicht umsonst sagt man, sie sei »die Krankheit mit den 1000 Gesichtern«. Daher muss auch die Behandlung – ob mit schul- oder komplementärmedizinischen Methoden – möglichst gut auf den einzelnen Menschen abgestimmt sein.

von Sigmund Freud). Durch die suggestive Wirkung einer Behandlung oder eines Arztes wird diese Lähmung gelöst, eine tatsächliche MS kann darauf natürlich nicht ansprechen.

Hand in Hand: Schulmedizin und Naturheilverfahren

Diese Erläuterungen sollen nicht den Anschein erwecken, ich sei ein Feind von Naturheilverfahren. Ich betrachte sie nur wie jede andere Behandlungsform auch, nämlich kritisch. Ich glaube, dass es sehr zweckmäßig ist, verschiedene Methoden einzusetzen. Nicht aber um jeden Preis alternative, immerhin hat auch die Schulmedizin ihre Fortschritte aufzuweisen. Man muss nur die MS-Verläufe von früher und heute miteinander vergleichen. Meines Erachtens sollten die natürlichen Behandlungsmethoden Beachtung finden – ergänzend, komplementär.

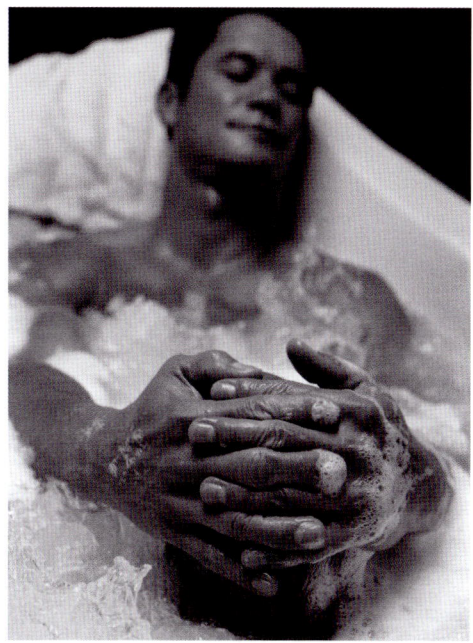

Schon mit einfachen Mitteln lässt sich manchmal das Befinden bessern. Ein entspannendes Bad gehört dazu.

Für den Einsatz von komplementärmedizinischen Methoden sehe ich folgende Ziele als sinnvoll an:

- Man sollte mit Methoden arbeiten, die seelische Kräfte aktivieren und die »Selbstheilung« fördern.
- Man sollte mit Naturheilverfahren und »Entgiftungsmethoden« das biologische Gleichgewicht herstellen.
- Man sollte bei banalen Erkrankungen Naturheilmittel einsetzen, um den Körper nicht unnötig mit Chemie zu belasten. »Chemische« MS-Therapien würden dann besser ansprechen, und die Verträglichkeit wäre eher gewährleistet.

Es ist mir nicht möglich, hier alle Methoden im Detail zu besprechen. Sie erweitern und verändern sich laufend, weil es Modetrends gibt.

Empfehlenswerte komplementäre Therapien

Für MS-Kranke können folgende Methoden von Nutzen sein:

- Methoden, durch die Entspannung und seelische Aktivierung erreicht werden: etwa Biofeedback, progressive Relaxation nach Jacobson, Autogenes Training, Methoden der traditionellen chinesischen Medizin sowie Atemtherapie, Aromatherapie, Musik- und Klang-Therapie sowie Farbentherapie.
- Bei vorhandenen Bewegungsstörungen oder Schmerzen sind Entspannungsthe-

rapien, die mit gleichzeitiger Muskellockerung oder sanften Bewegungen arbeiten, von Vorteil, z. B. Osteopathie oder Feldenkrais. Auch Yoga kann hilfreich sein.

■ Phytotherapie (Pflanzentherapie) gegen verschiedene Beschwerden. Betroffenen, die unter Vergesslichkeit leiden, sind Gingko-Präparate zu empfehlen.

■ Homöopathie ist bei diversen Störungen des Befindens günstig. Bei MS-Kranken, die häufig an Herpes leiden, aber keine Virostatika nehmen wollen, kann auch Crotalus C D12 helfen.

■ Traditionelle chinesische Medizin – außer Verwendung von Kräutern, die stark immunstimulierend sind.

■ Bachblüten-Therapie.

■ Nahrungsergänzungsmittel, vor allem Vitamine, Spurenelemente und bestimmte Fettsäuren. Eine besondere Bedeutung hat die Zufuhr von mehrfach ungesättigten Fettsäuren. Hier sind vor allem Omega-3- und Omega-6-Fette (z. B. Lachsöl, Fischöl, Nachtkerzenöl) zu nennen, weil sie die Remyelinisierung unterstützen und leicht entzündungshemmend sind. Die Diät nach Dr. Hebener basiert überwiegend auf der Einnahme der gesunden Fettsäuren. Für viele Betroffene ist es aber nicht möglich, ein normales Leben zu führen und gleichzeitig bei jedem Bissen genau darüber Buch zu führen, wie viel man von welchen Bestandteilen zu sich genommen hat. Auch Antioxidanzien, wie etwa Vitamin C, Vitamin E und Coenzym Q10, unterstützen die Regeneration. In sehr großer Menge genommen können sie aber entzündungsfördernd sein. Günstig sind auch Nahrungsergänzungsmittel mit aktivierender Wirkung gegen Müdigkeit und Erschöpfung, wie etwa NADH (Präparat Enada) und Guarana-Extrakte. Da Letztere eine koffeinartige Wirkung besitzen, können sie bei empfindlichen Personen in hoher Dosis Nervosität und vor allem Schlafstörungen verursachen.

■ Sauerstofftherapien (Inhalationen oder »Insufflation« in die Vene) können gegen Müdigkeit wirken und auch andere neurologische Ausfälle etwas verbessern, weil in den Plaques durch die Druckwirkung von Narben auf kleine Gefäße die Durchblutung vermindert ist.

■ Kneipp-Anwendungen. Diese sind bei Betroffenen, die oft unter niedrigem Blutdruck leiden, wegen der positiven Wirkung auf die Kreislaufregulation günstig und wirken auch gegen Erschöpfungszustände.

■ Akupunktur hilft gegen verschiedene Beschwerden, vor allem gegen Schmerzen. Angeblich soll sie Schübe auslösen können. Ich habe das allerdings bei meinen Patienten bisher nie erlebt.

■ Kältetherapie. Sie wirkt allgemein anregend und hilft gegen Spastik.

■ Entschlackung (aber nicht mit Hungerkuren), Entgiftung (z. B. von Schwermetallen), Einnahme von Verdauungsenzymen und Aminosäuren.

■ Maßnahmen gegen »Elektro-Smog« und Radiästhesie (Neutralisierung des schädlichen Einflusses von Wasseradern) sowie Schlangengift-Injektionen können unter Umständen die elektrischen Leitvorgänge in den Nerven verbessern.

Kein Gesundheitsstress

Wie man sieht, gibt es eine Reihe von Möglichkeiten, wie man das Befinden mit einfachen Maßnahmen und natürlichen Therapien verbessern kann. Die Liste ist sicher nicht vollständig, weil es ständig Neuerungen gibt. Gerade weil das Angebot so groß ist, besteht die Gefahr, dass sich der Betroffene in einen »Gesundheits-Stress« bringt. Das ist nicht der Sinn der natürlichen Medizin.

Es ist am besten, zwei oder drei Wirkprinzipien anzuwenden, die auf die persönliche Situation abgestimmt sind. Dann sollte man längere Zeit bei diesen Behandlungsmethoden bleiben. Gerade Naturheilverfahren, die Störungen sanft ausgleichen und die Selbstheilungskräfte stärken, benötigen Zeit, um richtig zu wirken. Ein ständiges Hin und Her ist teuer, bringt aber keine Erleichterung. Die Anwendung neuer Methoden kann vorübergehend beruhigen, da man aktiv etwas Neues ausprobiert. Im Hintergrund steht oft eine nicht verarbeitete Panik vor der MS. In diesem Fall hilft Psychotherapie am allerbesten. Ich persönlich glaube, dass positive konstruktive Gespräche – in welcher Form auch immer – die allerwichtigste »komplementärmedizinische« Maßnahme bei MS darstellen.

Behandlungen von zweifelhaftem Nutzen

Einige Methoden der Komplementär- und Alternativmedizin sind eher von zweifelhaftem Nutzen. Es ist nicht klar, ob sie überhaupt eine Wirkung besitzen oder andere Gefahren bergen. Dazu zählen neben anderen:

▪ Mikroimmuntherapie

Diese »moderne« Therapie arbeitet mit Zytokinen (immunologischen Botenstoffen). Nach einem speziellen Test setzt man Mischungen von entweder immunsuppressiven oder immunstimulierenden Zytokinen in homöopathischer Zubereitung in Form von Globuli ein. Wenn man davon ausgeht, dass überhaupt eine Wirkung besteht (es könnte auch sein, dass die Inhaltsstoffe im Darm abgebaut werden), birgt die Behandlung eine gewisse Gefahr: Auch wenn die verabreichten Mengen in homöopathischer Dosis verabreicht werden, können unvorhersehbare Reaktionen die Folge sein. Es ist nicht abzuschätzen, was die Therapie bei MS auslösen kann, wenn sie in das Netzwerk von immunologischen Abläufen eingreift, die sich dazu noch sehr rasch (oft innerhalb von Stunden) ändern können. Ich kann nicht beurteilen, ob ein Nutzen durch diese Behandlung möglich ist, ich kann aber auch nicht ausschließen, dass sie schadet. Ich denke nicht, dass sie Schübe auslösen kann. Aber ich kann mir vorstellen, dass sie bei manchen Kranken die Chronifizierung der MS fördert. Es ist auch völlig unklar, wie sich die Behandlung auswirkt, wenn man sie zusammen mit den »klassischen« immunmodulatorischen und immunsuppressiven MS-Therapien verwendet. Diese Behandlungsform sollte dringender als jede andere Komplementär- und Alternativtherapie in einer Studie mittels MRT-Kontrollen überprüft werden.

▪ Nosodentherapie

Nach dem Prinzip »jedem Gift sein Gegengift« wird bei dieser Behandlungsform aus erkrankten Organen, fehlerhaft funktionierenden Zellen und krankheitsauslösenden Erregern und Giften eine Art homöopathischer Impfstoff hergestellt und injiziert. Die Auswirkung bei MS ist unklar. Außerdem hängt es vom Arzt ab, wie er die MS beim Betroffenen interpretiert und welche Nosoden er zu welchem Zeitpunkt wählt. Dieser Umstand schafft die zusätzliche Unsicherheit, was die Behandlung eigentlich bewirkt. Weil bei MS im zeitlichen Ablauf verschiedene Zustände und Einflüsse auf den Entzündungsprozess behandelt werden müssen, können Nosoden- und Mikroimmuntherapien vom Arzt sehr abhängig machen.

▪ Wobenzym

Wobenzym löst sog. Immunkomplexe auf, die vor allem die Aktivität von Makrophagen anregen. Es wirkt im Blut allgemein leicht entzündungshemmend, im ZNS wirkt es nicht. Das Präparat reicht allein nicht aus, um die Schubzahl zu verringern. Einzelne Kranke geben an, sich damit wohl zu fühlen. Möglicherweise haben diese Betroffenen einen so leichten Verlauf, dass sie gar keine Behandlung benötigen. Als Zusatztherapie kann Wobenzym bedenkenlos genommen werden. Die Krankenkasse übernimmt die Kosten nicht.

▪ Noni-Saft

Dieser Saft wird zurzeit stark beworben. Die Wirkung ist unklar, er soll abwehrsteigernd sein. Er stammt aus einer Hawaiianischen Frucht (einer sog. »Stinkfrucht«, die man nicht essen kann).

▪ Aloe vera und Propolis

Beide sind abwehrsteigernd, vermutlich mehr auf die Antikörper-Produktion und weniger auf die T-Lymphozyten. Vermutlich sind beide bei MS unbedenklich. Ob sie von Nutzen sind, weiß man ebenso wenig, weil sie nicht überprüft wurden.

▪ Eigenblut-Injektionen

Bei dieser Methode nimmt man dem Kranken Blut ab und injiziert es nach UV-Bestrahlung oder Anreicherung mit Sauerstoff in die Vene oder in den Muskel. Die Therapie ist sehr teuer, und ihre Wirkung bei MS ist nicht ganz klar. Vermehrte Sauerstoffzufuhr kann, wie oben erwähnt, von Nutzen sein.

▪ Ultraschallbehandlung der Lymphe (Tonsillen)

Die Wirkung auf die Reaktion des Abwehrsystems ist nicht klar, auf keinen Fall beeinflusst sie die entzündliche Reaktion innerhalb des ZNS.

▪ Evers-Diät

Es handelt sich hierbei um eine strenge, recht einseitige Diät. Empfohlen wird u. a. ein hoher Konsum von Eiern. Dadurch kann allerdings der Blutspiegel von gesättigten Fettsäuren (Cholesterin) steigen. Dies steht im Widerspruch zu den heutigen Erkenntnissen, dass vermehrt mehrfach ungesättigte Fettsäuren zugeführt werden sollten, welche die Remyelinisierung unterstützen und leicht entzündungshemmend sind. Es gab früher vereinzelt Berichte über positive Erfahrungen mit der Diät. Wahrscheinlich stammen diese von Kranken, deren MS von Natur aus nicht so schwer verlief. Es gibt einzelne Betroffene, die erst durch ein »strenges Regime« das Gefühl haben, sich zu helfen. Für sie ist die Diät nach Dr. Hebener zu empfehlen.

▪ Padma 28

Die Mischung aus tibetischen Kräutern wird wegen ihrer antioxidativen Wirkung vor allem bei Durchblutungsstörungen verwendet. Sie enthält aber auch Bestandteile, die in einer Weise entzündungshemmend sind, dass sie für MS ungünstig sein können. Die genaue Wirkung ist weder bekannt noch untersucht worden.

▪ Polarity

Ein umfassendes Konzept, das aus Übungen, Entspannungstechniken und Diät besteht. Polarity soll die Selbstheilungskräfte stärken und Energie-Blockaden lösen. Es ist nicht erwiesen, dass die Methode anderen Entspannungstechniken überlegen ist. Da sie stark spirituellen Charakter besitzt und auch den Tagesablauf beeinflusst, besteht für manche Betroffene die Gefahr, aus dem seelischen Gleichgewicht zu kommen. Außerdem sind die Behandlungen unverhältnismäßig teuer.

▪ Geistheilung

Auf spiritueller, esoterischer Ebene werden durch Geistheiler in erster Linie die Selbstheilungskräfte aktiviert. Dagegen ist grundsätzlich überhaupt nichts einzuwenden, im Gegenteil. Allerdings kommt es immer wieder vor, dass Betroffene, die sich zu einer solchen Behandlung hinreißen lassen, auf Grund ihrer psychologischen Situation glauben, dass der Heiler ihnen die Kräfte »übergibt« und nicht, dass sie diese selbst entwickeln. Das birgt die Gefahr einer seelischen Abhängigkeit vom Geistheiler – diese kann auch ausgenützt werden – und den Verlust von Eigenverantwortung und Eigeninitiative und letztlich einer Hemmung statt Aktivierung der Selbstheilungskräfte.

Fragwürdige Therapiemethoden

Schließlich gibt es Behandlungen, die man als MS-Betroffener nicht versuchen sollte, weil sie die Krankheit anregen oder gefährlich sein können. Dazu zählen:

▪ Colamin-Kalzium (Kalzium-AEP) nach Dr. Nieper. Die angepriesene Besserung der elektrischen Nervenleitung ist nicht zu beweisen. Das Mittel kann zu schwer

---

MIT MS LEBEN

Fragen Sie vorher Ihren Arzt

Viele Ärzte sind mittlerweile Naturheilverfahren gegenüber positiv eingestellt. Man darf nicht vergessen, dass gerade die besten Medikamente ursprünglich aus der Natur stammten (z. B. Digitalis gegen Herzschwäche oder Penizillin gegen bakterielle Infektionen) und erst später chemisch weiterentwickelt wurden. Aber die Natur hält auch Gifte bereit, die der Gesundheit schaden können. Wenden Sie also nicht unkritisch irgendetwas an, nur weil es »natürlich« ist. Entscheidend ist, sich nicht nur auf ein Mittel zu verlassen, sondern bei der Krankheitsbekämpfung mitzuarbeiten – körperlich und seelisch. Dabei sollte der behandelnde Arzt Partner sein. Möchten Sie komplementärmedizinische Verfahren ausprobieren, sollten Sie vorher unbedingt mit Ihrem Arzt darüber sprechen. Ein Arzt, der mit MS umgeht, versteht die Beweggründe des Kranken und rät überlegt.

wiegenden Nebenwirkungen bis zum Herzstillstand führen.

■ Echinacea (roter Sonnenhut) darf bei MS nicht eingenommen werden. Die schubfördernde Wirkung ist erwiesen.

■ Metavirulent ist ein homöopathisches Mittel gegen grippale Infekte. Es ist abwehranregend. Da bei einem Infekt die Autoimmunzellen mit aktiviert werden, sollte es besser nicht genommen werden.

■ Melatonin wird bei Schlafstörungen genommen, besonders gegen »Jetlag«. Es kann Autoimmunerkrankungen anregen, daher ist es bei MS zu vermeiden.

■ Thymuspräparate, Gamma-Interferon oder andere Substanzen, die T-Helfer-Lymphozyten aktivieren. Diese können Schübe oder eine chronische Progredienz der MS in Gang setzen.

■ Frischzellenkuren mit Nervensystem-Extrakten (Gefahr der Neuro-Allergie und starke Anregung der MS).

■ Stark abwehrsteigernde Maßnahmen, wie die sog. »Immun-Augmentative-Therapie.

■ Wobe-Mugos (enthält lymphozytenanregendes Thymushormon).

■ Das »Margulies-Serum« (Russisches Serum) enthält u. a. abgetötete Erreger und wirkt abwehrsteigernd wie eine Impfung.

■ Krallendorn-Präparate (und andere Mittel, die als »abwehrsteigernd« bei Krebs und AIDS beworben werden). Die Wirkung beruht auf einer chemischen Substanz, einem Alkaloid aus den Wurzeln eines südamerikanischen Baumes, das die Abwehrzellen – auch die Makrophagen – stark anregt. Als Tee war dieses Mittel Anfang der 1980er Jahre bereits in Mode. Trotz Warnung hatten nach Entdeckung der Wurzel viele Kranke das Mittel genommen und daraufhin zum Teil schwere Schübe bekommen.

Wie man sieht, ist auch ein Naturheilverfahren nicht immer harmlos. Bei aller verständlichen Hoffnung auf ein Wunder: Lassen Sie sich nicht zum Versuchskaninchen machen. In der Schulmedizin würde man das auch nicht akzeptieren.

Rehabilitationsmaßnahmen

Die Rehabilitation soll eine gestörte Körperfunktion mit Hilfe funktionsaufbauender Maßnahmen wiederherstellen. Bei Störungen infolge einer Erkrankung des ZNS wird eine spezielle Form der Rehabilitation angewandt, die Neurorehabilitation. Hier werden das Zusammenspiel von Reflexen, Haltung und Bewegung sowie die verschiedenen Regulationsvorgänge und Verbindungen der Nervenbahnen untereinander gezielt zur Wiederherstellung bei neurologischen Ausfällen eingesetzt. Therapeuten, die sich der Neurorehabilitation widmen, haben Zusatzausbildungen absolviert.

Als akute Rehabilitation bezeichnet man Maßnahmen, die sehr bald nach Auftreten eines akuten Krankheitsgeschehens begonnen werden, häufig schon in den ersten Tagen nach einem MS-Schub. Ihr Ziel besteht darin, die medikamentöse Behandlung zu ergänzen und die natürlichen Aufbauvorgänge (Remyelinisierung), die nach jeder akuten Störung einsetzen, zu unterstützen: Bleibende Schäden sollen möglichst gering bleiben.

Unter Langzeitrehabilitation versteht man Maßnahmen, die der weiteren Besserung, vor allem aber der Funktionserhaltung bei schon länger bestehenden neurologischen Ausfällen dienen. Wenn schon eine bleibende neurologische Störung vorliegt, etwa eine Lähmung, dann kommt es immer zu einer allmählichen Zunahme dieses Ausfalls, weil die Muskeln nicht entsprechend bewegt werden. Es entsteht ein Teufelskreis. Die langsame Zunahme der Störung ist nicht identisch mit einer chronischen Progredienz der Entzündung selbst. Mit der Rehabilitation wird einer Zunahme der Ausfälle durch Inaktivität vorgebeugt.

Es gibt aktive Rehabilitation – das sind Maßnahmen, die man selbst durchführt – und passive Rehabilitation, das sind spezielle Behandlungsformen, die durch eine fachkundige Person oder mit Hilfe technischer Geräte vorgenommen werden.

Zu viel ist nicht genug

Es kann nicht oft genug daran erinnert werden, wie wichtig die Rehabilitation ist. Medikamente allein genügen nicht. Ein geschädigtes Nervensystem lässt in seiner Funktion nach, wenn die Ausfälle nicht immer wieder durch die Neurorehabilitation bekämpft werden – durch Bemühungen, die Funktion wieder aufzubauen oder zumindest zu erhalten. Das Nervensystem funktioniert durch Impulse »von außen«,

d. h. von Muskeln, Sehnen, Gelenken, Haut und vegetativen Organen. Diese regen den Zellstoffwechsel der entsprechenden Stellen im Zentralnervensystem, also im Gehirn und Rückenmark an, damit die Zentren für Bewegung, Empfindung, vegetative Funktionen besser arbeiten.

Jeder Gesunde, der eine Zeit lang ein Bein durch einen Gipsverband ruhig gestellt hatte, hinkt nach der Gipsabnahme. Er kann das natürlich rasch wieder normalisieren, wenn er sich wie früher bewegt, weil seine Nervenfunktion intakt ist. Auf den MS-Kranken übertragen bedeutet dieses Beispiel: Wenn man sich wenig bewegt, kann man sich nach einiger Zeit noch schlechter bewegen. Die Besserung der Bewegungsfähigkeit nach einer längeren Ruhepause fällt aber viel schwerer als beim Gesunden, weil das Nervensystem nicht intakt ist, der ohnedies schon gestörte Zellstoffwechsel während einer Ruhigstellung im Bewegungszentrum also viel rascher nachlässt; vielleicht kann es sich auch gar nicht mehr richtig erholen. Dem vorzubeugen ist Sinn und Ziel der Rehabilitation. Als Leitspruch kann gelten: Zu viel ist nicht genug. Man soll allerdings bei einer einzelnen Behandlung nicht über die Erschöpfungsgrenze hinausgehen. Regelmäßigkeit und Ausdauer führen zum Erfolg.

Auch MS-Kranke ohne oder nur mit einer leichten Behinderung sollten sich vorausschauend verhalten und die Funktion ihres Nervensystems durch ausreichende Bewegung und Sport so fit wie möglich halten. Wenn eine Behinderung besteht, sind intensive und vor allem regelmäßige Rehabilitationsmaßnahmen ein ganz wichtiger

Teil der Krankenbetreuung. Es gibt verschiedene Angriffspunkte und Formen der Rehabilitation – je nachdem, welche Funktionsstörungen behandelt werden müssen.

Rehabilitation bei Bewegungsstörungen

Je nach Art der Ausfälle behandelt man Spastizität, Lähmungen, Störungen der Feinmotilität (Fingerbeweglichkeit), Gleichgewichts-, Koordinationsstörungen (Störung des Zusammenspiels der Bewegungen), Zittern, Haltungsstörungen und Neigung zu Sehnenverkürzung (Kontraktur). Meist liegt eine Kombination verschiedener Ausfälle mit unterschiedlichem Schweregrad vor. Dann sind Maßnahmen am wirksamsten, wenn sie nach individuell abgestimmten Schwerpunkten aufgebaut werden. Bewegungsstörungen sind die Domäne der Krankengymnastik (Heilgymnastik). Sie wird von Therapeuten durchgeführt, die auf Neurorehabilitation spezialisiert sind. In den Behandlungs- und Beratungszentren sind meist Therapeuten beschäftigt bzw. liegen die Adressen von Therapeuten aus, die vor allem MS-Kranke behandeln. Der Krankengymnast macht eine Analyse der Ausfälle, d. h., er untersucht, welche Bewegungsstörungen vorliegen, und erstellt danach einen individuellen Behandlungsplan.

Bobath- oder PNF-Therapie

In der Mehrzahl der Fälle arbeitet man mit Methoden, die Spastizität bekämpfen, die Muskelkraft stärken sowie Koordination der Bewegungen und Gleichgewichtssinn verbessern. Der Therapeut macht mit dem zunächst passiven Kranken bestimmte Bewegungen in verschiedenen Körperlagen und leitet ihn dabei zu aktiven Bewegungen an, d. h., der Betroffene muss bestimmte Bewegungen während der Behandlung selbst machen.

Meist setzt man bei MS die Bobath- oder die PNF-Therapie ein. Durch Bewegungsübungen, die mit Hilfe des Therapeuten gemacht werden, lockert man die bei Spastizität erhöhte Muskelspannung, etwa der Streckmuskeln der Beine (Abb. 12) und stärkt die Kraft der Gegenspielermuskeln, am Beispiel der Beine die Hüft- und Kniebeuger. Durch die speziellen Übungen werden auch gelähmte Muskeln trainiert. Unter Anleitung oder mit Unterstützung des Therapeuten nimmt der Erkrankte bestimmte Körperhaltungen ein, durch die eine Durchführung der Bewegungen erleichtert und wichtige Trainingseffekte erzielt werden. Das ist z. B. die Diagonalhaltung (Beine und Oberkörper bzw. Arme werden nach entgegengesetzten Seiten gehalten, Abb. 13).

Um das Gehvermögen zu verbessern, ist eine Haltung mit »Stabilisierung« der Wirbelsäule wichtig. Das bedeutet so viel wie eine sehr gerade Rumpf- und Kopfhaltung mit leicht gesenktem Kinn (Abb. 14). Versuchen Sie, diese Haltung zu »erlernen«, um sie dann automatisch einzunehmen. Während der Krankengymnastik achtet der Therapeut darauf, dass der Übende die richtige Haltung einnimmt.

Häufig werden die Übungen vor einem großen Spiegel ausgeführt. So kann der Betroffene kontrollieren, ob die Bewegung »sitzt«. Gleichzeitig mit Kraftübungen und

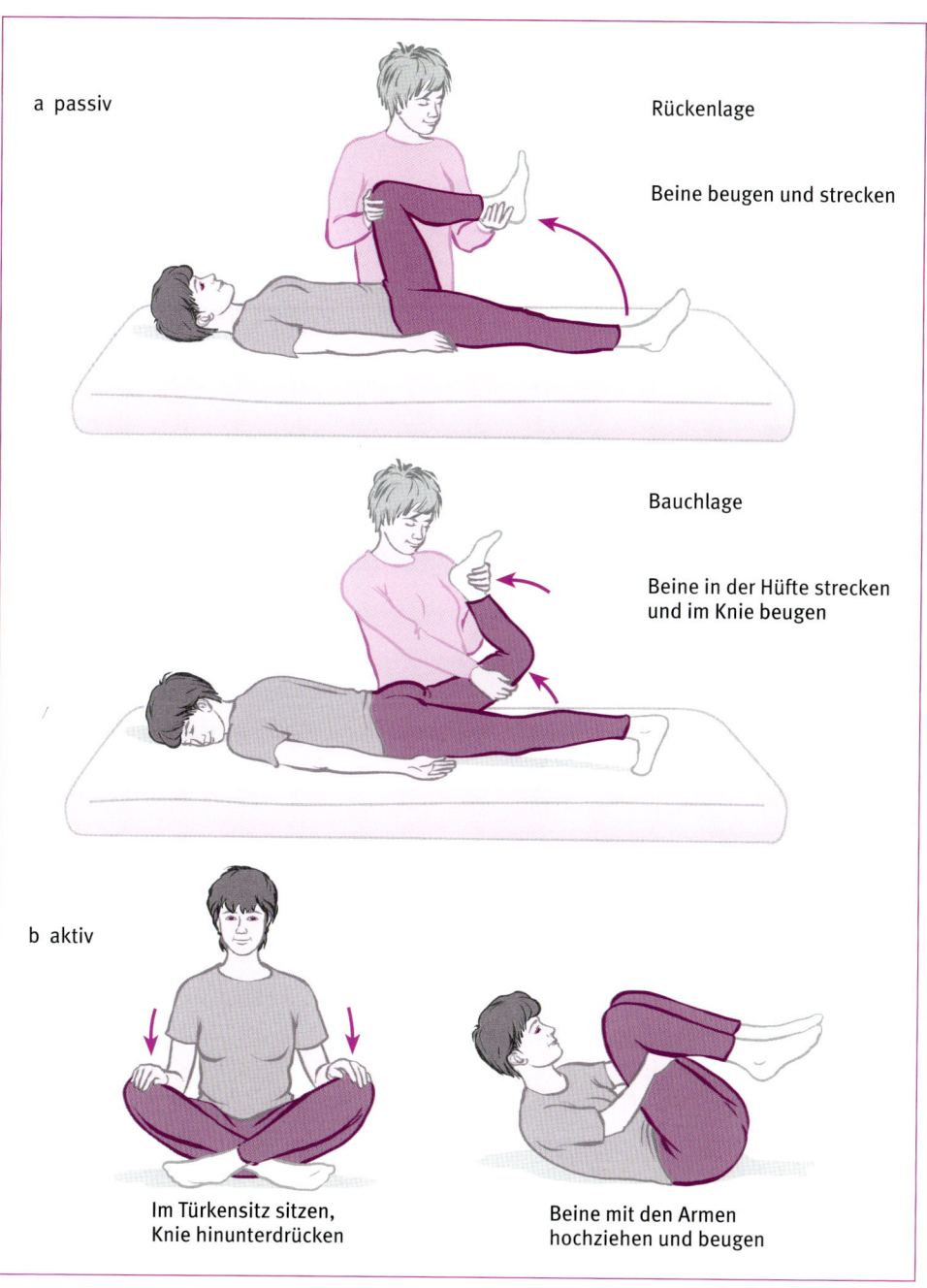

a passiv

Rückenlage

Beine beugen und strecken

Bauchlage

Beine in der Hüfte strecken
und im Knie beugen

b aktiv

Im Türkensitz sitzen,
Knie hinunterdrücken

Beine mit den Armen
hochziehen und beugen

Abb. 12: Lockerung erhöhter Muskelspannung.

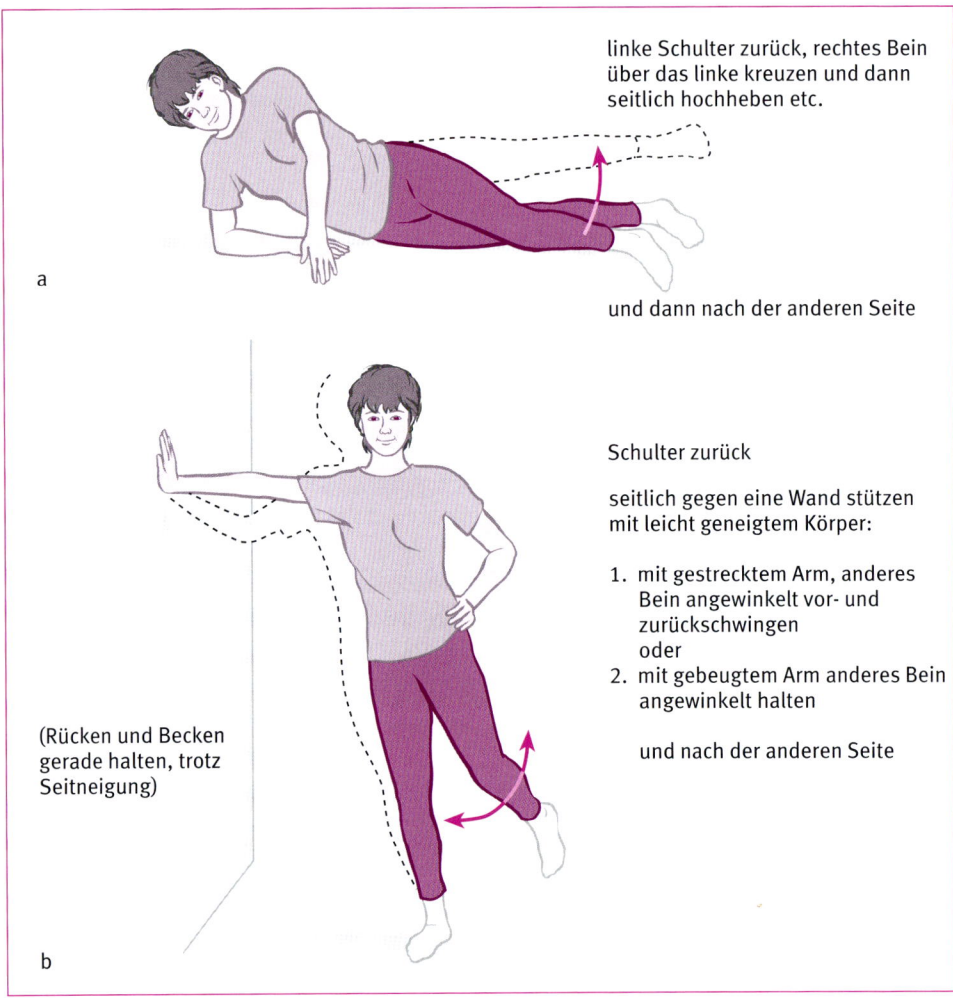

linke Schulter zurück, rechtes Bein über das linke kreuzen und dann seitlich hochheben etc.

a

und dann nach der anderen Seite

Schulter zurück

seitlich gegen eine Wand stützen mit leicht geneigtem Körper:

1. mit gestrecktem Arm, anderes Bein angewinkelt vor- und zurückschwingen
   oder
2. mit gebeugtem Arm anderes Bein angewinkelt halten

und nach der anderen Seite

(Rücken und Becken gerade halten, trotz Seitneigung)

b

Abb. 13: Übungen in Diagonalhaltung.

mit Lockerungsübungen gegen Spastizität trainiert man Koordination und Gleichgewichtssinn, z.B. im Vierfüßlerstand oder mit Arm- und Beinbewegungen in Seit- und Bauchlage (Abb. 15).

Es kommen verschiedene Hilfsmittel bei den Übungen zum Einsatz, z.B. ein großer Therapieball (Pezziball) bei Spastizität, ein Laufbarren oder ein Laufband oder eine Sprossenwand und diverse Gehbehelfe, z.B. ein »reziprokes« (bewegliches) oder ein starres Gehgestell (Abb. 16).

Kälteanwendungen

Durch Kälteanwendungen lässt sich Spastik besonders gut beeinflussen. Aus der Raumfahrtmedizin stammt die Entwick-

a

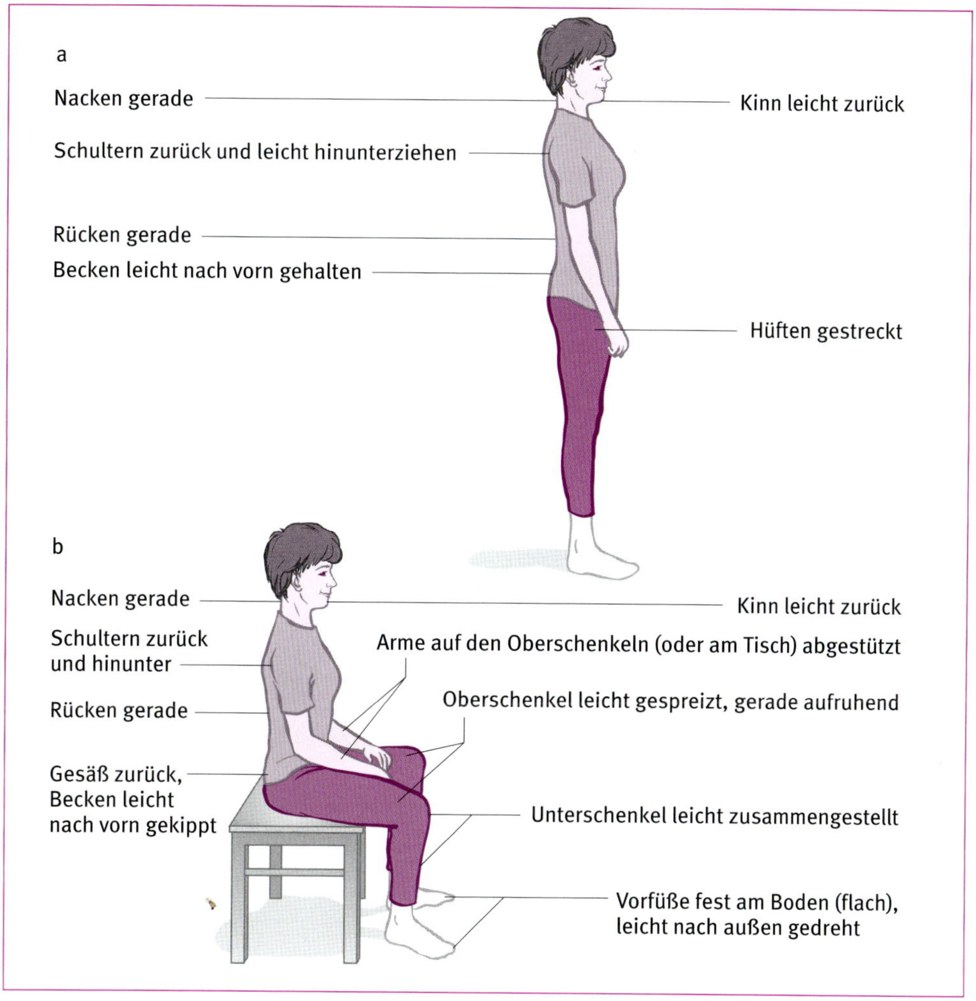

Nacken gerade ——————————————

Schultern zurück und leicht hinunterziehen ———

Rücken gerade ————————————

Becken leicht nach vorn gehalten ——————

———— Kinn leicht zurück

———————— Hüften gestreckt

b

Nacken gerade ——————————————— Kinn leicht zurück

Schultern zurück und hinunter ——— Arme auf den Oberschenkeln (oder am Tisch) abgestützt

Rücken gerade ——— Oberschenkel leicht gespreizt, gerade aufruhend

Gesäß zurück, Becken leicht nach vorn gekippt

—————— Unterschenkel leicht zusammengestellt

—————— Vorfüße fest am Boden (flach), leicht nach außen gedreht

Abb. 14: Stabilisierung der Wirbelsäule.

lung von Kältewesten, die zurzeit nur in Rehabilitationszentren angewendet werden (sie sind sehr teuer). Sie reduzieren die Spastik während der Krankengymnastik, und die Muskeln können besser trainiert werden. Man kann sich für Übungen zu Hause sehr einfach eine leichte Form von Kälteweste basteln: Nähen Sie an der Innenseite einer ganz eng anliegenden Jeans-jacke über der Wirbelsäulengegend einen länglichen Stoffstreifen wie eine Tasche ein. In diese schieben Sie Kühlakkus aus dem Tiefkühlfach. Der Stoff auf der Innenseite darf nicht so dünn sein, dass es zu Erfrierungen der Haut kommt, aber man sollte die Kälte in den Muskeln neben der Wirbelsäule spüren.

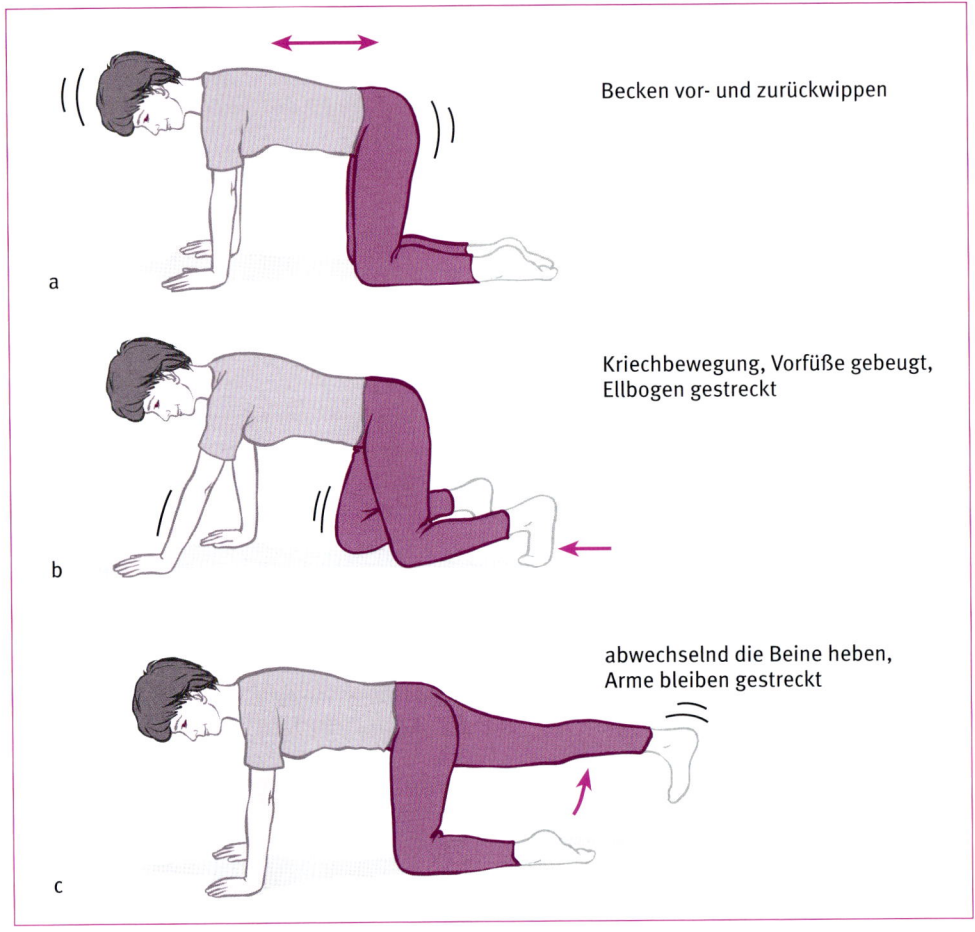

Becken vor- und zurückwippen

a

Kriechbewegung, Vorfüße gebeugt, Ellbogen gestreckt

b

abwechselnd die Beine heben, Arme bleiben gestreckt

c

Abb. 15: Kraft- und Lockerungsübungen.

Einige Rehabilitationszentren arbeiten mit Kältekammern: Hände, Füße und Gesicht werden geschützt, und danach betritt man einen Raum, in dem bei trockener Kälte eine Temperatur von –130 °C beträgt. Unter diesen Bedingungen lockert sich die Spastik, und die Kranken können sich besser bewegen. Die Therapie hilft auch gegen Gelenkschmerzen. Die meisten Nutzer geben an, dass sie sich in der Kältekammer sehr wohl fühlen. Vermutlich spielt für diesen Effekt die Ausschüttung von Endorphinen im ZNS durch den »Kälteschock« eine Rolle, denn diese bewirken eine Aufhellung der Stimmung. Bei jeder Kälteanwendung ist die Gefahr eines Harnwegsinfektes gegeben, entsprechende Kontrollen vor und während einer Kältetherapie sind daher notwendig.

Training des geschwächten Peronäusmuskels

Oft treten die Folgen einer Peronäuslähmung (Peronäusparese, Schwäche bei He-

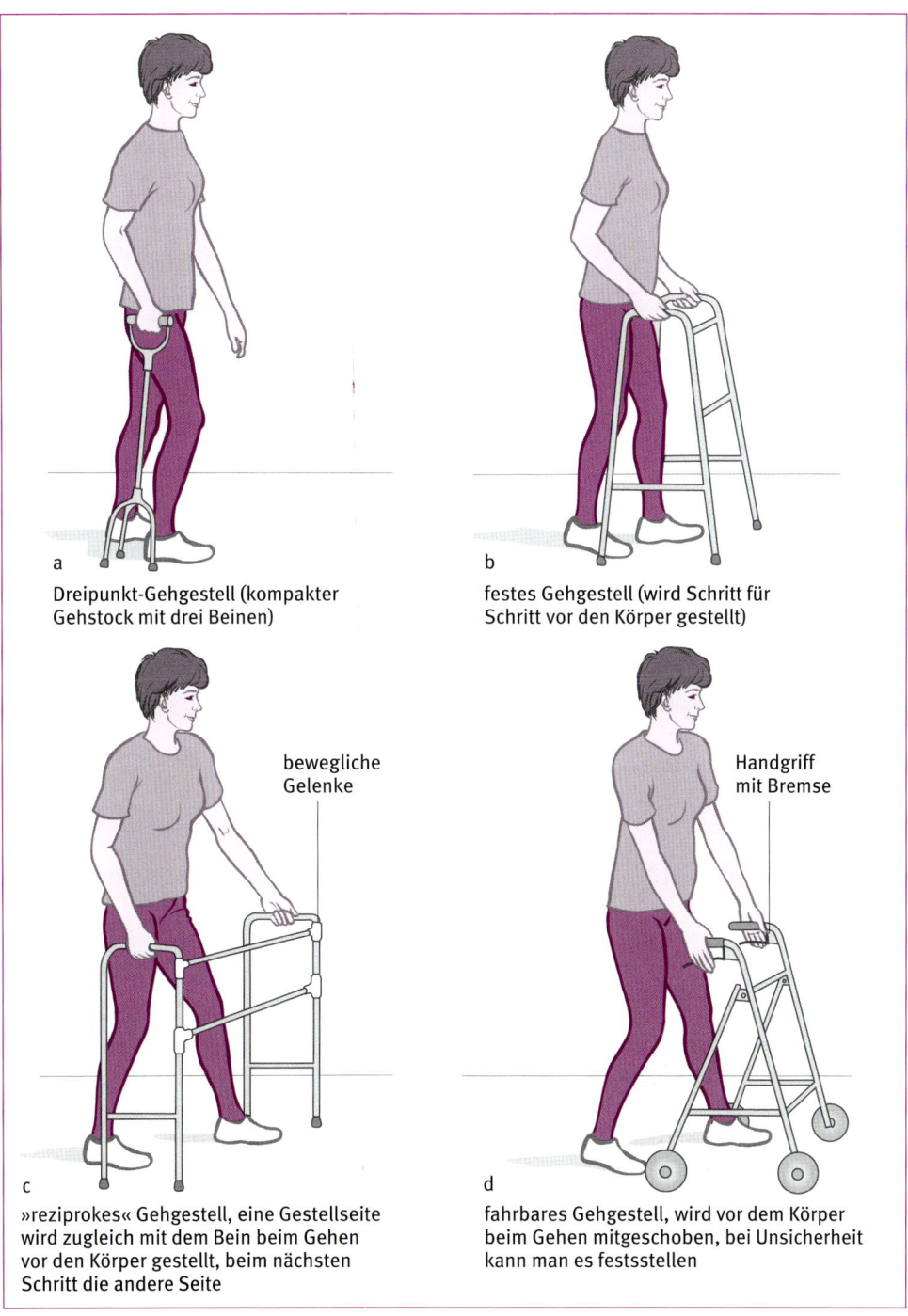

a
Dreipunkt-Gehgestell (kompakter
Gehstock mit drei Beinen)

b
festes Gehgestell (wird Schritt für
Schritt vor den Körper gestellt)

bewegliche
Gelenke

Handgriff
mit Bremse

c
»reziprokes« Gehgestell, eine Gestellseite
wird zugleich mit dem Bein beim Gehen
vor den Körper gestellt, beim nächsten
Schritt die andere Seite

d
fahrbares Gehgestell, wird vor dem Körper
beim Gehen mitgeschoben, bei Unsicherheit
kann man es feststellen

Abb. 16: Hilfsmittel in der Krankengymnastik.

bung des Vorfußes mit Tendenz zur sog. »Spitzfußstellung«) erst deutlich zutage, wenn nach Jahren die Achillessehne bereits merklich verkürzt ist. Durch die Schwäche bei der Hebung ist »das Bein zu lang«, der Vorfuß ist im Wege, man stolpert leichter. In Folge wird die Haltung verändert, das ganze Bein wird nicht mehr richtig belastet, was wiederum zu einer Erschlaffung von weiteren Muskeln führt und zu einer Zunahme der Spastik im Knie und in der Hüfte – ein Teufelskreis entsteht. Bei einer bereits bestehenden stärkeren Fußhebeschwäche mit Erschlaffung des Muskels durch Inaktivität kann der Muskel durch ein computergesteuertes Elektrogerät (neuromuskuläres Einzelfaserstimulationsgerät nach Stiwell) oder durch den Einsatz eines Fußlifters (Peronäusstimulator KDC 2000) aufgebaut werden. Vor der Anschaffung sollten Sie ausprobieren, ob damit eine gute Bewegung erzielt werden kann. Es gibt Betroffene, bei denen nur überschießende, unangenehme Bewegungen ausgelöst werden. Um die Sturzgefahr zu verringern, wird manchmal auch eine Schiene (Peronäus-Schiene) empfohlen. Eine starre Schiene stabilisiert zwar gut, aber der Muskel wird damit nicht bewegt und erschlafft noch mehr. Eine halbstarre Schiene – »Toe-off-Schiene« – ist vorzuziehen. Auch diese Schiene soll man möglichst nicht den ganzen Tag tragen und nach dem Abnehmen ein paar Übungen machen.

Trainingstherapie für Rollstuhl-Patienten

Bei Patienten, die im Rollstuhl sitzen müssen, macht der Therapeut Stehübungen mit Unterstützung, Bewegungen zur Dehnung

MIT MS LEBEN

Übung beim geschwächten Peronäusmuskel

Beginnen Sie rechtzeitig mit den Übungen, damit die Achillessehne sich gar nicht erst verkürzt oder gar ein Spitzfuß entsteht.

Der Vorfuß wird flach auf den Boden aufgesetzt, die Ferse steht im rechten Winkel. Legen Sie nun ein größeres Buch auf den Vorfuß und versuchen Sie diesen so anzuheben, dass es nicht hinunterrutscht. Halten Sie das Buch einige Sekunden in dieser Position. Da bei einer Peronäuslähmung der äußere Fußrand schwächer ist als der innere, rutscht das Buch leicht weg.

Dehnen Sie zugleich die Achillessehne, indem Sie so weit wie möglich (mit Anhalten) in die Hocke gehen, ohne die Ferse vom Boden zu heben.

Wie oben schon erläutert, haben sogar Hinschauen auf den Vorfuß und intensives Denken an die Hebebewegung einen gewissen Trainingseffekt, selbst wenn man keine Bewegung sieht.

der Muskeln und Übungen zur Stärkung der Rückenmuskeln und zur Verbesserung der Haltung. Durch das ständige Sitzen besteht die Gefahr, dass sich die Sehnen der Hüft- und Kniebeuger verkürzen und dass man nach einiger Zeit nicht mehr stehen kann. Durch eine nachlässige Haltung beim Sitzen oder durch eine ständige Neigung zu einer Seite kommt es zu stärkeren Abnutzungserscheinungen der Wirbelsäule und Schmerzen, außerdem wird die Lunge schlechter durchlüftet. Das führt zu Verschleimung und chronischem Bronchialkatarrh, man bekommt leichter eine Lungenentzündung. Überdies nimmt man weniger

Sauerstoff ins Blut auf. Stehübungen sind auch für die Aufrechterhaltung der Blutdruckregulation wichtig sowie zur Vorbeugung gegen Druckgeschwüre (Dekubitus). In Therapiezentren wird für die Übung gerne ein Stehbrett eingesetzt. Es ermöglicht eine längere aufrechte Position. Es gibt Rollstühle für zu Hause, die sich aufrichten lassen, um die Körperlage verändern zu können (z. B. Laevo-Aufrechtstuhl).

Motorgetriebenes Trainingsgerät

Für schwer behinderte Kranke ist die regelmäßige Benutzung eines motorgetriebenen Trainingsgeräts sehr sinnvoll (z. B. Reck motomed, Revital, Innovamed; Abb. 17). Durch den Motor kann der Betroffene passive Bewegungen ausführen, d. h. er wird bewegt; man kann das Gerät aber auch ohne Motorantrieb für aktive Bewegungsübungen benutzen. Das Gerät verfügt über eine »Antispastik-Schaltung«: Nimmt der Widerstand bei der Tretbewegung zu, schaltet es automatisch auf Bewegung in die Gegenrichtung um. Lieferbar ist auch eine Erweiterung für die Bewegung der Arme. Leider ist das Gerät sehr teuer und die Kosten werden selten vollständig von der Krankenkasse übernommen. Mit einem Begleitschreiben vom behandelnden Neurologen fällt der Kostenzuschuss manchmal höher aus.

Wer ein solches Gerät gekauft hat, sollte langsam mit dem Training beginnen, um sich nicht in einen Zustand der völligen Erschöpfung zu bringen. Durch zu intensives und zu rasches Training könnten die vorhandenen Funktionen überfordert werden und neurologische Ausfälle zunehmen.

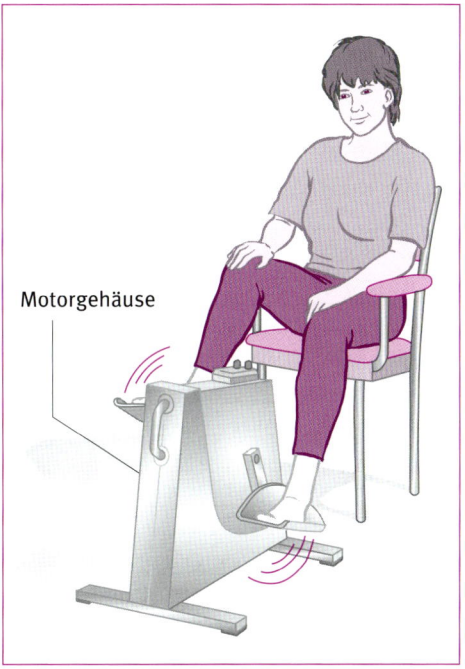

Motorgehäuse

Abb. 17: Motorgetriebenes Trainingsgerät.

Indirekt dienen alle Hilfsmittel zur Verbesserung der Selbstständigkeit auch der Rehabilitation. Denn sie ermöglichen dem Kranken eine größere Mobilität. Dazu zählen neben Gehhilfen auch Haltegriffe und vieles mehr.

Ihr persönliches Trainingsprogramm für zu Hause

Auch wenn Sie regelmäßig Krankengymnastik betreiben, sollten Sie täglich einige gezielte Übungen in den eigenen vier Wänden machen. In der Regel gibt Ihnen der Therapeut Tipps für ein individuelles Trainingsprogramm mit auf den Weg. Darüber hinaus gibt es Broschüren mit Anleitungen zum Selbsttraining, etwa von MS-Gesellschaften.

Die Übungen sollten nicht lästig sein, sondern zuallererst einmal Spaß machen. Lassen Sie deshalb Ihrer Fantasie freien Lauf, und suchen Sie die für Sie passenden Bewegungen heraus. Bei aller Begeisterung sollten Sie jedoch nicht vergessen, Ihren Arzt oder den Therapeuten zu fragen, ob die Übungen für Sie geeignet sind. Einer meiner Patienten liebt es, die Fußsohlen gegen den Tisch gestützt im Schaukelstuhl zu wippen. Warum nicht? Eine Patientin hat ein einfaches Spiel entwickelt, das man mit den Beinen ausführt, und trainiert dabei die Koordination der Bewegungen. Übungen müssen also nicht langweilig sein.

Wichtig

Bei leichteren Behinderungen helfen schon ganz einfache Bewegungsübungen, die Sie ohne viel Aufwand mehrmals täglich, etwa

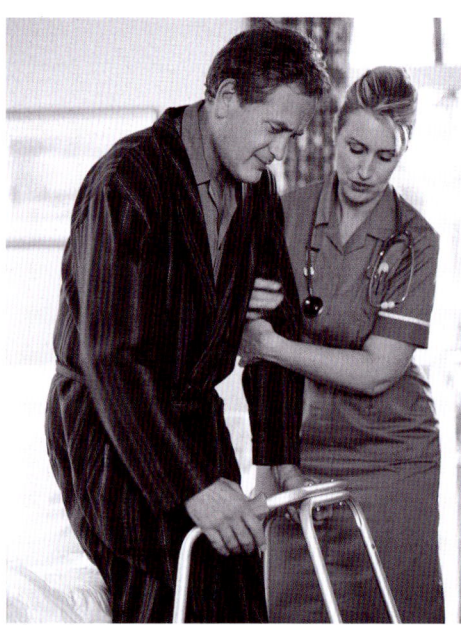

Ein Hilfsmittel wie die Gehhilfe mit Haltegriffen erhöht die Mobilität.

am Arbeitsplatz, machen können: Kniebeugen mit Festhalten am Tisch; Gehen am Platz; Schwingen des gebeugten Beins in einer zur Gegenseite geneigten Körperhaltung, wobei man sich mit dem gestreckten Arm an einer Wand abstützt; Sitzen im Schneidersitz und mehrmaliges Abwärtsdrücken der Knie; Gewichtsverlagerungen im Sitzen mit verschränkten Armen von einer auf die andere Gesäßseite; Anheben eines schwereren Gegenstandes im Sitzen mit gebeugten Knien; Hochheben von Hanteln mit nach oben gedrehter Handposition; mehrmals hintereinander mit einem Zeigestab (Schirm, Kochlöffel etc.) auf einen Punkt zeigen.

Der Kreativität sind keine Grenzen gesetzt. Es ist wichtig, immer wieder Dehnungsübungen und einfache Lockerungsübungen zu machen – mit Armen und Beinen schlenkern, Rumpf beugen, strecken und seitwärts neigen. Das ist gut gegen Spastizität und für die Wirbelsäule.

Was können Sie noch tun?

▪ Fitnessgeräte

Zu Hause lässt sich gut mit Fitnessgeräten trainieren, z. B. mit Heimtrainer, Stepper oder Rudergerät. Wer stark spastisch ist, sollte die Geräte aber so einstellen lassen, dass die Beine nicht mit Kraft ganz gestreckt werden, sondern knapp vor der vollen Streckung wieder in die Beugebewegung zurückkehren. Es kann sonst die Spastizität gefördert werden. Besonders gut finde ich den Cross-Trainer. Er hat Trittflächen wie ein Stepper und zusätzlich Haltegriffe, die sich synchron bewegen. Wie beim Gehen wird der ganze Körper angespannt. Das fördert die Koordination und ist gut für die Wirbelsäule.

▮ Unterwasserbewegungstherapie

Im Wasser fallen die Bewegungen leichter, eine Spastizität kann besser gelockert werden, und die Koordination der Bewegungen lässt sich trainieren. Der Therapeut macht passive Übungen oder unterstützt nach Anleitung durchgeführte Übungen. Leicht behinderte Kranke, die im Wasser keine Hilfestellung benötigen, sollten unbedingt regelmäßig schwimmen gehen.

▮ Osteopathie

Sehr gute Erfolge – besonders bei Spastizität – lässt sich durch Osteopathie erzielen, eine Heilmethode, die auf Basis der Reflexdynamik arbeitet. Die Osteopathie geht davon aus, dass alle Lebensfunktionen im menschlichen Körper genau aufeinander abgestimmt sind. Diese Abstimmung erfolgt über Bewegung.

In Europa ist diese Therapieform zurzeit im Aufbau begriffen (z.B. Atlastherapie, kraniosakrale Therapie). Sie hilft sehr gut bei Wirbelsäulenschäden und Schmerzen.

▮ Hippotherapie

Seit Jahren wird die Hippotherapie auch bei MS angewandt. Sie wurde zur Therapie bei spastischen Kindern entwickelt und wird unter Anleitung von speziell ausgebildeten Krankengymnasten auf geschulten Therapiepferden gemacht. Es ist nicht nötig, Reitkenntnisse zu besitzen. Auch wer eigentlich Angst vor Pferden hat, kann getrost Hippotherapie machen; es kann nichts passieren. Besonders erfreulich ist diese Therapieform natürlich für Kranke, die Pferde mögen. Der Kontakt mit dem Tier hat eine positive psychologische Wirkung, die für MS-Kranke wichtig ist. Auf dem Pferd werden durch die besondere Haltung und Bewegung zugleich Spastizität, Schwäche in den Beinen und im Rücken, Koordinationsmängel und Gleichgewichtssinn behandelt.

▮ Feldenkrais

Günstig sind auch Bewegungsübungen nach der Feldenkrais-Methode, die zugleich die seelische Entspannung fördern, sowie Stretching zur Lockerung bei Spastizität. Die aktiv-passiven Übungen sind auch für MS-Kranke geeignet, vor allem die Beinbewegungen. Wenn man spastisch ist, sollte man bei den Übungen immer eine Haltung mit leichter Beugung der Knie einnehmen (das ist nicht auf allen Übungstischen vorgesehen).

Ergotherapie

Die Ergotherapie dient dem Erlernen bzw. dem Erhalten von Bewegungen, die für die selbstständige Versorgung und für die Arbeit von Bedeutung sind. Es geht hierbei vor allem um das Training der »Feinmotilität«, also von Finger- und Handbewegungen. Die sind wichtig, um Tätigkeiten des täglichen Lebens ausführen zu können, wie Knöpfe zumachen, Dosen öffnen usw. Ergotherapeuten üben mit speziellen Hilfsmitteln zusammen mit dem Kranken. Sie fordern ihn gezielt zu Arbeiten mit den Händen auf und zeigen ihm, wie er dabei die Bewegungen am besten ausführt, so dass er sie trotz einer Störung der Feinmotilität zustande bringt. Bei schwer behinderten Kranken entwerfen Ergotherapeuten Hilfs-

MIT MS LEBEN

Regelmäßige Fingerübungen

Ist Ergotherapie nicht nötig oder möglich, sollten Sie dennoch bewusst Fingerübungen zum Training der Koordination machen – Handarbeiten, Bastelarbeiten, Spielen eines Tasten- oder Saiteninstruments, Malen, was auch immer. Ich kenne viele Patienten, die erst auf der Suche nach etwas, was ihnen hilft, auf ein Hobby gekommen sind, das ihr Leben bereichert hat. Eine Patientin macht ganz tollen Modeschmuck, eine andere schöne Stickarbeiten, einige malen. Eine Patientin hat jetzt sogar großen Erfolg mit Ausstellungen ihrer Bilder.

mittel, mit deren Hilfe sich der Betroffene selbstständig versorgen kann. Etwa Vorrichtungen, die das Essen erleichtern oder um Dinge vom Boden aufheben zu können.

Bei MS entwickeln sich die Störungen langsam. Die Betroffenen gewöhnen sich bis zu einem gewissen Grad daran und kommen mit den Erfordernissen im täglichen Leben lange zurecht; daher wird die Ergotherapie für meine Begriffe viel zu selten eingesetzt. Sie hilft ja nicht nur, sich irgendwie zu behelfen, sondern übt die richtigen und die am leichtesten durchführbaren Bewegungen. Und Üben ist immer wichtig, auch und gerade bei MS.

Rehabilitation bei Empfindungsstörungen

Empfindungsstörungen sind zwar harmloser als Bewegungsstörungen, aber doch recht unangenehm. Außerdem geht man schwerer und unsicherer, wenn man nicht gut spürt, wo man hintritt; es fallen Gegenstände eher aus der Hand, wenn man sie nicht richtig fühlt. Es ist deshalb sinnvoll, auch die Funktion der Empfindungsbahnen zu verbessern. Es gibt da allerdings weitaus weniger Rehabilitationsmöglichkeiten als bei Bewegungsstörungen.

Durch Berührungsreize auf der Haut wird der Tastsinn gestärkt, durch Temperaturreize der Temperatursinn (und zugleich der Tastsinn). Zur Verbesserung der Funktion bei Empfindungsstörungen werden daher die gestörten Körperpartien Reizen ausgesetzt. Man kann mit verschiedenen Materialien über die Haut streichen (mit Samt, Seide, einer weichen Bürste, einem Schwamm etc.). Gut sind auch Duschen mit langsamem Anstieg und Abfall der Temperatur. Wichtig ist es, sich dabei gut auf die Wahrnehmung des Reizes und auf die behandelte Körperpartie zu konzentrieren. Wie schon erwähnt, wird die Funktion an der entsprechenden Stelle gestärkt. Man nimmt den Reiz besser wahr, wenn man die Aufmerksamkeit bewusst auf eine Stelle des Körpers lenkt. Wenn man Zahnschmerzen hat und an den Zahn denkt, tut er mehr weh. Im Wartezimmer des Zahnarztes schmerzt er weniger, weil man an die bevorstehende Behandlung denkt und vom Zahn abgelenkt wird. Übungen zur Verbesserung der Empfindungsfähigkeit sollten täglich gemacht werden, möglichst mehrmals einige Minuten lang, solange die Konzentration wirklich gut ist.

Rehabilitation bei Blasen- und Darmstörungen

Blasen- und Darmstörungen können nur bedingt durch Übungen gebessert werden, weil sie nur zum Teil der bewussten Kontrolle unterworfen sind. Umso wichtiger ist es, auch bei leichten Störungen Rehabilitationsmaßnahmen in Anspruch zu nehmen.

Imperativer oder häufiger Harndrang: Beckenbodenmuskeln stärken

Bei imperativem Harndrang kann man den Harn wegen einer Spastizität der unteren Beckenmuskeln (Beckenbodenmuskeln) nicht lange zurückhalten. Dabei ist es zweckmäßig, in regelmäßigen Abständen zur Toilette zu gehen, alle zwei bis drei Stunden, bevor der Harndrang einsetzt. Das ist psychologisch beruhigender, und allein so ist die Verkrampfung der Muskeln geringer. Zudem würde durch eine immer wieder sehr volle Blase die Spastizität gefördert (auch die der Beine). Durch die regelmäßige Entleerung der halb vollen Blase wirkt man also der Spastizität entgegen.

Da eine Spastik immer Ausdruck einer mehr oder weniger ausgeprägten Schwäche in den betreffenden Muskeln ist, hilft regelmäßiges Training der Beckenbodenmuskulatur bei imperativem Harndrang. Es unterstützt auch bei sehr häufigem Harndrang mit völliger Blasenentleerung (keine Restharnbildung). Es handelt sich um Übungen, wie man sie Frauen nach einer Entbindung empfiehlt: Man hebt das Becken im Liegen und spannt dabei die Gesäßmuskeln an, mehrmals hintereinander, möglichst zwei- bis dreimal täglich (Abb. 18).

Harnverhaltung mit und ohne Restharn

Bei einer Tendenz zur Harnverhaltung – man muss pressen, um Harn lassen zu kön-

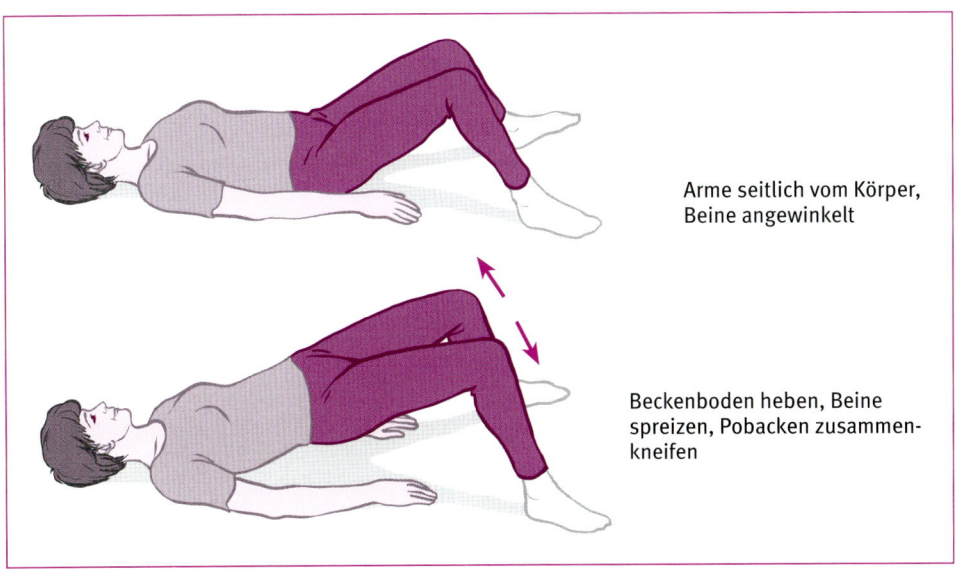

Arme seitlich vom Körper, Beine angewinkelt

Beckenboden heben, Beine spreizen, Pobacken zusammenkneifen

Abb. 18: Übungen zur Stärkung der Beckenmuskulatur.

nen, oder die Blase entleert sich nicht ausreichend (Restharnbildung) – hat sich folgendes Blasentraining sehr bewährt: etwa zehnmal mit der flachen Hand auf die Blasengegend klopfen (1–2-mal pro Sekunde), dann zehnmal langsam mit der Faust vom Nabel abwärts gegen das Schambein drücken (Abb. 19). Männer sollten ausprobieren, ob sie im Sitzen besser entleeren können als im Stehen.

Wenn man nur pressen muss, aber keine Restharnbildung hat, sollte man das Blasentraining nach der Entleerung zur Vorbeugung gegen Restharn machen – eventuell auch vor der Entleerung, aber nur bei

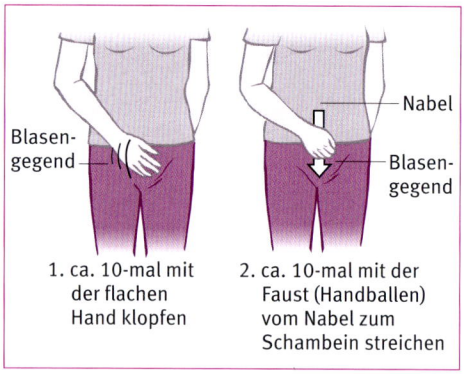

1. ca. 10-mal mit der flachen Hand klopfen

2. ca. 10-mal mit der Faust (Handballen) vom Nabel zum Schambein streichen

Abb. 19: Blasentraining.

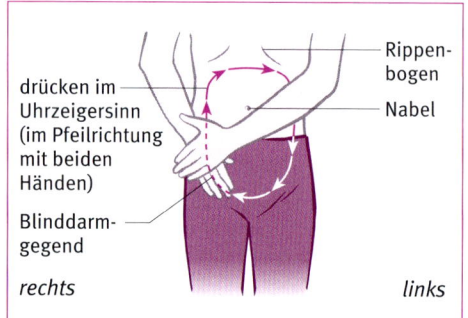

drücken im Uhrzeigersinn (im Pfeilrichtung mit beiden Händen)

Blinddarmgegend

rechts

Rippenbogen

Nabel

links

Abb. 20: Darmmassagen.

halb voller Blase. Bei Restharnbildung sollte man es nach dem Harnlassen unbedingt machen, um den Restharn ausurinieren zu können. Das ist wichtig, um Harnwegsinfekten vorzubeugen. Besteht eine starke Harnverhaltungstendenz – verbunden mit einer plötzlich einsetzenden Entleerung –, ist es sinnvoll zu erlernen, sich selbst zu katheterisieren (Einführen eines dünnen Schlauchs in die Blase). Dazu sollte man geschickt genug sein, um die Harnröhrenöffnung gut zu desinfizieren.

Elektrostimulation der Blase kann bei Neigung zu Inkontinenz helfen, den Harn wieder besser zu halten (Tensgerät mit Spezialelektrode). In manchen Fällen ist es ratsam, einen operativen Eingriff machen zu lassen, damit die Blasenfunktion besser wird.

Massagen bei Darmverstopfung

Darmstörungen sind weniger gut zu rehabilitieren als Blasenstörungen. Bei der häufig auftretenden Verstopfung können Darmmassagen durchgeführt werden: Streichen Sie mehrmals täglich und unmittelbar vor dem Stuhlgang mit dem Handballen im Uhrzeigersinn von der rechten unteren Bauchseite ausgehend nach oben, dann nach links, dann abwärts zur linken unteren Seite (Abb. 20). Die bei den Blasenstörungen genannten Beckenübungen sind auch bei einer Neigung zu plötzlicher Stuhlentleerung (imperativer Stuhlgang) sinnvoll. In letzter Zeit werden in solchen Fällen Elektrostimulationen des Schließmuskels versucht.

Augentraining bei Sehnervenentzündung

Lesen Sie mehrmals einige Minuten mit dem betroffenen Auge und fixieren Sie Farbmuster, während Sie das gesunde Auge abdecken. Es ist wichtig, diese Übungen über einen möglichst langen Zeitraum zu machen. Denn wenn man mit einem Auge schlechter sieht, fixiert man nicht mit ihm, und das Sehvermögen lässt nach. Auch das Training mit einer Rasterbrille kann das Sehvermögen wieder bessern. Anstelle von Gläsern besitzt die Rasterbrille ein schwarzes Gitter, das so konstruiert ist, dass die Lichtblendung aufgehoben wird. Man sieht durch kleine Löcher. Das Licht tritt durch die Löcher gebündelt ein, auf diese Weise werden die Sehreize auf einzelne Stellen der Netzhaut verstärkt.

Bei Doppelbildern und Nystagmus (Augenzittern) sind Fixationsübungen auch wichtig: bewusstes, langsames Lesen, wobei verschieden große Buchstaben fixiert werden sollten; Fixation farbiger Gegenstände aus verschiedenen Blickrichtungen; durch ein Fernglas oder in ein Kaleidoskop schauen. Ich könnte mir auch vorstellen, dass eine Rasterbrille hilft. Die Behandlung von Doppelbildern kann unter Anleitung durch eine geschulte Assistentin (Orthoptistin) in der Sehschule einer Augenabteilung durchgeführt werden.

Rehabilitation bei Sehstörungen

Die Rehabilitation bei Sehstörungen, vor allem bei der Sehnervenentzündung (Retrobulbärneuritis), wird häufig vernachlässigt. Die Gründe dafür sind vielfältig: Oft tritt die Sehnervenentzündung bereits im Frühstadium der MS auf, wenn die Diagnose meist noch gar nicht gestellt ist. In vielen Fällen ist die Behinderung nicht so offenkundig, oder das Sehvermögen bessert sich wieder. Möglicherweise gleicht der Betroffene den Sehverlust mit dem anderen Auge aus. Allerdings ist es sehr wichtig, bei einer Sehnervenentzündung gezielte Sehübungen mit dem erkrankten Auge zu machen. Je geringer der Restausfall nach einem Schub, desto länger bleibt man unbehindert. Das gilt auch für das Sehen.

Sonstige Rehabilitationsmaßnahmen

Logopädie ist eine Behandlungsform bei Sprach- und Sprechstörungen. Bei MS-Kranken, die an einer Sprechstörung (Dysarthrie und skandierende Sprache) leiden, wird sie selten eingesetzt, obwohl sie helfen könnte. Das liegt wohl daran, dass die Betroffenen für Arztbesuche und Behandlungen ziemlich viel Zeit aufwenden müssen. Das ist nicht immer leicht mit dem Job zu vereinbaren. Also wird bei den Rehabilitationsmaßnahmen ausgewählt, was am wichtigsten ist. Ich selbst überweise den Patienten auch eher zur heilgymnastischen Behandlung oder Unterwasserbewegungstherapie als zur Logopädie, wenn aus zeitlichen Gründen eine Auswahl getroffen werden muss.

■ Sprechmuskeln trainieren

Das heißt nicht, dass man eine bestehende Sprechstörung vernachlässigen sollte. Man kann bewusstes Sprechen auch selbst üben, um die Sprechmuskeln zu stärken und ihre Koordination zu verbessern, etwa indem man täglich 15–30 Minuten laut und langsam einen Text liest – und sei es die Tageszeitung.

■ Kreislauf in Schwung bringen

Kreislauftraining ist bei MS-Kranken oft notwendig. Es gibt keine spezielle Methode bei MS. Gut sind Wechselduschen oder wenigstens Arm- und Beinwechselduschen, jeweils etwa zwei Minuten mit warmem und 20 Sekunden mit kaltem Wasser; ins-

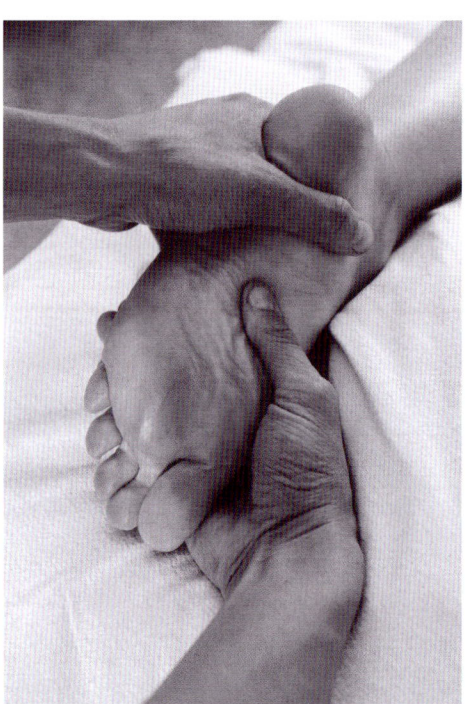

Eine Fußreflexzonenmassage lockert die Muskulatur und entspannt. Ideal, um Stress abzubauen.

gesamt zehn bis 15 Minuten, möglichst zweimal am Tag. Wer zu kalten Händen und Füßen neigt, sollte sich zum Schluss warm abduschen, sonst beendigt man das Ganze mit einer kalten Dusche. Auch richtige Kneippkuren können gemacht werden. Dann sollten Sie aber aufpassen, dass Sie sich nicht erkälten. Kohlensäurebäder haben einen kreislaufstärkenden Effekt und können auch bei MS angewandt werden.

■ Wirbelsäulengymnastik und Massagen

Zur Rehabilitation bei MS zählen auch Behandlungen gegen Haltungs- und Wirbelsäulenschäden, vor allem Wirbelsäulengymnastik und Massagen. Wie bereits erwähnt, soll man bei Spastizität nicht die Streckseiten der Beine massieren lassen.

■ Fußreflexzonenmassage

Fußreflexzonenmassagen können bei MS ebenfalls gemacht werden. Die meisten Menschen empfinden sie als sehr angenehm, weil sie eine Lockerung und Entspannung bewirken.

■ Lymphdrainagen

Lymphdrainagen sind sehr gut, wenn man unter geschwollenen Beinen leidet. Das Problem kennen viele MS-Kranke nur zu gut. Durch Bewegungsmangel oder infolge einer Gefäßschwäche bei einer Störung der vegetativen Rückenmarksbahnen sind geschwollene Beine weit verbreitet. Die Schwellungen beeinträchtigen die Bewegungsfähigkeit der Beine; deshalb ist es wichtig, etwas dagegen zu tun.

Übungen zur Verbesserung von Konzentrationsvermögen und Gedächtnisleistung sind nicht weniger wichtig, auch wenn diese Funktionen bei der Krankheit nur selten stark gestört sind. Aber bei vielen Kranken wirken sich auch MS bedingte Depressionen und die typische Ermüdbarkeit auf geistige Leistungen aus. Man darf nicht vergessen, dass die Altersveränderungen des Gehirns, die immerhin schon im Alter zwischen 40 und 50 Jahren beginnen, beim MS-Betroffenen auf einen Vorschaden im Nervensystem treffen und daher früher in Erscheinung treten können als bei Gleichaltrigen. Geistig aktiv zu bleiben ist nicht nur für das Berufsleben wichtig, sondern steigert das Selbstwertgefühl.

Wichtig
Damit MS-Kranke sich lange einer möglichst guten Lebensqualität erfreuen, bedarf es verschiedener Behandlungsschwerpunkte. Die vorbeugende Langzeittherapie setzt eine wichtige Grundlage, vor allem im Frühstadium. Betroffene, die schon lange an MS leiden, profitieren von den medikamentösen Behandlungsmethoden. Sie benötigen aber zusätzliche Maßnahmen, um bestehende neurologische Ausfälle zu verbessern und so lange wie möglich zu stabilisieren. Dafür sorgt die Neurorehabilitation, die mit gut durchdachten und auf den Bedarf des Einzelnen abgestimmten Methoden für den Erhalt der Funktionen sorgt. Aber auch der Betroffene selbst kann dazu viel beitragen. Wenn das manchmal langweilig und unbequem ist, kann man doch stolz auf sich sein, wenn man sich überwindet und mithilft im Kampf gegen MS.

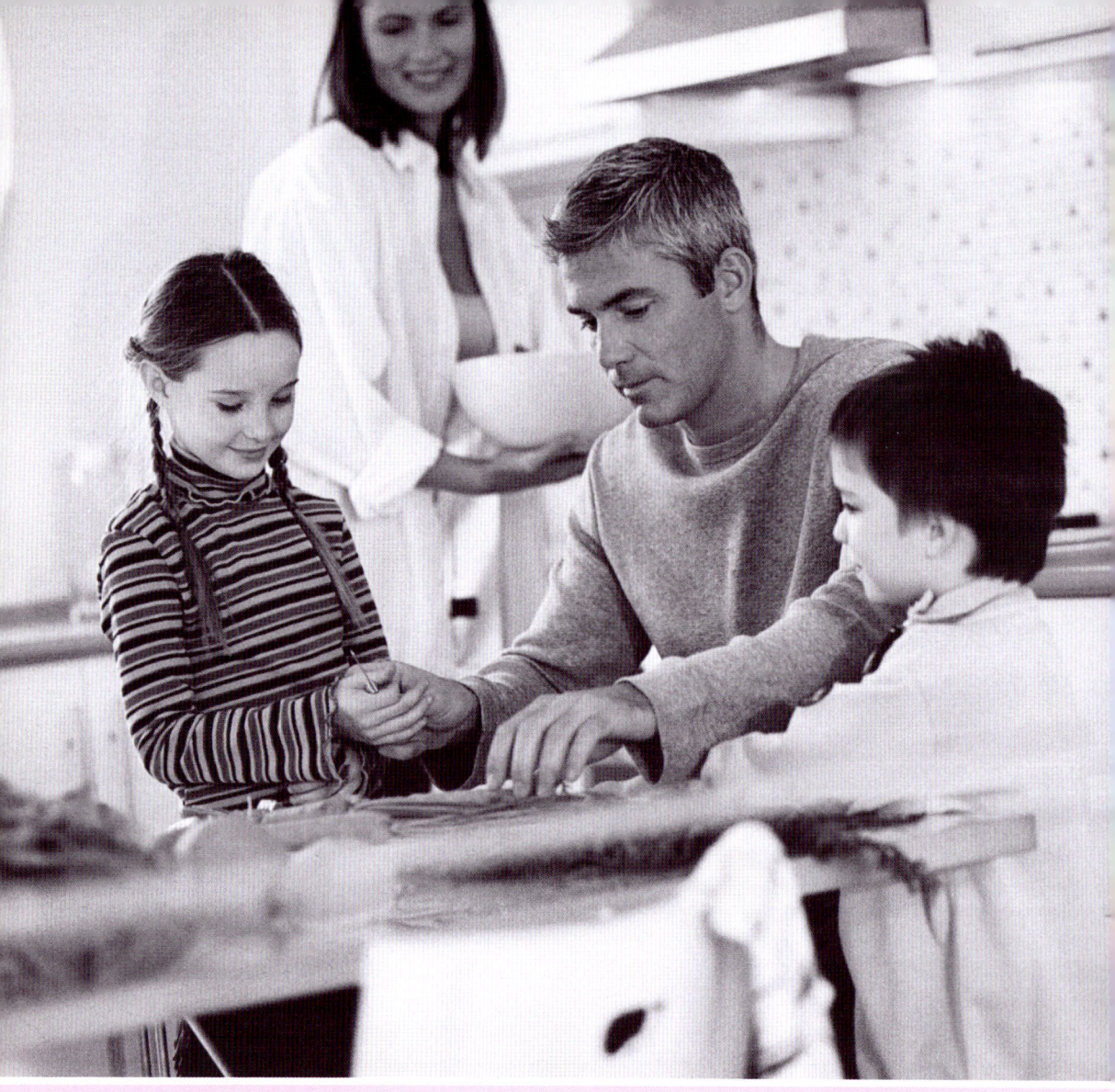

Lebensalltag mit Multipler Sklerose

Wie bei jeder anderen chronischen Erkrankung drängen sich auch bei MS viele Fragen auf. Was ändert sich in meinem Alltag? Was sollte ich vermeiden, was wirkt sich günstig auf den Krankheitsverlauf aus? Gibt es Verhaltensregeln, die ich beachten muss? Muss ich Einschränkungen bei Freizeit, Sexualität und Beruf hinnehmen? Was passiert, wenn andere Erkrankungen dazukommen? Viele Fragen und Unsicherheiten, die im folgenden Kapitel angesprochen werden und Sie davor bewahren sollen, trotz Krankheit Ihre Gelassenheit und Freude am Leben zu verlieren.

Das A und O: Gute Planung und Gelassenheit

Sicher ist: Die Diagnose MS wirft jeden Betroffenen erst einmal aus der Bahn. Falsch wäre es jetzt allerdings, die Krankheit aus dem Leben zu verdrängen. Nur wenn Sie sich bewusst mit MS auseinandersetzen, können Sie das Beste aus Ihrer Lage machen. Zuallererst ist es wichtig, mit einem in der Betreuung von MS-Kranken erfahrenen Arzt alle Fragen zu besprechen, um Sicherheit im Umgang mit der Krankheit zu bekommen. Dies trägt wesentlich dazu bei, Ihre Lebensqualität mit MS zu erhöhen und gelassener zu werden, wenn es darum geht, den Alltag zu meistern. Bauen Sie Ihr Leben nicht rund um MS auf, sondern versuchen Sie, MS in Ihr Leben zu integrieren.

Wichtiges vom Unwichtigen trennen

Natürlich gibt es – je nach Grundkonstitution – unterschiedlich reagierende Kranke. Ich kenne genügend Betroffene, die trotz Behinderung mehr leisten können als mancher Gesunde. Im Großen und Ganzen ist ein MS-Kranker, wenn er nicht schwer behindert ist, voll leistungsfähig; jedoch muss er sich den Arbeitsablauf meist anders einteilen als ein gesunder Mensch, um dem vorzeitigen Nachlassen des Leistungsvermögens zeitgerecht vorzubeugen. Zweckmäßig sind kurze Pausen – alle zwei bis drei Stunden zehn bis 15 Minuten. Versuchen Sie, die Arbeit möglichst rationell zu erledigen. Unnötige Wege sollten Sie genauso meiden wie durch Planlosigkeit entstandene überflüssige oder doppelte Arbeitsabläufe. Legen Sie sich einen Tagesplan zurecht, in dem Sie auch mit körperlicher Belastung verbundene Tätigkeiten berücksichtigen. Ordnen Sie alle anfallenden Aufgaben nach ihrer Dringlichkeit und Wichtigkeit. Unwichtiges können Sie getrost streichen oder auf einen späteren Tag verlegen. Auf diese Art vermeiden Sie, Unwichtiges zu erledigen und gerade dann, wenn Sie bereits müde sind, noch das Wichtigste unter Zeitdruck bewältigen zu müssen.

Positiver und negativer Stress

Es gibt positiven und negativen Stress. Negativer Stress (Distress) liegt vor, wenn die zu erbringende Leistung von Gefühlen wie Unwohlsein begleitet wird. Solche Gefühle sind beispielsweise Angst, etwas Wichtiges nicht rechtzeitig zu schaffen, oder die Befürchtung, etwas nicht gut gemacht zu ha-

---

MIT MS LEBEN

Tagesschwankungen

Unnötiger und damit negativer Stress sind bei MS nicht zuträglich. Alles, was mit erhöhter innerer Anspannung getan wird, kann die Tagesschwankungen verstärken. Unter Tagesschwankungen versteht man kurze, wenige Stunden dauernde Ermüdungszustände mit Zunahme der bestehenden Beschwerden. Bei tage- oder wochenlang anhaltendem Dauerstress und Überforderung kann nach den heutigen wissenschaftlichen Erkenntnissen offensichtlich auch eine erhöhte Schubbereitschaft ausgelöst werden. Deshalb ist es wichtig, dass Sie Ihren Tagesablauf so planen, dass möglichst keine Überforderungssituationen auftreten.

Was löst Stress aus?

Es sind nicht immer die von außen kommenden Reize (Stressoren), die negativen Stress entstehen lassen. Entscheidend ist vielmehr, wie Sie auf Anforderungen reagieren. Die Stärke der Reaktion wiederum hängt davon ab, welche Bedeutung die jeweilige Situation für Sie hat und wie Sie die eigenen Bewältigungsmechanismen einschätzen. Das gilt für MS-Kranke genauso wie für Gesunde. Ein erster Schritt, die Ursachen an der Wurzel zu packen, besteht darin, die Stressoren zu erkennen und zu benennen. Was löst bei Ihnen negativen Stress aus? Zeitdruck, Versagensangst, Konflikte mit Kollegen oder Vorgesetzten, Arbeitsbedingungen, neue Aufgaben, Kritik, Streit mit Partner oder Kindern ...? Die Liste ließe sich beliebig fortsetzen. Schreiben Sie Ihre persönlichen Stressoren einfach einmal auf.

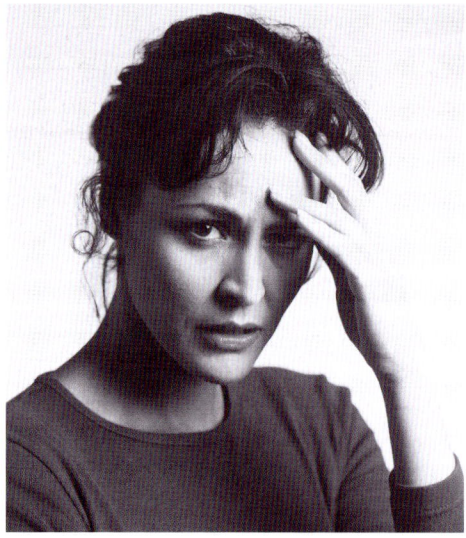

Negativer Stress muss, so gut es geht, ausgemerzt werden. Ansonsten können die Tagesschwankungen verstärkt werden.

ben, weil man nicht genügend Zeit für die Erledigung eingeplant hat. Das Gleiche gilt, wenn Sie die Arbeit in einem schlechten Betriebsklima mit aggressiven, überkritischen oder missgünstigen Kollegen leisten müssen. Auch das kann negativen Stress erzeugen.

Negativen Stress vermeiden

Ist die Stressursache eine schlechte Arbeitseinteilung, sollten Sie diese möglichst verbessern, um Überforderungssituationen auszuschließen. Wird der Stress durch Planlosigkeit von Vorgesetzten erzeugt, hilft es, wenn Sie in einem ruhigen, freundlichen, sachlichen Gespräch Ihre Vorgesetzten darum bitten, Ihnen bei der Arbeitseinteilung größere Freiräume zuzugestehen. Erklären Sie, dass Sie durchaus belastbar sind und gern alles Notwendige erledigen, wenn Sie Ihre Arbeit selbstständig einteilen können. Ist das Betriebsklima schlecht, sollten Sie sich, wenn möglich, nicht vom Verhalten der anderen anstecken lassen. Bleiben Sie sachlich und höflich. Beraten Sie sich mit Ihren Kollegen, ob man die Situation verbessern könnte. Werden Sie gemobbt, sollten Sie Hilfe von Beratungsstellen annehmen. Wenn das nicht hilft, ist es vielleicht besser, die Arbeitsstelle zu wechseln.

Von positivem Stress (Eustress) spricht man, wenn auch bei einem Berg von Arbeit angenehme Gefühle wie Spaß, Lust und Zufriedenheit überwiegen. Wenn Erfolg und Anerkennung hinzukommen, kann positiver Stress Sie sogar beflügeln. In diesem Fall wirkt sich die innere Anspannung nicht ungünstig aus. Die nötigen Pausen sollten Sie sich trotzdem gönnen, damit die

Das sollten Sie berücksichtigen

Einige Tätigkeiten sind, auch wenn sie gern gemacht werden, für MS-Kranke nicht zu empfehlen:

- Arbeiten in übermäßiger Hitze können mit stärkeren Tagesschwankungen verbunden sein, und sie können möglicherweise wegen des entzündungsfördernden Einflusses der Wärme auch eine erhöhte Schubbereitschaft zur Folge haben.
- Arbeiten in großer Kälte oder bei Nässe können leichter zu Erkältungen führen, wodurch indirekt die Schubgefahr verstärkt wird.
- Akkordarbeiten verursachen ungünstigen Stress.

- Schichtarbeiten und Wechseldienste können zu Schlafmangel und Störungen des biologischen Gleichgewichtes führen. Die Tagesschwankungen werden verstärkt und möglicherweise auch die Schubbereitschaft gefördert.
- Arbeiten mit erhöhter Belastung durch radioaktive Strahlen und infektiöses Material können durch eine Anregung des Immunsystems schubfördernd sein.
- Arbeiten an Maschinen, die bei nachlassender Konzentration – wie es durch die vorzeitige Ermüdbarkeit passieren kann – gefährlich werden können, sollten wegen erhöhter Unfallgefahr gemieden werden. Es sei denn, es sind in passenden Abständen Erholungs-Pausen möglich.

Leistungsfähigkeit und die angenehmen Empfindungen nicht durch verstärkte Tagesschwankungen eingeschränkt werden bzw. verloren gehen.

Den Haushalt nicht so wichtig nehmen

Für Hausarbeit gilt das Gleiche wie fürs Berufsleben: Planung der Arbeit und regelmäßige Pausen sind für Sie wichtig, unnötige körperliche Belastungen sollten Sie meiden, etwa die Essenszubereitung im Stehen, wenn sie auch im Sitzen möglich ist. Überflüssigen Stress sollten Sie abbauen: Eine lästige Arbeit sollten Sie lieber gleich erledigen, um nicht durch Hinausschieben in einen belastenden Zeitdruck zu geraten. Lassen Sie sich nicht zum Frühjahrsputz oder ähnlichen schweren Arbeiten zwingen, wenn Sie körperlich gerade nicht dazu in der Lage sind, nur weil die Nachbarn sonst vielleicht über schmutzige

Fenster reden könnten. Gehen Sie das Ganze gelassen an. Lassen Sie sich von anderen helfen, delegieren Sie Arbeiten an Ehepartner und Kinder. Warum sollten ausgerechnet Sie den Rasen mähen oder die schweren Wasserkästen schleppen? Vergleichen Sie sich nicht mit nicht anderen, die körperlich voll leistungsfähig sind. Schließlich gibt es Wichtigeres als einen blitzblanken Haushalt, z. B. einen Spaziergang, wenn Ihnen danach zumute ist.

Berufsausbildung und Schule

Für Jugendliche, die noch zur Schule gehen oder sich in der Berufsausbildung befinden, ist es sehr wichtig, MS in die Berufsüberlegung einzubeziehen. Es ist vorteilhaft, wenn man die persönlichen Berufsvorstellungen mit den möglichen Einschränkungen, die sich durch MS ergeben können, in Einklang bringt.

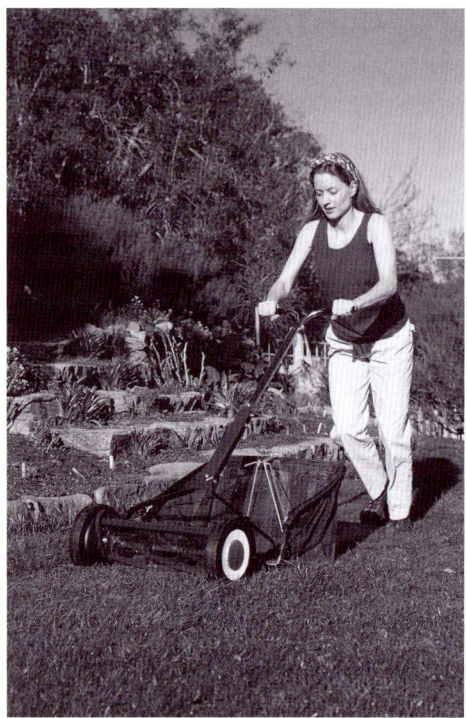

Wichtig ist, anstrengende Arbeiten an andere Familienmitglieder zu delegieren, wenn die eigene Kraft nicht ausreicht.

Eine möglichst gute Schulausbildung ist ein Wert an sich. So findet man eher Zugang zu einer Arbeit, die nicht mit schwerster körperlicher Belastung verbunden ist. Körperlich sehr anstrengende Arbeiten können MS-Kranke, selbst wenn sie kaum behindert sind, oft nicht in zufrieden stellendem Umfang leisten. Sie bekommen häufiger Probleme am Arbeitsplatz, oder sie können solche Arbeiten nicht so lange wie eine körperlich leichte Tätigkeit ausführen. Das kann zu Frühpensionierungen und den damit verbundenen finanziellen Einbußen und psychologischen Belastungen führen.

Auf der anderen Seite sollte ein Jugendlicher, dem das Lernen schwer fällt, in der Schule oder beim Studium nicht unter übergroßen Leistungsdruck gesetzt werden, denn der Stress wirkt sich ungünstig aus. Für Kranke ist es noch wichtiger, Spaß an der Ausbildung zu haben. Und den hat man nur, wenn man sich nicht überfordert fühlt.

Die »ideale« Wohnung

Bei diesem umfangreichen Thema ist es kaum möglich, für alle Kranken gleichermaßen gültige Empfehlungen zu geben. Viele Fragen sind nur unter Berücksichtigung der individuellen Lebensumstände des Betroffenen, des Schweregrades der MS, der körperlichen Situation und der seelischen Reaktionsweise des Kranken wirklich angemessen zu beantworten. Der in der Betreuung von MS-Kranken erfahrene Arzt, der die Persönlichkeit und die Lage des Betroffenen gut kennt, kann im Einzelfall sicher besser beraten, als es hier mit

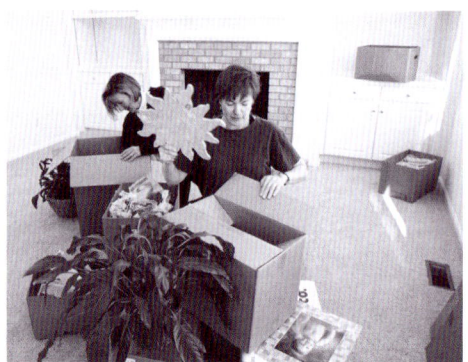

Ein Umzug kostet Kraft. Bei der Suche nach einer passenden Wohnung sollten die Krankheit und mögliche Behinderungen mit berücksichtigt werden.

den allgemein gehaltenen Überlegungen zu den am häufigsten gestellten Fragen möglich ist. Dennoch gibt es einige Besonderheiten, die Sie berücksichtigen sollten. Planen Sie etwa einen Wohnungswechsel, sollten Sie die Krankheit in die Planung einbeziehen.

Gesunder Schlaf

Ausreichender Schlaf ist für Kranke noch wichtiger als für Gesunde. Im unausgeschlafenen Zustand kommt es viel früher oder in stärkerem Ausmaß zu Tagesschwankungen der bestehenden Störun-

gen der Körperfunktionen – eine große psychische Belastung. Aufgrund der geringeren Leistungsfähigkeit schaffen Sie womöglich das nötige Tagespensum nicht. Die Folge: ungesunder Stress. Schlimmstenfalls führt die ständige Überforderung durch Schlafmangel zum Erschöpfungssyndrom. Zu langes Schlafen, zehn oder mehr Stunden, ist allerdings auch nicht förderlich. Bei den meisten MS-Kranken verstärkt sich dann die bereits bestehende Neigung zu niedrigem Blutdruck und der damit verbundenen Leistungsschwäche und Müdigkeit, besonders am Vormittag.

MIT MS LEBEN

So sieht die ideale Wohnung für Sie aus:

- Sie ist hell, weil sich Licht positiv auf den Gemützustand auswirkt.
- Sie ist im Sommer nicht zu heiß, denn Hitze vermindert die körperliche Leistungsfähigkeit.
- Sie ist trocken und lässt sich im Winter gut beheizen, verfügt über ausreichende Raumfeuchtigkeit, um die Gefahr von Infekten gering zu halten.
- Die Einrichtung ist behaglich, aber pflegeleicht, damit Sie sich wohl fühlen, ohne dabei die eigenen körperlichen Kräfte unnötig strapazieren zu müssen.
- Der Schlafbereich liegt ruhig, denn schlechter Schlaf beeinträchtigt die Leistungsfähigkeit am Tag.
- Vom Wohnbereich aus können Sie das Tagestreiben beobachten. Das sorgt für Ablenkung, wenn Sie sich aus Krankheitsgründen viel in der Wohnung aufhalten müssen.

- Sie ist von der Straße aus leicht erreichbar, also in einem Haus mit Fahrstuhl oder im Erdgeschoss sowie in der Nähe des Eingangs, damit Ihre Kräfte geschont bleiben.
- In der Umgebung gibt es Einkaufsmöglichkeiten, damit Sie sich möglichst einfach mit den täglichen Bedarfsmitteln versorgen können.
- Die Räume sind so groß – vor allem Küche, Bad und Toilette –, dass sie nötigenfalls mit einem Rollstuhl benutzt werden können.

Auch wenn Sie vielleicht nie auf einen Rollstuhl oder eine Hilfsperson angewiesen sein werden, ist es besser, frühzeitig allen Eventualitäten Rechnung zu tragen, als in die Lage zu kommen, aus körperlichen Gründen nochmals die Wohnung wechseln zu müssen – mit all den damit verbundenen organisatorischen, körperlichen und seelischen Problemen.

Wichtig
Häufig sind Kranke nach der Tagesaktivität schon am späten Nachmittag sehr müde und schlafen. Nach einigen Stunden wachen sie aber wieder auf. Infolgedessen ist der Schlafrhythmus gestört, die wichtige Tiefschlafphase fehlt. Sie schlafen zwar lange, sind aber doch nicht richtig ausgeschlafen. Allzu frühes Schlafen sollten Sie deshalb meiden. Das gilt für alle Zustände im Halbschlaf – angezogen auf der Couch, in unbequemer Stellung oder beim Fernsehen. Eine entspannende Tätigkeit am Abend und dann ein richtiges Zubettgehen sind gesünder. Auch entspannende Bäder sind wirkungsvoll. Ein zu heißes Bad ist nicht zweckmäßig. Wie schon erwähnt, werden damit vorhandene Ausfälle stärker spürbar. Auch die Schlafzimmertempera-

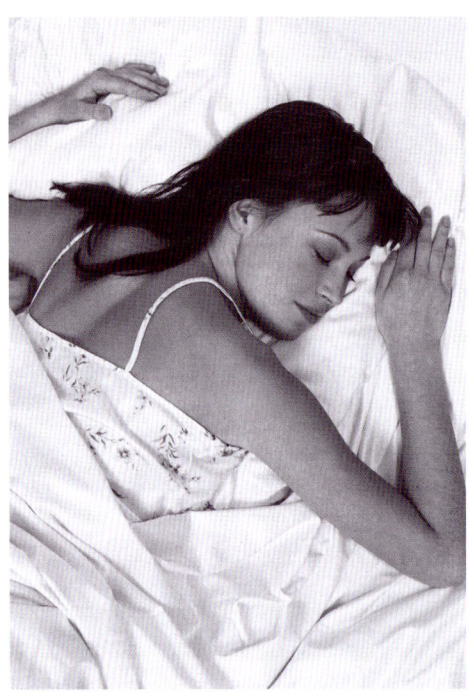

Damit Körper und Seele wieder auftanken können, ist gesunder Schlaf wichtig.

tur sollte nicht zu hoch, die Bettwäsche nicht zu warm sein. In zu großer Wärme schläft man bekanntlich nicht so tief.

Vorsicht bei Sonne und Sauna

Die Sauna – als Vorbeugung gegen Erkältungskrankheiten und zum »Kreislauftraining« ansonsten ausgezeichnet – wird von vielen MS-Kranken ausgesprochen schlecht vertragen. Wie bei Überwärmung aus anderer Ursache können dort vorhandene Funktionsstörungen der Nervenbahnen stärker hervortreten. Gegen Kreislaufstörungen und als Vorbeugung gegen Erkältungskrankheiten eignen sich Wechselbäder und Kneippkuren genauso gut und werden meist besser vertragen.

Schübe werden nach meiner Beobachtung durch die Sauna nicht ausgelöst. Dies scheint dagegen durch intensive Sonnenbäder möglich zu sein. Offenbar kann sich die entzündungsfördernde Wirkung der Kombination von Wärme, Infrarot- und UV-Strahlung des Sonnenlichts ungünstig auswirken. Einem Sonnenbrand, der schließlich eine Entzündung der Haut ist, sollten Sie sich deshalb besser nicht aussetzen. Durch die Benutzung eines Solariums – dort sollten die Sonnenbrand fördernden Anteile des UV-Lichts herausgefiltert sein (UV-A-Licht) – kann nach meiner Erfahrung kein Schub heraufbeschworen werden. Vernunft ist trotzdem angesagt. Je nach Hauttyp sollten zehn bis 15 Minuten ein- bis zweimal die Woche nicht überschritten werden.

Kühle Temperaturen werden von den meisten Kranken viel besser vertragen als Hitze. Zu große Wärme verschlechtert die körperliche Leistungsfähigkeit, wodurch es auch leichter zu Überanstrengungen kommen kann. Die Folge: Vorhandene neurologische Ausfälle sind stärker spürbar. Vermeiden Sie deshalb zu heiße Bäder. Verlegen Sie im Sommer besondere körperliche Anstrengungen in die kühleren Stunden des Tages. Auch wenn Sie sich im Kühlen wohler fühlen, sollten Sie sich nicht der unnötigen Gefahr der Erkältung oder Blasenentzündung aussetzen. Halten Sie sich nicht in Zugluft auf, ziehen Sie sich nicht zu luftig an und vor allem: Vermeiden Sie es, nass zu werden.

Fernsehen und Computerspiele

Immer wieder wird die Frage nach der Schädlichkeit von Fernsehen oder Computerarbeiten bzw. -spielen gestellt. Grundsätzlich ist Fernsehen für MS-Kranke sicher nicht schädlich. Wenn Sie jedoch unter Sehstörungen leiden, sollten Sie nicht so lange in die Röhre schauen, bis die Augen ermüden. Dies stellt eine Überlastung einer ohnehin angegriffenen Funktion dar, die man auch in Bezug auf andere Störungen vermeiden soll. Tätigkeiten am Computer sind ebenso wenig schädlich wie das Fernsehen. Entsprechend gilt jedoch, dass Sie die Augen nicht überstrapazieren sollten. Manche Computerspiele, bei denen es auf die Reaktionsschnelligkeit ankommt, können allerdings zu ungesundem Stress führen. Wenn die Leistungen anfangen, schlechter zu werden, sollte man pausieren oder aufhören. Prinzipiell sind aber Betätigungen, die Hirnleistungen wie Gedächtnis, Konzentrationsvermögen, Aufmerksamkeit und logisches Denken fördern,

sehr günstig, z. B. das Schachspiel und andere Strategiespiele.

Ein Haustier zum Kuscheln

Für viele Menschen der größte Wunsch: Es ist schön, ein Lebewesen um sich zu haben, zu dem man in gefühlsbezogener Verbindung steht, mit dem man kuscheln, das man versorgen und verwöhnen kann. Dies gilt umso mehr, wenn man viel allein ist. Auch Sie müssen nicht auf ein Haustier verzichten. Allerdings sollten Sie Ihre körperliche Leistungsfähigkeit berücksichtigen. Wenn Sie bereits an Behinderungen leiden, sollten Sie sich statt für einen großen Hund, der mehrmals täglich seinen Auslauf braucht, vielleicht eher für eine Katze entscheiden. Überlegen Sie sich vor der Anschaffung eines Tieres sorgfältig, ob es zu Ihnen und Ihrem Leben passt – eine Frage, die sich gesunde Menschen genauso stellen sollten:

- Wie gut können Sie die Bedürfnisse des Tieres bei reduziertem Leistungsvermögen oder einer Behinderung erfüllen?
- Sind Ihre Angehörigen einverstanden? Diese werden, wenn es Ihnen gerade nicht gut geht, bei der Versorgung des Tieres mithelfen müssen.
- Kennen Sie jemanden, dem Sie das Tier zur Pflege anvertrauen können, wenn Sie einmal ins Krankenhaus oder zur Rehabilitation müssen?
- Können Sie eine Allergie ausschließen?

Richtig essen und trinken

Heute wissen wir, dass Nahrungs- und Genussmittel wesentlichen Einfluss auf Wohlbefinden und Leistungsfähigkeit haben. Die Ernährungsform wirkt sich auf diverse Körperfunktionen aus, etwa auf die Regulationsstärke des Kreislaufs, die Stoffwechsel- und Entgiftungsleistung der Leber, die Funktionstüchtigkeit der Sauerstoff transportierenden roten Blutkörperchen, die Reaktionsfähigkeit des Abwehrsystems, die Zellatmung bzw. den Zellstoffwechsel und damit die Leistungsstärke sämtlicher Organe einschließlich des Nervensystems. Damit beeinflusst sie entscheidend die Entstehung bzw. den Verlauf von Krankheiten. Das wachsende Interesse an Ernährungsfragen ist untrügliches Zeichen dafür, dass sich die Menschen dieser Bedeutung bewusst sind. Immer mehr sind bereit, im Rahmen des Möglichen die Verantwortung für sich selbst zu übernehmen und Gesundheitsvorsorge zu betreiben.

Ausgewogene Ernährung

Bei Kranken führt ein ernährungsbewusstes Verhalten nicht nur zu einer günstigen Beeinflussung des Körpers auf organischer Ebene. Das Gefühl, die Mitverantwortung für sich akzeptiert zu haben und sich damit weniger ausgeliefert fühlen zu müssen, be-

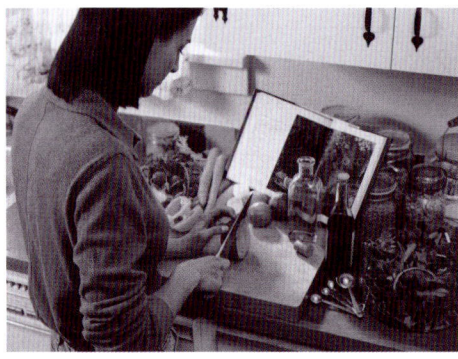

Eine gesunde ausgewogene und vollwertige Ernährung ist allemal besser als Diäten.

wirkt vielmehr eine Stärkung der seelischen Kräfte und führt somit zur positiven Einflussnahme auf den Körper.

Sie sollten sich in einer Weise ernähren, die man heute allgemein als gesund bezeichnet. Die Zusammensetzung der Nahrung hinsichtlich Eiweiß-, Fett- und Kohlenhydratgehalt sollte ausgewogen sein. Der Mensch ist ein »Allesfresser« ist, und jede

MIT MS LEBEN

Diät: ja oder nein?

Es gab und gibt noch immer eine Unzahl von Diätempfehlungen für Kranke, zum Teil sogar mit dem Anspruch, MS heilen zu können. Eines jedoch steht unwiderruflich fest: Keine Diät führt zur Heilung von Multipler Sklerose.

Die Mär über Diäten, die MS heilen, entstand in einer Zeit, in der man noch wenig über den Verlauf der Erkrankung wusste. Leichte Verläufe waren praktisch unbekannt. Wenn jemand Diät hielt und wenig von der MS zu spüren bekam, lag der Schluss nahe, die Diät bewirke dies. Eine Vielzahl von Kranken konnte trotz strenger Diät allerdings keinen leichten Verlauf der Krankheit erzielen, weil dies bei der schweren Natur ihres Krankheitstyps nicht möglich war.

Diäten sind also kein Muss. Wenn Sie unter einer strengen Diät leiden, sollten Sie sich auch nicht dazu zwingen. Der positive Effekt ist zu gering, um die möglichen seelisch bedingten negativen Auswirkungen auf den Körper aufzuwiegen. Mit einer Diät, die Ihnen nicht schmeckt und Sie mit jedem Bissen an die Krankheit erinnert, tun Sie sich sicher nichts Gutes. Außerdem besteht die Gefahr der gesellschaftlichen Isolation, weil Sie vieles nicht mitmachen können.

Einseitigkeit im Nährstoffangebot greift damit auf unnatürliche Weise in die Regulationsvorgänge der Nahrungsverarbeitung ein. Die Kost sollte viel frisches Obst und Gemüse enthalten sowie andere Nahrungsmittel mit einem hohen Gehalt an Vitaminen und Spurenelementen, die den Stoffwechsel und die Leistungsfähigkeit der Körperzellen anregen. Tierisches Fett, das viel Cholesterin enthält, sollte nicht allzu oft auf Ihrem Speisezettel stehen: Zum einen werden im Zuge der Reparationsvorgänge in der Markscheide ungesättigte Fettsäuren gebraucht, deren Gehalt von den gesättigten Fettsäuren in den cholesterinreichen Nahrungsmitteln vermindert wird; zum anderen sollten Sie das Risiko von Gefäßverkalkungen möglichst gering halten. Die dadurch bedingten Altersveränderungen des Nervensystems können sich bei Ihnen früher bemerkbar machen als bei anderen Menschen, weil sie auf den durch die MS bestehenden Vorschaden treffen. Außerdem werden durch Gefäßschäden die Reparationsvorgänge vermindert. Eine Gefäßerkrankung kann also die vorhandenen Funktionsstörungen – Gangunsicherheit, Kraftverminderung, Schwindelgefühle, Sehstörungen und verminderte körperliche und geistige Leistungsfähigkeit – verstärken.

Auch ein hoher Gehalt an Ballaststoffen in der Ernährung ist für Kranke, die häufig zu Stuhlverstopfung neigen, zweckmäßig. Obst, Gemüse und Hülsenfrüchte gehören deshalb regelmäßig auf Ihren Teller. Insgesamt sehe ich die Vollwertkost als sehr gesunde Ernährungsform an. Einige Patienten berichten über gutes Befinden durch makrobiotische Diät. Auf vegetarische Kost

MIT MS LEBEN

Ungesunde und gesunde Fette

Zu den besonders cholesterinreichen Nahrungsmitteln zählen Schweinefleisch, besonders wenn es sehr fett ist, Innereien, fette Wurst (Salami), fetter Käse, Schlagsahne, Rahm, Butter, Eier, Schmalz, Gänsefett, Erdnussbutter, Kaviar, fetter Fisch, Kakao und Schokolade. Gehen Sie sparsam mit diesen Lebensmitteln um. Günstig für Sie ist dagegen eine Anreicherung der Kost mit Nährmitteln, die größere Mengen an ungesättigten Fettsäuren enthalten – Fisch, Pflanzenöle, besonders Kern- und Keimöle, Olivenöl und Distelöl, Pflanzenmargarine, Nüsse und Vollkornprodukte.

kann man umstellen; es muss dabei jedoch für ausreichend viel pflanzliches Eiweiß gesorgt werden.

Denken auch Sie, ein Verzicht auf Zucker sei günstig? Natürlich ist – wie bei allem – ein Übermaß ungesund. Aber das Zentralnervensystem (ZNS) benötigt ihn für eine gute Funktion. Sie sollten also Zucker nicht ganz aus dem Ernährungsplan streichen. Süßstoff wird von einigen Betroffenen als besonders schädlich angesehen. Eine Zeit lang ist sogar die Idee, dass MS durch Cola light ausgelöst werde, über das Internet verbreitet worden. Das stimmt sicher nicht. Natürlich ist Süßstoff nicht so gesund wie Zucker. Ich kann mir aber nicht vorstellen, dass die geringe Menge, die ein Mensch zu sich nimmt, schaden kann – auch dann nicht, wenn er Light-Getränke bevorzugt.

Bei der Zubereitung der Nahrung sollte man darauf achten, dass die wichtigen Inhaltsstoffe wie Vitamine und Mineralstoffe nicht zerstört werden. Wer Fertigprodukte verwendet, sollte Tiefkühlwaren den Konserven vorziehen, da sie keine chemischen Konservierungsmittel enthalten und durch den Gefriervorgang die Nährstoffe in natürlicher Form erhalten bleiben.

Vorsicht, Kalorien

Selbstverständlich sollten Sie darauf achten, dass die tägliche Kalorienzufuhr nicht zu hoch ist. Wer sich nicht ausreichend bewegen kann, hat einen geringeren Umsatz, verbraucht also weniger Kalorien und setzt leichter und rascher Pfunde an. Es ist selbstverständlich, dass jemand, der aufgrund seiner Krankheit auf viele Freuden verzichten muss, sich nicht auch noch beim Essen einschränken will. Sie sollten aber bedenken, dass durch Übergewicht die körperliche Leistungsfähigkeit und die Beweglichkeit weiter eingeschränkt werden. Es kommt viel eher zu den durch Inaktivität bedingten Funktionseinbußen, vor allem zu einer Verschlechterung des Gehvermögens. Die damit verbundene seelische Belastung wird durch den Lustgewinn beim Essen letztlich nicht aufgewogen. Es ist allemal besser, sich weniger, aber wirklich gutes Essen zu gönnen und bewusst zu essen als gedankenlos übergewichtig zu werden. Insgesamt ist für MS-Betroffene eine ausgewogene kalorienarme Ernährung zu empfehlen, die wenig tierisches Fett, häufig Fisch, viel Obst, Gemüse, Salate und Vollwertprodukte – möglichst aus biologischem Anbau – enthält.

Wichtig

Falls Sie eine Abmagerungskur planen, sollten Sie nicht zu drastischen Maßnah-

men greifen. Sehr strenge Kuren dürfen MS-Kranke nicht machen. Eine Nulldiät, Saftfasten oder sehr einseitige Diätkuren wie die Atkins-Diät oder die Punktediät sind schon für Gesunde nicht zu empfehlen. Bei MS-Kranken sind sie strikt abzulehnen, weil sie zu stark in die natürlichen Stoffwechsel- und Regulationsvorgänge des Körpers eingreifen. Ich habe schon oft Schübe nach derart unnatürlichen Abmagerungskuren gesehen und halte das für keinen Zufall. Ein kranker Körper, der ständig darum bemüht ist, den inneren Ausgleich zu schaffen und die Tendenz zum Aufflackern der Störung zu kompensieren, ist solchen Zusatzbelastungen sicher nicht gewachsen. Außerdem stehen alle biologischen Grundregulationen untereinander in Verbindung, so auch Ernährungsverwertung und Immunregulation.

Zur Gewichtsreduktion eignet sich meiner Meinung nach eine gemischte, aber kalorienreduzierte Kost. Zudem lässt sich so später das Gewicht viel besser halten als nach einseitigen Kuren. Von den strengen Diätkuren betrachte ich lediglich die Milch-Semmel-Diät nach Dr. F. X. Mayr für akzeptabel, da sie die Darmflora verbessert und in der Zusammensetzung der Nährmittel ausgewogen ist.

Ausreichend trinken – auch bei Blasenbeschwerden

Genauso wie für Gesunde ist für MS-Kranke eine ausreichende tägliche Flüssigkeitszufuhr von mindestens anderthalb bis zwei Litern wichtig, auch wenn eine Blasenstörung besteht. So wird die Funktion der Nieren verbessert, die bei Kranken durch die Einnahme von Medikamenten oft stärker belastet sind; außerdem werden Bakterien in der Blase besser ausgeschwemmt und Harnwegsinfekte verhindert.

Leider neigen sehr viele Kranke mit Blasenstörungen dazu, wenig zu trinken, damit sie nicht so häufig auf die Toilette gehen müssen. So treiben sie den Teufel mit dem Beelzebub aus, denn durch Harnwegsinfekte wird – abgesehen von der durch die Entzündung verstärkten Gefahr von Schüben – die Blasenwand gereizt. Vermehrter Harndrang tritt erst recht auf. Bei häufigen oder chronischen Blasenentzündungen kann sich ferner die Blasenschleimhaut verdicken, die Füllungskapazität der Blase verkleinern und der innere Blasenverschlussmechanismus verändern: Die Blasenstörung wird dann noch schlimmer.

Genussmittel und Muntermacher in Maßen

Nichts ist wirklich schädlich, wenn es zur Lebensfreude beiträgt. Allerdings sollten Sie auch hier Vernunft walten lassen und Maß halten.

- Kaffee, in Maßen genossen, schadet nicht. Durch seine verdauungsfördernde Wirkung ist Kaffeetrinken am Morgen durchaus zu empfehlen. Mehr als ein bis zwei große Tassen täglich sollten Sie aber lieber nicht konsumieren, denn die aufputschende Wirkung erzeugt einen ungesunden inneren Stresszustand.
- Chemisch gesehen ist Alkohol fettlöslich. Er reichert sich besonders in der an Fettsubstanzen reichen Markscheide an, damit ist er ein echtes Markscheidengift. Ein Schaden in der Markscheide wird schon bei gering konsumierten Alkoholmengen deutlicher spürbar. Die

MIT MS LEBEN

Hände weg vom Glimmstängel

Rauchen führt zu Gefäßschäden und damit zur Verschlechterung der Durchblutung, wodurch die durch die MS vorhandenen Funktionsstörungen indirekt verstärkt werden. Wer das Rauchen nicht aufgeben kann, sollte nicht mehr als fünf oder allenfalls zehn Zigaretten täglich rauchen. Allerdings ist es oft schwerer, wenig zu rauchen als ganz aufzuhören, denn meist sind es die mit dem Rauchen verbundenen Rituale – die Bewegung der Hände und die Saugbewegung –, die im Unterbewusstsein verankert und daher so schwer zu beherrschen sind. Es fällt meist leichter, auf die unbewussten Bewegungen ganz zu verzichten als sie bewusst und damit dosiert auszuführen. Die zur leichteren Entwöhnung angebotenen Nikotinkaugummis und -pflaster können Sie übrigens bedenkenlos verwenden.

typischen Anzeichen bei übermäßigem Alkoholgenuss wie Schwindelgefühl und Gangunsicherheit stellen sich bei MS-Kranken viel früher ein als bei Gesunden. Ab und zu ein Bier, Wein oder Sekt schadet Ihnen sicher nicht. Regelmäßigen Alkoholkonsum, z. B. zu jedem Essen, und vor allem größere Mengen sollten Sie aber unter allen Umständen ersatzlos streichen, um die Markscheide nicht zusätzlich zu schädigen bzw. die Reparationsvorgänge nicht zu stören. Bleibende Funktionsausfälle, also Behinderungen könnten sich früher einstellen bzw. stärker ausprägen. Ich habe auch schon häufig gesehen, dass ein bis zwei Tage nach einem richtigen Rausch ein Schub aufgetreten ist.

Freizeit abwechslungsreich gestalten

Jedem tut es gut, wenn er seine Freizeit abwechslungsreich gestaltet. Auch ein Gesunder wird trübsinnig, wenn er nur arbeitet, keine Gesellschaft hat und keine Hobbys pflegt. Umso mehr sollte sich der MS-Kranke persönliche Freuden gönnen, soweit es sein Zustand erlaubt. Sie dürfen sich nicht aufgeben, und dazu gehört, Ihre privaten Interessen zu pflegen und auszubauen.

Sport: Fordern, aber nicht überfordern

Sport und Bewegung sind nicht nur grundsätzlich erlaubt, sondern auch sehr wichtig. Prinzipiell kann jede Sportart ausgeübt werden, soweit es im Rahmen von etwaigen Behinderungen möglich ist. Allerdings sollten Sie nicht die unnötige Gefahr von Unfällen und schweren Verletzungen heraufbeschwören, indem Sie Ihre Leistungsgrenze überschreiten. Denn die erzwungene Ruhigstellung durch Bettruhe oder einen Gipsverband kann zu einer Zunahme der Ausfälle führen, auch ohne Schub. Es heißt also, das nötige Mittelmaß zu finden.

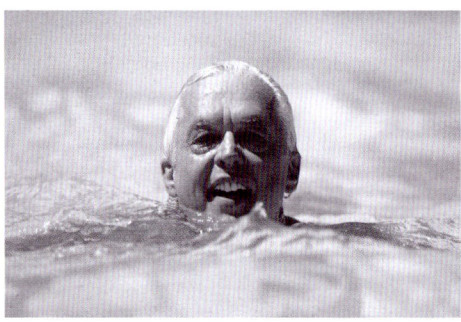

Sport soll vor allem Spaß machen. Das funktioniert nur, wenn man sich nicht überfordert.

Fordern Sie sich, ohne sich zu überfordern. Dies gilt für Verrichtungen des täglichen Lebens wie für sportliche und andere körperliche Leistungen: Wenn Sie Müdigkeit oder Erschöpfung spüren, sollten Sie eine kurze Ruhepause einlegen. Meist haben Sie sich nach zehn oder 15 Minuten wieder so weit erholt, dass die Aktivität fortgesetzt werden kann. Vielleicht müssen Sie erst eine seelische Barriere überwinden lernen, ehe Sie sich gestatten, rechtzeitig eine Pause zu machen oder in einer Gruppe von Gesunden zuzugeben, dass Sie nicht mehr mitmachen können. Sich aber als Reaktion auf diese seelische Belastung gänzlich von körperlichen Aktivitäten zurückzuziehen, ist sicher nicht richtig, sowohl aus körperlichen Gründen als auch aus seelischen. Oder möchten Sie, dass Ihr Selbstwertgefühl sinkt?

◗ Schwimmen

Schwimmen ist für MS-Kranke besonders gut geeignet, da Bewegungen im Wasser leichter fallen. Auf diese Weise lässt sich ein guter Trainingseffekt erzielen. Auch die körperlichen Erschöpfungsgefühle stellen sich beim Schwimmen meist später ein als bei anderen Sportarten. Das Wasser sollte aber nicht zu warm sein, da in der Wärme Ausfälle stärker spürbar werden können. Zu kalt sollte es aber auch nicht sein, um Erkältungen oder Blasenentzündungen zu vermeiden. Am besten ist eine Wassertemperatur von 22–26 °C, mehr als 32 °C sollte sie auf keinen Fall betragen.

◗ Radfahren

Auch das Radfahren ist eine gute Trainingsform für MS-Kranke, solange die Sicherheit nicht durch eine Beeinträchtigung des

Gleichgewichtssinns oder Reaktionsvermögens infolge einer Lähmung oder Sehstörung gefährdet ist.

▪ Reiten

Eine besonders vorteilhafte Bewegungsart bei MS stellt Reiten dar. In der Hippotherapie wird es sogar zur Rehabilitation eingesetzt. Das Bewegungsmuster beim Reiten trainiert den Gleichgewichtssinn und vermindert gleichzeitig eine etwaige Spastizität der Gliedmaßen.

▪ Tennis

Beim Tennisspielen werden Laufbewegungen, Beweglichkeit des Rückens, Zielbewegungen und Koordination von Körperbewegungen und Augen trainiert, und es kann auch von vielen nur leicht behinderten Kranken noch gut ausgeübt werden. Das Gleiche gilt für alle Arten von Ballspielen. Es ist allerdings nicht günstig für Sie, in praller Sonne zu spielen. Bei Problemen mit der Wirbelsäule sollten Sie auf ein Tennismatch verzichten.

▪ Skifahren

Häufig können Betroffene noch sehr gut Ski fahren, wenn eine leichte Behinderung besteht. Der Skischuh bietet festen Halt. Außerdem setzt man bei dieser Sportart die Rückenmarkreflexe ein. Da diese bei MS meist gesteigert sind, funktioniert das besonders gut. Auch wenn nur eine leichte Behinderung vorliegt, kann das Sturzrisiko größer sein als bei Gesunden. Im Fall einer vorzeitigen Ermüdung kann die Kraft oder Koordinationsfähigkeit der Beine nachlassen, und durch Kälte kann sich die Muskelspannung verändern. Lange und schwierige Abfahrten sollten Sie daher auch als geübter Skifahrer sicherheitshalber nicht oder zumindest nicht allein unternehmen. Keinesfalls sollten Sie versuchen, an Ihre Leistungsgrenze zu kommen. Ähnliche Überlegungen treffen auch für Skilanglauf und Bergtouren zu.

Bei allen sportlichen Betätigungen müssen die Freude an der Bewegung und der Trainingseffekt im Vordergrund stehen. Leistungsdruck und Konkurrenzgehabe haben hier nichts zu suchen. Genauso wenig Stress und Überforderung. Verzichten Sie darauf, bei allzu großer Hitze oder bei Regen Sport zu treiben. Während eines Schubes sollten Sie etwa drei bis vier Wochen pausieren. Mit gezielten, sich langsam steigernden Bewegungsübungen (Heilgymnastik) können Sie jedoch schon wenige Tage nach den ersten Besserungszeichen beginnen, um die Rückbildung der Ausfälle auf funktioneller Ebene zu unterstützen.

Reisen

Für viele Menschen ein besonderes Vergnügen, das sich auch ein reisefreudiger MS-Kranker gönnen sollte, wenn es sein Gesundheitszustand erlaubt. Sie sollten Reisen allerdings sorgfältig planen, um unnötigen Stress zu vermeiden. Behinderungen und mögliche Leistungsverminderungen im Tagesablauf, die speziell bei ungewohnten Belastungen wie Klimaumstellungen und Zeitverschiebungen, eher auftreten als sonst, sollten Sie jedoch berücksichtigen. Es ist für Sie zweckmäßig, sich vor einer Fernreise mit dem Arzt zu beraten. Das gilt auch in Bezug auf eventuell notwendige Impfungen oder sonstige Krankheitsvorbeugungen.

Flugreisen sind lang dauernden Bus- oder Bahnfahrten vorzuziehen. Bei Reisen mit dem Auto darf die Tagesetappe nicht zu groß sein, möglichst nicht mehr als 500–600 Kilometer. Alle ein bis zwei Stunden sollten Sie eine Rast einlegen. Insbesondere wenn Sie als MS-Kranker selbst das Fahrzeug lenken. Bei Schiffsreisen ist zu beachten, dass Kranke, die schon einmal einen Schub mit Schwindel und Gleichgewichtsstörungen hatten, leichter seekrank werden können. Reisen in der Gruppe mit einem straffen Besichtigungsprogramm sind ungünstig, weil es dabei leicht zu unnötigen Frustrationen kommt, wenn Sie aufgrund von Tagesschwankungen nicht alles mitmachen können.

Nach der Ankunft sollten Sie sich länger ausruhen, bevor Sie sich in Besichtigungstouren oder andere Aktivitäten stürzen. Das gilt besonders für Reisen, die mit starken Zeitverschiebungen und Änderungen des Schlafrhythmus verbunden sind, sowie für Reisen in warme Länder. Durch Schlafentzug und ungewohnte Hitzeexposition verstärkt sich Ihre Ermüdbarkeit. So können vorhandene Behinderungen im Sinne von ausgeprägteren Tagesschwankungen vorübergehend zunehmen, bis sich Ihr Körper auf die ungewohnten Umstände eingestellt hat. Außerdem sollten Sie auf die hygienischen Bedingungen im Urlaubsdomizil achten bzw. die empfohlenen Vorsichtsmaßnahmen einhalten, damit kein unnötiges Infektionsrisiko eingegangen wird.

In Bezug auf die Lebensführung sage ich Betroffenen immer, dass sie alles machen können, was Freude bereitet, aber lernen sollten zu spüren, was der Körper nicht will.

Sexualität und Empfängnisverhütung

Sexualität hat im Leben einen hohen Stellenwert, vor allem im jugendlichen und mittleren Lebensalter. Fragen, die mit dem sexuellen Leben in Verbindung stehen, beschäftigen deshalb natürlich viele Betroffene: Schadet meine sexuelle Aktivität der MS? Gibt es bestimmte Verhaltensweisen oder Vorsichtsmaßnahmen, die ich berücksichtigen muss? Welche Empfängnisverhütungen kann ich anwenden? Darf ich als MS-Kranke überhaupt schwanger werden? Was muss ich in der Schwangerschaft bzw. bei der Entbindung beachten?

Erlaubt ist, was gefällt

Das Wichtigste zuallererst: Sie müssen nicht auf Sexualität verzichten! Ein befriedigendes Sexualleben hilft, schädlichen Stress abzubauen, und fördert Ihre Beziehung zu Partner bzw. Partnerin. Dies ist für Ihre innere Ausgeglichenheit, Ihr Sicherheitsgefühl im Leben, Ihr Selbstwertgefühl und Ihr Bewusstsein, trotz Krankheit akzeptiert zu werden, äußerst wichtig. Sexualität hilft Ihnen, in psychologischer Hinsicht leichter mit MS fertig zu werden. Auch auf psychosomatischer Ebene hat eine erfüllte Sexualität möglicherweise einen günstigen Einfluss auf den Krankheitsverlauf. Soweit es der körperliche Zustand zulässt, ist erlaubt, was – beiden Partnern – gefällt.

Aus Angst, Ihren Partner zu belasten, von ihm missverstanden oder abgelehnt zu werden, trauen Sie sich vielleicht nicht, Empfindungen und Wünsche dem Partner gegenüber zu äußern. Oder Sie meinen – aus einer durch die Krankheit verursachten Unsicherheit heraus –, besonders gut funktionieren zu müssen, und werden durch diese Angst gehemmt. Aber auch Ihr Partner denkt eventuell, dass die eigenen sexuellen Bedürfnisse für Sie eine Zumutung sind, und zeigt sie nicht. So kann sich eine psychische Kluft zwischen Ihnen entwickeln, die Ihre Beziehung, die durch die Krankheit an sich schon belastet ist, zusätzlich erschwert.

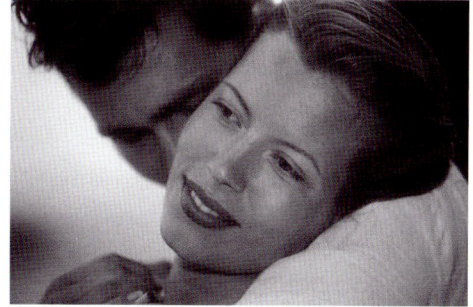

Damit Missverständnisse gar nicht erst aufkommen, sollte man mit seinem Partner über alles reden.

Wichtig

Manchmal kommt es durch Ängste und Hemmungen zu Sexualfunktionsstörungen, die fälschlicherweise auf die Krankheit zurückgeführt werden. Natürlich können durch die Ausfälle vorübergehende oder bleibende Sexualfunktionsstörungen auftreten: vor allem Impotenz, seltener Orgasmusschwäche, verminderte Erregbarkeit durch Empfindungsstörungen im Genitalbereich, Probleme mit der Position beim Geschlechtsverkehr durch Behinderungen, manchmal Verminderung der Libido. Der gesunde Partner ist oft nicht in der Lage, diese Störungen richtig als MS-bedingt zu deuten.

Miteinander reden

In Anbetracht der möglichen körperlichen und vielfältigen psychischen Barrieren ist es für Sie noch viel wichtiger als für Gesunde zu lernen, offen mit Ihrem Partner über Sexualität zu sprechen. Je besser Ihr Vertrauensverhältnis ist, desto schöner ist auch das Sexualleben. Beides zusammen ergibt eine harmonische und haltbare Be-

ziehung. Für die gemeinsame Zukunft ist es wichtig, rechtzeitig daran zu arbeiten, um sich – mit allem nötigen Feingefühl – mitteilen zu können. Das gilt in besonderem Maße für junge Kranke, die erst eine Beziehung aufbauen müssen. Gerade anfangs ist man sich noch ziemlich fremd, und die noch jungen Partner besitzen nicht das nötige Einfühlungsvermögen oder sind schlichtweg zu unreif, um sich mit den Problemen und Bedürfnissen des Kranken auseinander setzen zu wollen.

Liegt bei Ihnen eine körperliche Sexualfunktionsstörung vor, z. B. eine Potenzschwäche durch einen MS-Schub, sollten Sie aus Angst, dem Partner nicht zu genügen, nicht gleich das Sexualleben einstellen. Auch die Sexualfunktion sollte, wenn Ihr Partner einverstanden ist, »geübt« werden, damit Störungen so weit wie möglich wieder verschwinden. Unter Umständen bedarf es dazu der Initiative der gesunden Partnerin, weil der Kranke in solchen Phasen eine gewisse Scheu besitzt.

Familienplanung durch Verhütung

Familienplanung ist für MS-Kranke ein absolutes Muss. Bei ungefestigten Beziehungen muss der Partner die Möglichkeit haben, sich frei für die Zweisamkeit zu entscheiden. Erzwungene Partnerschaften gehen unter Gesunden schon oft genug schief, noch viel eher aber, wenn einer der Partner krank ist. Zur Belastung der ungewollten Schwangerschaft kommt hier die Belastung durch die Krankheit hinzu. Die Gefahr, dass MS-Kranke vom Partner verlassen werden, ist meiner Erfahrung nach viel größer als bei Gesunden. Die damit verbundene Enttäuschung ebenfalls. Und die durch eine unbeabsichtigte Schwangerschaft hervorgerufene seelische Belastung ist außerordentlich groß.

Wichtig
Denken Sie sorgfältig darüber nach, ob Sie als MS-Betroffene allein ein Kind aufziehen möchten. Sprechen Sie mit Ihrem Arzt darüber, weil der vermutliche Verlauf der MS in verantwortungsbewusste Überlegungen einbezogen werden muss. Wie lange sind Sie gesundheitlich in der Lage, für Ihr Kind zu sorgen? Sind Sie bereits behindert? Fragen, die berücksichtigt werden sollten.

Ein Schwangerschaftsabbruch ist, zusätzlich zur seelischen Belastung, unter Umständen mit einem erhöhten Schubrisiko verbunden. Natürlich sollte auch in einer bestehenden Ehe die Bereitschaft zu einem oder einem weiteren Kind besprochen werden. Denn im Fall einer auftretenden oder stärker werdenden Behinderung muss der Partner bereit und in der Lage sein, den Anteil des Kranken an der Versor-

MIT MS LEBEN

Erbschäden vermeiden

Wenn Sie Medikamente einnehmen, ist die Anwendung einer verlässlichen empfängnisverhütenden Methode wichtig. Bei der Einnahme bestimmter Immunsuppressiva, vor allem Zytostatika (Novantron, Endoxan, Cladribin, Imurel, Methotrexat) sollte noch einige Zeit nach Absetzen der Therapie keine Schwangerschaft eintreten bzw. ein Mann kein Kind zeugen, um mögliche Erbschäden zu vermeiden. Diesbezüglich sollten Sie sich unbedingt mit Ihrem Arzt beraten. Auch während der Behandlung mit Beta-Interferon sollte keine Schwangerschaft eintreten.

gung der Kinder zu übernehmen; er muss daher das Recht haben, mit zu entscheiden.

Verhütung und Medikamente

Die Fruchtbarkeit ist bei MS-Kranken nicht eingeschränkt. Wenden Sie deshalb eine möglichst sichere Methode an, um die Sexualität auch wirklich unbeschwert genießen zu können.

- Die Zeitwahlmethode nach Knaus und Ogino ist an sich schon sehr unzuverlässig. Bei MS-kranken Frauen können sich durch Medikamente, die den Hormonspiegel beeinflussen, vor allem durch Kortison, aber auch durch einzelne Immunsuppressiva und Zytostatika, zusätzliche Verschiebungen des Eisprungs einstellen.
- Samentötende Scheidencremes und -zäpfchen sind in ihrer empfängnisverhütenden Wirkung ebenfalls unzuverlässig. Die Anwendung kann zudem schwierig sein, wenn eine Ungeschicklichkeit der Hände besteht. Schädlich

sind die Scheidencremes und -zäpfchen für MS-Betroffene nicht.

- Sicherer sind sie in Verbindung mit einem Pessar, einer Gummikappe, die am hinteren Scheidenende eingelegt wird, um den Muttermund abzudichten.
- Kondome können beim Anlegen Probleme bereiten, wenn eine Koordinationsstörung der Hände vorliegt; außerdem können sie bei Männern, die unter einem Nachlassen der Erektion während des Geschlechtsverkehrs leiden, leicht verrutschen.
- Ein Intrauterinpessar, d.h. die Spirale, hat eine verlässliche empfängnisverhütende Wirkung, auch wenn Medikamente wie beispielsweise Kortisonpräparate verabreicht werden. Ein weiterer Vorteil liegt darin, dass die Sexualität spontan

bleiben kann. Einziger Nachteil: Gelegentlich kommt es zu entzündlichen Reaktionen in der Gebärmutter, die für MS-Kranke ein erhöhtes Schubrisiko bedeuten können.

Schwanger werden mit MS

Damit wären wir bei der Frage, ob eine Schwangerschaft bei einer an MS erkrankten Frau vertretbar und was in Verbindung mit Schwangerschaft und Entbindung zu beachten ist. Wie bereits bei der Empfängnisverhütung angesprochen, ist bei dieser Entscheidung die spezielle Situation der einzelnen Frau zu berücksichtigen, die bei den allgemein gehaltenen Überlegungen zwangsläufig nicht ausreichend gewürdigt werden können. Besprechen Sie sich mit

Am sichersten ist die Pille

Die Einnahme oraler hormoneller Kontrazeptiva, also der Pille, ist die sicherste Methode zur Empfängnisverhütung. Allerdings kann die Wirkung durch eine Behandlung mit Kortison gestört werden. In dieser Zeit ist also ein zusätzlicher Empfängnisschutz zweckmäßig.

Selten kommt es vor, dass andere Medikamente bei gleichzeitiger Einnahme der Pille schlechter vertragen werden und zu Kopfschmerzen, Übelkeit, Leberfunktionsstörungen oder anderen Nebenwirkungen führen. Man sollte den behandelnden Arzt nach Möglichkeit schon vor Beginn einer MS-Therapie darüber informieren, dass man die Pille nimmt, vor allem aber dann, wenn unerwartete Nebenwirkungen auftreten.

Abgesehen von diesen Aspekten hat die Pille für Betroffene keine nachteiligen Wirkungen. Es gibt keine Hinweise dafür, dass sie die Schubgefahr erhöht oder den Gesamtverlauf der MS ungünstig beeinflusst. Ich habe auch bei keiner meiner Patientinnen negative Auswirkungen der Pille auf die Krankheit feststellen können. Unter theoretischen Gesichtspunkten erscheint dies durchaus logisch, denn die Pille erzeugt eine der Schwangerschaft ähnliche Hormonsituation, und es ist erwiesen, dass eine Schwangerschaft für MS-Kranke prinzipiell nicht ungünstig ist. Mittlerweile wurde sogar eine positive Wirkung weiblicher Geschlechtshormone auf MS festgestellt. Es wurde bis jetzt noch nicht untersucht, ob das Schubrisiko in den ersten Monaten nach einem Wechsel von der Pille auf die Spirale erhöht ist. Nach den Erfahrungen mit meinen Patientinnen ist das nicht der Fall.

GRUNDLAGEN

Ihrem Neurologen, wenn Sie eine Schwangerschaft planen.

Kann das Kind MS bekommen?

MS ist grundsätzlich keine Erbkrankheit. Bei der Entwicklung einer MS spielen – soweit man heute weiß – Erreger eine wesentliche Rolle. Allerdings ist die Wahrscheinlichkeit, MS zu bekommen, bei Kindern von Erkrankten etwas höher als normal, wobei das normale Risiko insgesamt sehr klein ist. Sobald beide Elternteile an MS leiden oder diese in ihren Familien vorkommt, steigt die Wahrscheinlichkeit einer MS beim Kind stark an. Ich persönlich rate in einem solchen Fall von einem Kind ab. Ist ein Elternteil eines Betroffenen ebenfalls an MS erkrankt, scheint dagegen das Risiko, dass die Nachkommen auch eine

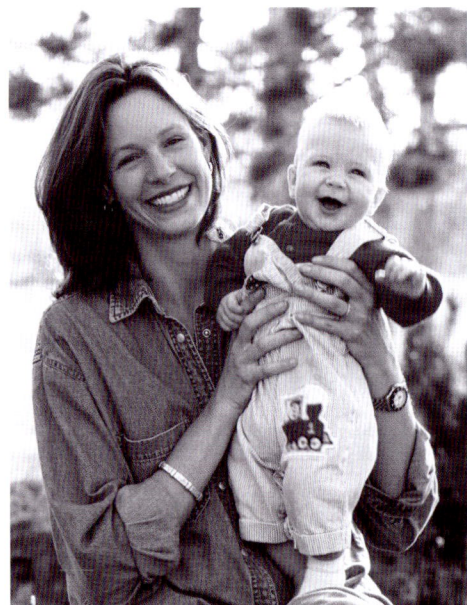

An MS erkrankte Frauen müssen nicht unbedingt auf ihr Wunschkind verzichten.

MS entwickeln, nicht sehr groß zu sein. Mir ist keine Familie bekannt, in welcher eine MS in drei aufeinander folgenden Generationen auftritt.

Im Zweifelsfall können Sie eine genetische Untersuchung machen lassen. Mit der Bestimmung der so genannten HLA-Faktoren im Blut lässt sich feststellen, ob Sie die vermutlich mit MS verbundenen Faktoren besitzen. (Wenn ja, heißt das aber noch lange nicht, dass Sie selbst eine MS bekommen werden. Dazu gehören noch andere Einflüsse.) Es sollte aber auch der Partner bzw. die Partnerin die Untersuchung machen lassen, denn es könnte eine Veranlagung bestehen, ohne dass je in der Familie MS aufgetreten ist.

Erhöhte Schubgefahr in der Schwangerschaft?

Vor nicht allzu langer Zeit betrachtete man die Schwangerschaft einer an MS erkrankten Frau noch sehr skeptisch. Man sah darin ein großes Risiko für die Verschlechterung des gesundheitlichen Zustandes. So wurde MS als Grund für eine Schwangerschaftsunterbrechung »aus medizinischer Indikation« akzeptiert, als diese sonst noch überall verboten war. Andererseits brachten viele Frauen Kinder zur Welt, ohne dass sie einen Schub bekommen hatten, und sehr oft berichteten sie, dass sie sich noch nie so wohl gefühlt hätten wie in der Schwangerschaft. Heute kennt man den Grund dafür: Das Hormon Östriol, das in der Schwangerschaft in großen Mengen produziert wird, hat eine immunmodulatorische, entzündungshemmende Wirkung und ist wahrscheinlich auch neuroprotektiv: Das Hormon Progesteron fördert die Remyelinisierung.

Prinzipiell muss man zwischen der Schubgefahr während der Schwangerschaft und nach der Entbindung unterscheiden. Besonders in den ersten drei Monaten der Schwangerschaft ist das Schubrisiko genauso groß oder klein – je nach Verlaufstyp der MS – wie sonst auch, d. h. je kürzer die Intervalle zwischen den Schüben vorher waren, desto größer ist die Wahrscheinlichkeit eines Schubes in der Frühschwangerschaft. Da die Verlaufsarten mit sehr häufigen Schüben – in regelmäßigen Abständen von wenigen Wochen bis Monaten – nicht so oft vorkommen, erleiden von Natur aus, also auch ohne vorausgegangener immunmodulatorischer Behandlung, nur ganz wenige Frauen einen Schub in der Schwangerschaft.

Wichtig

Hat eine Frau erst kurz zuvor den ersten Schub durchgemacht, rate ich grundsätzlich davon ab, innerhalb der nächsten ein bis zwei Jahre – bis man die Verlaufsform der MS erkennen kann – schwanger zu werden. Damit bleibt auch die Möglichkeit erhalten, bei einem eventuell schweren Verlauf schon bald mit einer Langzeittherapie beginnen zu können, um die Schubgefahr zu reduzieren.

Ich kenne einige Frauen, die nach einer erfolgreichen Langzeitbehandlung im Frühstadium der MS nicht nur eine Besserung ihres Krankheitstyps erzielt haben, sondern nach einigen Behandlungsjahren auch ihren Kinderwunsch erfüllen konnten, ohne einen Schub zu bekommen. Es ist im In-

---

MIT MS LEBEN

Wirksamer Schutzfaktor ab dem dritten Monat

Vom dritten Schwangerschaftsmonat an ist die Schubgefahr geringer als in der übrigen Krankheitszeit, da der durch die Hormone gesteuerte, entzündungshemmende »Schutzfaktor« zunehmend wirksam wird. Dieser Schutzfaktor dient offenbar dem biologischen Zweck, eine unter bestimmten Voraussetzungen mögliche Abstoßungsreaktion des Kindes im Mutterleib zu hemmen. Insgesamt ist die Schubgefahr somit während einer Schwangerschaft niedriger als normal, und auch für den Gesamtverlauf der MS ist eine Schwangerschaft nicht ungünstig, d. h., der Krankheitsverlauf in der Zukunft wird dadurch nicht verschlimmert.

---

teresse des Kindes, wenn man im Frühstadium der MS mit einer Schwangerschaft abwartet, bis das Risiko besser eingeschätzt werden kann.

Schubrisiko nach der Entbindung

Ein erhöhtes Schubrisiko besteht allerdings in den ersten Wochen nach der Entbindung. Es ist wiederum umso größer, je kürzer die Intervalle zwischen den Schüben in der vorangegangenen Krankheitszeit waren. Insgesamt treten ohne Schubvorbeugung bei etwa 30 Prozent der Patientinnen Schübe nach der Entbindung auf. Im Fall eines Schubes kann eine Kortisontherapie angewandt werden, die junge Mutter darf dann aber nicht stillen. Zur Schubvorbeugung bewährt sich bei meinen Patientinnen seit Jahren die Verabreichung von intravenösen Immunglobulinen – am Tag nach der Entbindung mindestens 200 mg/kg Körpergewicht (Intraglobin-F, Ve-nimmun-N, Octagam). Dies wurde Ende 2004 durch eine große internationale Studie bestätigt.

Kein Verzicht aufs Wunschkind

Wenn Sie und Ihr Partner sich ein Kind wünschen, sollten Sie wegen der MS nicht darauf verzichten. Die Traurigkeit, die durch den Verzicht auf ein Kind entsteht, wiegt meines Erachtens schwerer und ist für den MS-Verlauf vielleicht ungünstiger als die Schubgefahr nach der Entbindung.

Nur bei einer schweren, prognostisch ungünstigen Verlaufsform – besonders wenn bereits eine gewisse Behinderung besteht – sollten Sie sich die Erfüllung des Kinderwunsches doppelt gründlich überle-

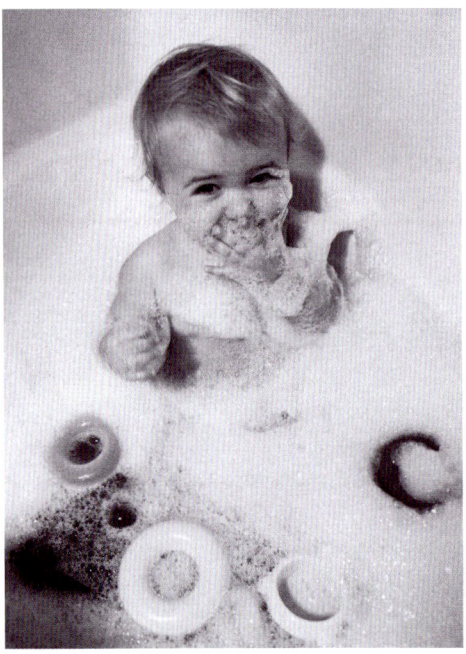

Kleine Kinder sind meist schnell zufrieden zu stimmen.

gen. Auch wenn die Partnerschaft stabil scheint, zeigt sich häufig, dass der Partner letztlich durch eine behinderte Frau und ein Kind überfordert ist. Wenn es sich um eine geplante Schwangerschaft bzw. ein Wunschkind handelt, sollte man einer Frau keinesfalls raten, wegen der MS die Schwangerschaft zu unterbrechen. Denn der operative Eingriff der Schwangerschaftsunterbrechung bedeutet ebenfalls ein erhöhtes Schubrisiko, wenn auch ein etwas geringeres als eine Entbindung; doch der seelische Konflikt verstärkt die Schubgefahr in einer solchen Situation wahrscheinlich noch zusätzlich.

Ich erinnere mich noch gut an eine unbe-hinderte Betroffene, der ein Arzt nach kurzer Erkrankungszeit zur Abtreibung des Wunschkindes riet. Sie bekam danach einen Schub. Später wurde sie wieder schwanger. Im sechsten Schwangerschaftsmonat kam sie dann in die Wiener Neurologische Klinik und meinte, dass sie diesmal so spät gekommen sei, weil sie das Kind unbedingt austragen wolle. Denn mehr als einen Schub, wie er nach der Abtreibung erfolgt sei, könne sie auch nach der Entbindung nicht bekommen; das sei es ihr wert. Ich setzte meinen ganzen Ehrgeiz und die damals noch nicht voll ausgereiften Ideen zur Überwachung der MS und zur Vorbeugung von Schüben in Risikosituationen ein, damit diese Frau keinen Schub nach der Entbindung bekäme, was auch der Fall war. Sie ist heute noch weitgehend unbehindert und kann ihre Familie bestens versorgen.

Bei der Frage nach einem Kind sollte die MS-Betroffene jedoch auf jeden Fall gemeinsam mit ihrem Arzt die Wünsche und Vorstellungen einerseits und die Risiken andererseits, einschließlich der Zukunftsaspekte, so gut es geht, gegeneinander abwägen. An erster Stelle sollten Sie überlegen, wie gut Sie die Bedürfnisse des Kindes erfüllen können. Dazu ist nicht unbedingt körperliche Fitness notwendig. Ein Kind muss nicht ständig bedient werden, und Sie müssen auch nicht alle körperlichen Aktivitäten mitmachen können.

Verhalten in der Schwangerschaft

Im Vergleich zu gesunden müssen an MS erkrankte Frauen nichts Besonderes beachten. Sie sollten sich jedoch frühzeitig in der Klinik anmelden, in der sie entbinden möchten. So bleibt den dortigen Ärzten genügend Zeit, Befunde anzufordern oder sich wegen der spezifischen Betreuung während und nach der Schwangerschaft bzw. Entbindung mit dem behandelnden Neurologen zu beraten. Sind aus neurologischer Sicht Besonderheiten zu berücksichtigen, sollte dies in einem Brief an die Entbindungsstation festgehalten werden, den Sie schon während der Schwangerschaft vorlegen und in Kopie nochmals bei der Aufnahme zur Entbindung mitbringen. (Der Rat mit der Kopie mag übertrieben wirken, entspringt aber einer Erfahrung: Oft genug befanden sich Arztbriefe wohl verwahrt in einer Kartei der Schwangerenambulanz, die bei der Aufnahme – wie so oft in der Nacht – nicht zugänglich war. Die Betroffene wurde unnötig nervös.)

Keine Angst vor der Entbindung

Schwangerschaftsgymnastik, bei der Sie die richtige Atemtechnik lernen, sollten Sie als MS-Kranke auf jeden Fall mitmachen. Auf diese Weise können Sie dazu beitragen, dass die Entbindung schneller und schonender verläuft. Auch starke Erschöpfung lässt sich mit der richtigen Atemtechnik umgehen. Arzt und Hebamme sollten bedenken, dass eine Frau mit MS die nötige Kraft beim Pressen gar nicht oder nicht so lange wie eine gleichaltrige gesunde Frau aufbringen kann. Die Kranke sollte schon vorher auf die Möglichkeit einer vorzeitigen Ermüdung hinweisen, im Übrigen aber sollte sie, so gut sie kann – vor allem zu Beginn der Presswehen –, mitarbeiten, damit die Entbindung möglichst rasch vonstatten geht. Eine Spastik, d. h. eine Verkrampfung

MIT MS LEBEN

Epiduralanästhesie

Frauen, die große Angst vor den Schmerzen haben, können ein Schmerzmittel anwenden bzw. Betäubungsmittel inhalieren (einatmen) oder auch mit Akupunktur entbinden. Eine so genannte Epiduralanästhesie, also die Injektion eines Lokalanästhetikums (örtlich wirkendes schmerzblockierendes Mittel) in der Gegend der Nervenwurzeln beim Wirbelkanal, kann auch bei MS-kranken Frauen durchgeführt werden. Allerdings sollte man wissen, dass es aufgrund der Vorschäden lange dauern kann, bis die durch das Mittel blockierten Nerven ihre Funktion wieder voll aufnehmen. Das kann eine seelische und zuweilen auch körperliche Belastung sein. Ob eine solche Lokalanästhesie auch einen Schub fördern kann, ist nicht bekannt. Es ist aber sehr unwahrscheinlich.

des Beckenbodens und somit der Geburtswege, kann unter Umständen den Geburtsverlauf verzögern. Der Arzt spürt dies aber bei der Untersuchung und kann sich darauf einstellen. Die gleichzeitige Enthemmung der Rückenmarkreflexe durch die MS bewirkt aber bei normaler Lage des Kindes meist einen komplikationslosen Geburtsverlauf. Sie brauchen sich also nicht vor der Entbindung zu fürchten. Mir ist in diesem Zusammenhang kein Fall einer besonders schweren Geburt bekannt.

Manchmal ist wegen einer drohenden Gefährdung des Kindes ein Kaiserschnitt notwendig. Die damit verbundene Narkose ist nicht schubfördernd. Sie brauchen sich davor nicht zu fürchten. Im Gegenteil: Aus der Sicht des Neurologen ist der Kaiserschnitt einer langen, entkräftenden und komplikationsreichen Geburt vorzuziehen.

Ist Stillen erlaubt?

Gegen das Stillen ist auch bei einer MS-Betroffenen grundsätzlich nichts einzuwenden. Einer Studie zufolge ist sogar das Schubrisiko bei stillenden Müttern geringer als bei solchen, die ihrem Kind nicht die Brust geben. Ist die stillende Frau, die zugleich durch die Pflege des Säuglings sehr beansprucht ist, dabei aber müde und erschöpft, sollte sie damit aufhören. Andernfalls führt das Stillen zu einer Überanstrengung. Diese sollte unbedingt vermieden werden. Für das Kind ist es besser, wenn es nicht so lange gestillt wird, Sie als Mutter aber gesund bleiben und – ohne einen neuen Schub – den Säugling angemessen versorgen können.

Multiple Sklerose und andere Krankheiten

MS-Kranke zeigen insgesamt keine höhere Anfälligkeit für bestimmte Krankheiten als andere Menschen. Hier besteht also kein Anlass zur Sorge. Im Gegenteil: Durch die zum Teil erhöhte Reaktionsbereitschaft der Abwehrzellen ist die Gefahr, z.B. an Krebs zu erkranken, wesentlich geringer, und wenn er trotzdem auftritt, ist der Verlauf häufig harmloser.

Krebserkrankungen

Die heute üblichen Behandlungen nach bzw. anstelle einer Krebsoperation – Chemotherapie und Bestrahlungen – können bei MS-Kranken ohne Weiteres durchgeführt werden; sie verstärken die MS nicht. (Lediglich an Gehirn und Rückenmark durchgeführte radioaktive Bestrahlungen könnten die Schubgefahr verstärken; das Vorgehen während der Behandlung sollte in solchen Fällen mit einem Spezialisten abgesprochen werden.) Über die Auswirkung einer Immuntherapie gegen Krebs auf den Verlauf der MS gibt es noch keine ausreichenden Erkenntnisse. Sie sollte daher nur unter genauer Kontrolle – wozu technische Zusatzuntersuchungen wie MRT zählen – erfolgen, da die MS durch abwehrsteigernde Maßnahmen mit angeregt werden könnte. Ich kann mir vorstellen, dass die Immuntherapie gegen Krebs auf die Krankheit umso weniger Einfluss hat, je gezielter die Abwehrreaktionen gegen den speziellen Typ von Krebszellen gerichtet sind. Doch dies ist mit den heutigen Methoden noch nicht allzu gut möglich.

Wenn Sie erkältet sind …

Die Mehrheit der MS-Kranken ist gegen Erkältungskrankheiten weniger anfällig als andere Menschen. Oft ist alles um den Kranken herum erkältet, nur er selbst nicht. Oder er hat nur einen leichten Schnupfen statt einer starken Erkältung mit Fieber. Das ist für den Betroffenen nicht unbedingt von Vorteil. Denn genauso wie bei jedem anderen setzt sich sein Abwehrsystem mit den Erregern auseinander, d. h., die Abwehrfunktionen werden angeregt, und damit kann die Schubgefahr steigen. Dabei fehlen aber oft die schweren Krankheitserscheinungen der Erkältung, vor allem das Fieber.

Wichtig MS-Kranke können meist nicht hoch fiebern, deswegen nehmen sie eine Erkältung oft nicht ernst genug. Setzen Sie sich nicht leichtsinnig der Gefahr einer Erkältung aus, und achten Sie bei kühler Witterung oder starkem Wind auf warme Kleidung. Durchnässung sollten Sie ebenso meiden wie den Kontakt mit stark erkälteten Personen. Wenn es Sie selbst erwischt hat, sollten Sie körperlichen Belastungen mehr als sonst aus dem Wege gehen; bei Fieber gehören natürlich auch Sie ins Bett.

MS-Kranke können übliche Hausmittel gegen Erkältungskrankheiten anwenden; nur bei zu starken Wärmeanwendungen im Kopfbereich, z.B. Rotlichtbestrahlungen der Stirn- und Kieferhöhlen, ist meines Erachtens Vorsicht geboten. Die vom Arzt empfohlenen Medikamente können ebenfalls ohne Bedenken genommen werden (Schleim lösende, Schleimhaut abschwellende, Hustenreiz stillende Mittel) und –

MIT MS LEBEN

Vorbeugung mit Aspirin®

In Grippezeiten ist die Vorbeugung mit Vitaminen und Spurenelementen ratsam. Zur Vorbeugung gegen einen durch die Erkältung ausgelösten Schub hat sich die allgemein entzündungshemmende Wirkung der Salizylsäure (Aspirin) bewährt. Allerdings ist während einer Dauer von fünf bis zehn Tagen eine hohe Dosis von 2–3-mal 1 g täglich nötig, wobei jeweils eine Viertelstunde vorher Magenschutztabletten eingenommen werden sollten. Selbstverständlich holen Sie grundsätzlich die Meinung des behandelnden Arztes oder Neurologen ein. Es gibt Unverträglichkeiten (z.B. bei Asthmakranken, aktiven Magen- und Zwölffingerdarmgeschwüren, bei bestehender schwerer Gastritis und bei MS-Kranken, die blutgerinnungshemmende Mittel einnehmen), und es gibt auch Salizylsäureallergien.

bei einer durch Bakterien verursachten Infektion nötig (Kiefer- oder Stirnhöhlenentzündung, Mandelentzündung, Lungenentzündung, Mittelohrentzündung) – auch Antibiotika. Das zur Abwehrstärkung verwendete Naturheilmittel Echinacea sollten Sie jedoch nicht anwenden.

Infektiöse Erkrankungen

Andere infektiöse Erkrankungen wie Harnwegsinfekte, Darminfektionen, Eierstockentzündungen, Abszesse, Gürtelrose, Fieberblasen, Pilzinfektionen etc. können mit den vom Arzt üblicherweise verordneten Medikamenten bekämpft werden, ohne dass Sie Angst vor ungünstigen Auswirkungen auf die MS zu haben brauchen. Es ist sogar wichtig, dass Infekte jeglicher Art rasch und gut ausgeheilt werden, da sie eine Schubgefahr sein können. Die Neigung zu einem Schub ist übrigens nach einer Virusinfektion größer als nach einer bakteriellen Infektion, da Viren stärker als Bakterien die zellgebundenen Abwehrvorgänge anregen, die bei der MS eine entscheidende Rolle spielen.

Wichtig
An dieser Stelle soll darauf hingewiesen werden, dass es parallel zu einem Fieberanstieg, auch bei nur leichtem Fieber und manchmal sogar schon einige Stunden vor dem Auftreten des Fiebers, zu einer deutlichen Zunahme vorhandener neurologischer Ausfälle kommt. Dies ist nicht als Schub zu bewerten, sondern vermutlich auf eine Änderung der elektrischen Leitvorgänge in der Markscheide zurückzuführen. Die Ausfälle bilden sich nach einigen Stunden bis höchstens wenigen Tagen nach Abklingen des Fiebers zurück.

Versteckte Infekte

Haben Sie als Patient Blasenstörungen mit Restharnbildung, kann folgende Konstellation auftreten: Die Beine werden steif (spastischer), man beginnt unter der Annahme eines Schubes eine Kortisonkur, aber die Spastizität nimmt weiter zu. Wenn Blase und Harn untersucht werden, findet sich ein starker Harnwegsinfekt und meist auch eine beträchtliche Restharnmenge. Der beginnende Blaseninfekt hatte offenbar Rückenmarksreflexe ausgelöst, wodurch die Spastizität zunahm. Fälschlich wurde dies dann für einen Schub gehalten. Die Kortisonbehandlung ohne gleichzeitige Antibiotikagabe gegen den Harnwegsinfekt hat den Infekt und die Restharnbildung noch verstärkt, wodurch die Spastizität

erst recht zunahm. Wenn Sie zu Harnwegsinfekten und Restharnbildung neigen, sollten Sie bei einer Zunahme der Spastizität in den Beinen eine Harnkontrolle durchführen lassen.

Im Gegensatz zur Zunahme der Ausfälle bei Fieber kommt es bei einem Schub nach einem Infekt erst nach einigen Tagen bis Wochen zur Verstärkung bereits bestehender Symptome oder zum Auftreten bisher nicht erlebter Beschwerden.

Problematisch: Die Borrelien-Infektion

Eine problematische Erkrankung kann unter Umständen die Borreliose sein (auch Bannwarth-Erkrankung und Lyme disease = Lyme-Erkrankung genannt). Sie wird von Insekten übertragen, vor allem von Zecken. (Sie hat aber nichts zu tun mit der ebenfalls durch infizierte Zecken erworbenen Frühsommer-Meningoenzephalitis, FSME, eine Viruserkrankung; eine Impfung gegen Borreliose ist nicht möglich, eine FSME-Impfung bietet keinen Schutz gegen Borreliose.)

Bei der Borreliose handelt sich um eine zu chronischem Verlauf neigende Erkrankung, die in Stadien verläuft und erst Monate oder sogar Jahre nach der eigentlichen Infektion zum Ausbruch kommt. Diese macht sich oft in einem großen, zum Teil ringförmigen Fleck an der Stelle des Insektenstichs bemerkbar. Sie kann zu Entzündungen an diversen Körperstellen bzw. Organen führen, z. B. am Herzen, an den Gelenken und vor allem im Nervensystem in Form der Neuroborreliose. Dabei kommt es zu ganz unterschiedlichen Beschwerden wie Gesichtslähmungen, die unter Umständen beidseitig auftreten, sehr schmerzhaften Nervenwurzelentzündungen, die mit Empfindungsstörungen und Bewegungsstörungen einhergehen können und daher oft für einen Bandscheibenvorfall gehalten werden, sowie zu Symptomen ähnlich einer Gehirnhautentzündung oder einer Rückenmarksentzündung.

Obwohl Borrelien Bakterien sind, regen sie sehr stark die zellgebundenen Abwehrvorgänge an und können daher bei bestehender MS eher als andere bakterielle Infektionen einen Schub auslösen. Diese Erreger sind mit Antibiotika auszumerzen. Es empfiehlt sich, nach jedem Zeckenbiss und nach einem Insektenstich, bei dem auffällig starke oder in Form und Intensität ungewöhnliche entzündliche Reaktionen an der Stichstelle auftreten, auf jeden Fall nach etwa ein bis zwei Wochen eine Blutuntersuchung vornehmen zu lassen, um eine etwaige Infektion mit Borrelien rechtzeitig feststellen zu können. Auch wenn eine Borrelieninfektion nicht unbedingt das Nervensystem befallen oder die MS verschlechtern muss, ist es doch im Zweifelsfall sicherer, sie frühzeitig zu behandeln.

Besonders gefährlich ist eine Gehirnhautentzündung für einen MS-kranken Menschen, denn zusätzlich zu der an sich schweren Erkrankung und den meist schlimmen Folgen werden die MS-bedingten Ausfälle verstärkt. Es kann sich nur schwer wieder der Zustand einstellen, wie er vor der Gehirnhautentzündung bestand. Glücklicherweise tritt eine Gehirnhautentzündung recht selten auf. Am häufigsten findet sich die durch Zecken übertragene FSME (Frühsommer-Meningoenzephali-

tis). Sie können sich vorbeugend dagegen impfen lassen.

Sind Impfungen gefährlich?

Man unterscheidet passive und aktive Impfungen. Bei den passiven werden nur Abwehrstoffe (Antikörper, Immunglobuline = Gammaglobuline) gespritzt, die gegen einen bestimmten Erreger gerichtet sind, z. B. Tetanus- oder Hepatitis-Erreger. Sie werden entweder wenige Stunden nach der möglichen Infektion verabreicht, etwa nach einer Verletzung zur Vorbeugung gegen Tetanus (Wundstarrkrampf) oder nach einem Unfall mit offenen Wunden, oder vor Situationen mit erhöhter Ansteckungsgefahr, z. B. vor Reisen in eine Gegend mit hoher Durchseuchung mit dem Hepatitis-Virus (Gelbsuchtvirus). Die eingespritzten Abwehrstoffe schützen vor der Erkrankung: Sie sind während der Ausbreitungs- und Vermehrungszeit des Erregers (Inkubationszeit) vorhanden, fangen den Erreger ab und machen ihn unschädlich. Allerdings besteht der Impfschutz nur etwa drei bis vier Wochen, weil die Abwehrstoffe in dieser Zeit abgebaut werden. Bei erneuter Ansteckungsgefahr müssen Sie noch mal gegeben werden.

Das ist für MS-Kranke grundsätzlich kein Problem, denn nach einer passiven Impfung besteht keine erhöhte Schubgefahr. Die Abwehrzellen selbst werden durch die Impfung, die eigentlich nur eine Serumgabe ist, nicht angeregt. Sind Sie allerdings sehr häufig einer Ansteckungsgefahr mit einem bestimmten Erreger ausgesetzt, etwa wenn Sie viel mit Erdarbeiten zu tun haben, bei denen das Risiko einer Tetanusinfektion hoch ist, oder wenn Sie in einem Gebiet mit hoher Durchseuchung mit dem FSME-Virus leben, dann ist es meines Erachtens sinnvoller, eine aktive Impfung durchführen zu lassen. Denn der Schutz durch eine passive Impfung ist nicht so groß wie durch eine aktive Impfung. Zudem besteht die Gefahr, dass bei mehrmaligen passiven Impfungen Allergien gegen das verwendete Serum auftreten, besonders wenn es von Tieren gewonnen wurde (z. B. Pferdeserum bei der passiven Impfung gegen Tetanus). Bei der aktiven Impfung werden abgetötete bzw. nicht krank machende Teile von Erregern eingespritzt. Das Abwehrsystem wird so angeregt, Zellen und Abwehrstoffe auszubilden. Diese stehen bei einem späteren Kontakt mit dem wirklichen Erreger sofort zur Verfügung, um ihn unschädlich zu machen.

Schübe nach aktiven Impfungen?

Die unterschiedlichen Ansichten über das Risiko von Impfungen bei MS betreffen nur die aktiven Impfungen. Da sie das Abwehrsystem anregen, liegt die Annahme nahe, dass sie einen Schub auslösen können. Tatsächlich ergab sich aber bei wissenschaftlichen Untersuchungen, dass es nur in einer statistisch geringen (= nicht signifikanten) Häufigkeit, d. h. nur bei einem verhältnismäßig kleinen Prozentsatz zu einem Schub nach einer aktiven Impfung kommt. Es passiert seltener als nach einem grippalen Infekt. Eine Impfung gilt daher nicht als absoluter Risikofaktor für einen Schub. Man könnte annehmen, dass die nächste Erkältung auch einen Schub auslösen würde, wenn der Betroffene keine Impfung erhalten hätte, oder dass der Schub auch ganz ohne auslösende Ursache

aufgetreten wäre. Deswegen werden in vielen Ländern MS-Kranke genauso geimpft wie andere Menschen auch. Das hat natürlich etwas für sich, denn die Krankheiten, gegen die man impft, sind oft viel gefährlicher und schwerer zu behandeln als ein MS-Schub.

Allerdings will ich die Problematik aktiver Impfungen nicht so einfach abtun. Dass nicht jede aktive Impfung einen Schub zur Folge hat, weist darauf hin, dass sich ein MS-Kranker, bei dem dennoch ein Schub auftritt, zur Zeit der Impfung offensichtlich in einer nicht erkennbaren schubbereiten Phase befand. Die Anregung des Abwehrsystems durch die Impfung in dieser Phase war offensichtlich der Tropfen, der das Fass zum Überlaufen brachte. Die von mir in der Wiener Neurologischen Klinik bereits vor Jahren durchgeführten Untersuchungen der myelinreaktiven T-Lymphozyten ließen erkennen, dass sich etwa ein Viertel der Kranken vor einer geplanten Impfung in einer Phase erhöhter Schubbereitschaft befand. Die Impfung wurde daher vorerst nicht gemacht. Natürlich weiß man nicht, ob alle einen Schub bekommen hätten, wenn sie trotzdem geimpft worden wären. Aber es ist sehr wahrscheinlich, denn die Zahl der schubbereiten MS-Kranken deckte sich mit der Angabe der Schubhäufigkeit nach Impfungen in anderen wissenschaftlichen Studien. Die Impfung erfolgte erst, nachdem die Patienten zur Schubvorbeugung eine leichte entzündungshemmende Behandlung mit hoch dosierter Salizylsäure (Aspirin) bekommen hatten (3-mal 1 g Aspirin täglich zehn Tage lang unter Einnahme eines magenschützenden Medikaments eine Viertelstunde vor der Aspirineinnahme) und eine neuerliche Kontrolle der Lymphozytenanzahl gezeigt hatte, dass die erhöhte Schubbereitschaft abgeklungen war.

Bei keinem dieser MS-Kranken trat ein Schub nach der Impfung auf. Ich halte das für keinen Zufall, sondern als Beweis dafür, dass es von der Ausgangssituation des Abwehrsystems abhängt, ob nach einer Impfung ein Schub auftritt oder nicht. Denn bei Betroffenen, die bei der Untersuchung der Lymphozytenreaktion gegen die Markscheide keine erhöhte Schubbereitschaft gezeigt hatten, wurde die Impfung wie geplant durchgeführt. Und bei diesen Personen trat in keinem Fall ein Schub auf. Ebenso wenig geschah dies bei denjenigen, die ohne Möglichkeit zur Lymphozytenuntersuchung vor der Impfung für alle Fälle eine vorbeugende Aspirin-Kur gemacht hatten. Insgesamt meine ich, dass aktive Impfungen durchgeführt werden sollten, wenn ohne Impfung ein wirklich hohes Risiko besteht, an einer lebensbedrohlichen oder zu schweren Folgen führenden Krankheit wie Tetanus, FSME oder Hepatitis zu erkranken.

Ist jede Impfung sinnvoll?

Übertreiben sollte man das Impfen allerdings nicht, schließlich bedeutet es einen gewissen Risikofaktor für einen Schub. Ich persönlich halte daher nicht viel von unnötigen Impfungen. Man kann sich die eine oder andere sparen, wenn man vorher den Impftiter im Blut bestimmen lässt. Dabei wird die noch vorhandene Menge an Abwehrstoffen gemessen und berechnet, wie lange der Impfschutz noch anhält. Das gesteigerte Abwehrsystem bei MS-Kranken

sorgt oft dafür, dass der Schutz viel länger besteht als bei anderen Menschen.

Wichtig

Etwas unklar ist derzeit, wie weit eine Grippeimpfung sinnvoll ist. Sie schützt nicht vor den viel häufiger auftretenden einfachen Erkältungskrankheiten und auch nicht immer mit Sicherheit gegen den in der jeweiligen Saison aktuellen Stamm von Influenzaviren (»echte« Grippeviren). Außerdem sind MS-Kranke üblicherweise nicht sehr anfällig für Infekte, weil ihr Immunsystem gesteigert ist. Allerdings werden die Grippeviren in den letzten Jahren offensichtlich aggressiver, und sie verbreiten sich immer mehr. Ihr Auftreten ist nicht mehr nur auf relativ kurze stärkere Epidemien im Januar und Februar beschränkt, sondern es gibt das ganze Jahr über einzelne Fälle von Influenza. Das Ansteckungsrisiko ist somit größer. Wenn man sich jedes Jahr impfen lässt, hat man Schutz gegen mehrere Virusstämme. Wenn eine Epidemie durch eine neue Variante (Mutation) des Virus auftritt, können »kreuzreagierende« Antikörper (sie blockieren einen Teil, aber nicht das ganze Virus) dafür sorgen, dass die Grippe nicht so schwer verläuft. Die Schubgefahr ist nach einer Grippeimpfung geringer als nach einer Impfung gegen FSME oder Tetanus. Wenn Sie mit vielen Menschen in Kontakt kommen, ist die Grippeimpfung meines Erachtens wichtig. Sie sollten in dieser Frage unbedingt seinen Arzt zu Rate ziehen. Ist von einer Impfung abzuraten, sollten Sie sofort nach Auftreten der ersten Symptome (höheres Fieber als bei den üblichen Erkältungskrankheiten Gliederschmerzen, Husten) das virushemmende Präparat Tamiflu® nehmen.

Nicht vorgenommen werden sollten aktive Impfungen

- während oder wenige Tage nach einer Erkältung oder anderen infektiösen bzw. entzündlichen Erkrankungen;
- kurz nach einem Schub;
- bei Aktivität in der MRT ohne Schubsymptome.

Des Weiteren sollten Sie sich nicht gegen verschiedene Erreger zu kurz hintereinander impfen lassen, beispielsweise nicht gegen FSME und Tetanus in Abständen von wenigen Wochen. Vor allem bei Auslandsreisen, wo mehrere Impfungen notwendig sind, ist rechtzeitige Planung deshalb sehr wichtig.

Im Zusammenhang mit Auslandsreisen sei ein Hinweis erlaubt: Die Vorbeugung gegen Malaria, die Malariaprophylaxe, ist keine Impfung. Sie nehmen dabei vielmehr Erreger abtötende chemische Mittel ein. Sie können ohne Bedenken diese Prophylaxe durchführen. Sie ist sogar wichtig, denn die Fieberschübe bei Malaria können Ihr Befinden stark beeinträchtigen, weil das Fieber die neurologischen Ausfälle stärker hervortreten lässt. Außerdem kann die Malaria das Gehirn befallen und dadurch die MS-Symptome verstärken.

Unfälle und Operationen

Unfälle, die mit einem großen Blutverlust oder mit einer Verletzung des Nervensystems (z. B. einer schweren Gehirnerschütterung) einhergehen, unter Umständen auch solche mit starker Schockwirkung, können rein theoretisch zu einer erhöhten Schubneigung führen. Hierbei kommt es

MIT MS LEBEN

Vorsicht bei Tollwutimpfung

Eine Tollwut-Impfung ist für Sie ausgesprochen riskant, weil diese von sich aus oft zu einer allergiebedingten Gehirnhautentzündung führt und daher bei einer bestehenden MS nahezu sicher einen Schub auslöst. Sollten Sie von einem Haustier gebissen werden, ist es unbedingt ratsam, sich Name und Adresse des Tierbesitzers zu notieren. So kann im Zusammenhang mit einer ärztlichen Versorgung (die unter Umständen erst nach einigen Tagen nötig ist, wenn eine Entzündung an der Bissstelle auftritt) festgestellt werden, ob das Tier gegen Tollwut geimpft war oder erkrankt ist. Ist das Tier unbekannt, müssen Sie sich auf jeden Fall gegen Tollwut impfen lassen.

aber nur dann wirklich zu einem Schub, wenn unterschwellig, d. h. nicht spürbar, bereits eine verstärkte Schubbereitschaft bestand. (Eine verstärkte Reaktion der gegen Markscheide reagierenden Lymphozyten einige Tage nach einem schweren Unfall habe ich bei unseren MS-Patienten in der Blutuntersuchung oft gesehen.) Daher halte ich eine Schubvorbeugung in dieser Situation für berechtigt. Die bei uns behandelten Kranken erhalten seit rund 15 Jahren innerhalb von höchstens drei Tagen nach einem schweren Unfall eine Infusion mit ca. 200 mg/kg Körpergewicht eines Immunglobulinpräparates, z. B. Intraglobin-F, Venimmun-N, Octagam, Endobulin.

Schubgefahr abwenden

Keiner der Kranken, der nach einem Unfall in dieser Weise behandelt werden konnte, bekam bisher einen Schub. Wichtig ist, dass der Arzt, der die Verletzungen behandelt, über das MS-Leiden informiert wird. Nur so kann er sich darauf einstellen und nach Möglichkeit mit dem behandelnden Neurologen Kontakt aufnehmen. Abgesehen von einer eventuell nötigen Schubvorbeugung gilt dies auch für Absprachen bezüglich der oft nötigen vorbeugenden Impfung gegen Tetanus (Wundstarrkrampf), der örtlichen Betäubung bzw. Narkose bei der Versorgung der Verletzungen und Wunden, der Einnahme von Medikamenten sowie der Weiterführung einer laufenden Therapie. Es muss allerdings stets im Einzelfall abgewogen werden, wie groß das Risiko verschiedener Unfallfolgen im Vergleich zu denen eines MS-Schubes ist. Aus übergroßer Vorsicht sollte man keine notwendige Maßnahme in der Unfallversorgung ablehnen, denn erstens muss gar kein Schub auftreten, und zweitens lässt sich dieser meist leichter bekämpfen als eine Komplikation nach einem Unfall.

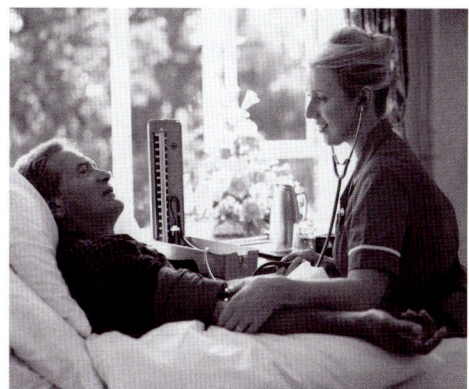

Der behandelnde Arzt sollte über die bestehende MS informiert sein.

Wichtig
Dies gilt nicht für die aktive Impfung gegen Tetanus nach einem Unfall. Hier sollte man zurückhaltend sein. Ich habe nach Tetanusimpfungen in Verbindung mit einem Unfall häufiger einen Schub gesehen als nach Tetanusimpfungen zur Auffrischung, die unabhängig von einem Unfall erfolgten. Soweit es von unfallchirurgischer Seite vertretbar ist, sollte deshalb in diesem Fall eher eine passive als eine aktive Impfung durchgeführt werden.

Wenn Sie unter einer Bewegungs- oder Koordinationsstörung leiden und durch einen Unfall gezwungen sind, Gliedmaßen ruhig zu halten, sollten Sie so bald wie möglich mit intensiven Bewegungsübungen beginnen, damit die Funktionen durch die Inaktivität möglichst wenig nachlassen. Dabei sollten Sie die nicht verletzten Gliedmaßen zweckmäßigerweise bereits während der Ruhigstellungsphase bewusst bewegen und heilgymnastisch behandeln lassen.

Schübe nach Operationen
Nach Operationen tritt gelegentlich ein Schub auf, vermutlich durch die Veränderung der Abwehrfunktionen als Reaktion auf Schnitt, Blutverlust und Narbenbildung. Auch der Einfluss der Narkose auf das vegetative Nervensystem und dessen – derzeit noch nicht gesicherte – Auswirkung auf das Abwehrsystem können dabei mitwirken.

Das Schubrisiko ist bei der Operation eines eitrigen oder entzündlichen Prozesses, etwa einer Blinddarm- oder Gallenblasenentzündung, größer als bei anderen Operationen. Insgesamt gesehen ist das Schubrisiko allerdings nicht so groß, dass eine Operation bei einer Erkrankung, die das

Allgemeinbefinden nachhaltig beeinträchtigt, grundsätzlich vermieden werden sollte. Denn ein schlechter Allgemeinzustand, beispielsweise durch ständige Schmerzen, ist natürlich für Sie auch nicht günstig. Offenbar ist eine unterschwellig erhöhte Schubbereitschaft zur Zeit der Operation die Voraussetzung für einen Schub. Das zeigen die bei eigenen Patienten durchgeführten, bereits bei den Impfungen erwähnten speziellen Lymphozytenuntersuchungen vor verschiebbaren oder nach akut nötigen Operationen. Zur Sicherheit ist dennoch eine Schubvorbeugung anzuraten, z. B. mit den bereits besprochenen Immunglobulinen (200 mg/kg Körpergewicht am Tag nach der Operation).

Wichtig
Eine Schubvorbeugung ist nur dann sicher wirksam, wenn sich die MS im Stadium einer echten Remission (Rückbildung von Krankheitszeichen) bzw. in einem Intervall (Zeit zwischen den Schüben) befindet. Also nicht, wenn schon vor der Operation seit kürzerer oder längerer Zeit ein Schub besteht, und sei es auch nur ein leichter. Das Gleiche gilt natürlich auch für alle anderen Situationen, die mit einem erhöhten Schubrisiko verbunden sind. Lang andauernde leichtere Schübe, die nicht behandelt werden, kommen nach meiner Beobachtung sehr häufig vor.

Lokalanästhesie oder Vollnarkose?
Inwieweit eine kleine Operation, die nur mit einer Lokalanästhesie durchgeführt wird, mit einem ebensolchen Schubrisiko einhergeht wie eine große Operation in Vollnarkose, ist mir nicht bekannt. Vermutlich ist es wesentlich geringer, etwa wie beim Zähneziehen. Eine schubvorbeugende Behandlung halte ich dennoch zur Sicherheit für angebracht, auch wenn das Schubrisiko noch so gering sein mag.

Viele Kranke befürchten, eine Vollnarkose könne einen Schub auslösen. Dies kann nicht beantwortet werden, weil niemand eine Vollnarkose bekommt, der nicht operiert wird. Aus theoretischen Überlegungen ist weniger die Narkose schubfördernd, sondern vielmehr der körperliche Stress, mit dem ein operativer Eingriff erwiesenermaßen verbunden ist. Die Wahl des Narkosemittels bei einer Vollnarkose hat nach meinem Wissen keinen Einfluss auf MS, ebenso wenig das bei einer örtlichen Betäubung (Lokalanästhesie) verwendete Präparat.

Ist eine Operation sowohl in Vollnarkose als auch in Lokalanästhesie durchzuführen, möchte ich Ihnen folgende Entscheidungshilfe mit an die Hand geben:

- ▪ Haben Sie grundsätzlich große Angst vor einer Vollnarkose, sollten Sie die Lokalanästhesie vorziehen, weil Angst das Schubrisiko erhöht.
- ▪ Befürchten Sie, während der Lokalanästhesie Schmerzen zu spüren, überkommt Sie ein unbehagliches Gefühl bei der Vorstellung, den Eingriff bewusst mitzuerleben, sollten Sie sich für die Vollnarkose entscheiden. Es sollte während einer Operation nicht noch ein zusätzlicher psychischer Stress bestehen.

Spinal- oder Epiduralanästhesie
Bei einigen mittelgroßen Operationen führt man die Lokalanästhesie in Form von Spinal- oder Epiduralanästhesien durch. Es

handelt sich dabei um eine umfassende örtliche Betäubung, bei der das Präparat entweder in den Wirbelkanal gespritzt wird (Spinalanästhesie) oder an dessen unmittelbarer Außenseite (Epiduralanästhesie), wo die Nervenwurzeln austreten. Dadurch werden die Schmerz leitenden Nerven für einige Zeit außer Funktion gesetzt, d.h. der Patient empfindet keine Schmerzen, obwohl er vollständig bei Bewusstsein ist.

Zwangsläufig wird aber auch die Funktion der anderen Nervenbahnen blockiert: für Berührungs- und Temperaturempfindung, Bewegungskoordination, eventuell auch solche für die Muskeltätigkeit an Beinen, Bauch und Gesäß. Der MS-bedingte Vorschaden an den Nervenbahnen führt dazu, dass nach einer solchen Anästhesie die Nervenfunktionen bei Kranken viel länger ausgeschaltet bleiben als bei anderen Menschen. Es können bis zu mehrere Tage nach der Anästhesie Gefühllosigkeit und Bewegungsstörung bestehen bleiben. Ob eine solche Anästhesie auch häufiger einen Schub auslöst, ist nicht erwiesen; auf Grund theoretischer Überlegungen scheint mir das zumindest bei der Epiduralanästhesie nicht der Fall zu sein.

Gegen eine Epiduralanästhesie ist nichts einzuwenden. Es ist aber nicht ganz auszuschließen, dass eine Spinalanästhesie schubfördernd ist, da man nicht genau weiß, ob Abwehrzellen durch das Präparat aktiviert werden, wenn es mit Liquor (Rückenmarksflüssigkeit) in Kontakt kommt. Außerdem könnten auch die Nervenbahnen noch stärker blockiert werden und somit die anästhesiebedingten neuro-

logischen Ausfälle stärker sein oder sich später zurückbilden als bei der Epiduralanästhesie.

Besonderheiten nach Operation

Die oft nach Operationen verabreichten Medikamente wie Antibiotika, blutgerinnungshemmende Präparate (z.B. Heparin), schmerzstillende sowie kreislaufstützende Mittel können ohne Bedenken verwendet werden. Heparinpräparate, die zur Vorbeugung von Blutgerinnseln (und Lungeninfarkt) gespritzt werden, sind bei MS-Kranken mit Lähmungen sogar besonders wichtig.

Nach einer Operation kommt es bei vielen Menschen zu Verstopfungen, bei MS-kranken Menschen ist dies noch häufiger der Fall. Sie sollten daher frühzeitig dafür sorgen, dass die Darmfunktion wieder in Gang kommt. Des Weiteren sollten Sie nach einer Operation, sofern es erlaubt ist, sehr viel trinken, besonders wenn Sie Blasenstörungen haben. Die Gefahr eines Harnwegsinfektes ist nach einer Operation größer als sonst.

In den letzten Jahren wird in Verbindung mit geplanten großen Operationen oft eine Eigenblutvorsorge angeboten. Dazu wird Blut entfernt und in einer Blutbank gelagert, bis es während der Operation benötigt wird. So werden Bluttransfusionen vermieden. MS-Kranke können eine solche Vorsorge wahrnehmen. Zur Sicherheit rate ich aber zu einer Schubvorbeugung mit Aspirin (s.S.195) oder, wenn möglich, mit intravenösen Immunglobulinen, weil ein Blutverlust das Abwehrsystem aktivieren könnte.

Zahnbehandlungen

Kann es mir schaden, wenn es beim Zahnarzt so richtig zur Sache geht? Das fragen sich viele Betroffene. Insgesamt ist das nicht der Fall. Einfaches Plombieren der Zähne (Kariesbehandlung durch Bohren und Einbringen von Füllungen) hat keine schubfördernde Wirkung, auch nicht bei Verwendung einer örtlichen Betäubung. Zur Füllung der Zähne sollten Sie auf das quecksilberhaltige Amalgam nach Möglichkeit verzichten. Es ist nicht auszuschließen, dass es sich negativ auf die Nervenfunktion auswirkt.

Schubgefahr bei Zahnextraktionen

Insgesamt sollten Sie Ihre Zähne regelmäßig pflegen und untersuchen lassen, damit sich möglichst keine Eiterherde bilden. Wenn das doch einmal passiert, müssen sie rasch entfernt werden. Alle Eiterherde im

MIT MS LEBEN

Vorsicht bei Amalgam

Quecksilber lagert sich in Depots im Körper ab. Es ist ein Markscheidengift. Es ist nicht bewiesen, aber theoretisch einleuchtend, dass es die Wiederaufbauvorgänge in den befallenen Nervenbahnen nach einem MS-Schub hemmen und vielleicht auch Ausfälle verstärken kann. Es soll zudem die Abwehrvorgänge beeinflussen. Leider gibt es keine preisgünstigen anderen Zahnfüllungen von guter Haltbarkeit. Soweit Sie keine andere Möglichkeit haben, sollten Sie zumindest nur bei kleinen, oberflächlichen Plomben Amalgam einsetzen lassen. Bei bis an den Kieferknochen oder das Zahninnere reichender Karies sollten Sie sich aber für eine Wurzelbehandlung entscheiden.

Körper stellen als chronische Entzündungsquelle ein erhöhtes Schubrisiko für Sie dar und gehören daher frühzeitig behandelt.

Nach dem Ziehen eines Zahnes beobachtet man häufiger als im allgemeinen Krankheitsverlauf Schübe, deswegen gilt das Zahnziehen (Zahnextraktion) als gewisser Risikofaktor. Er ist aber sicher der schwächste unter allen Risikofaktoren; weniger als ein Fünftel der MS-Kranken bekommt nach einer Zahnextraktion einen Schub. Das Nichtentfernen eines eitrigen Zahnes ist vermutlich mit einem größeren Schubrisiko verbunden. Zur Sicherheit können Sie vor einer Zahnextraktion eine Aspirinkur (s. S. 197) machen, sie muss aber wegen der hemmenden Wirkung auf die Blutgerinnung mindestens fünf Tage vor dem Eingriff beendet sein. Bei einem eitrigen Zahn empfiehlt es sich nicht, die Extraktion deswegen hinauszuschieben.

Allergien

MS-Kranke leiden häufiger als andere an Allergien. Der Grund: die zur Überempfindlichkeit neigende Reaktionslage des Abwehrsystems. Allergien können die Schubbereitschaft verstärken und auf den Verlauf der MS ungünstig einwirken. Sie sollten deshalb darauf achten, ob Sie auf irgendetwas allergisch reagieren. Besteht der Verdacht einer Allergie, sollten Sie sich einem Test unterziehen, mögliche Allergiequellen beseitigen und gesicherte Allergien behandeln, beispielsweise mit Antihistaminika oder Kalziumpräparaten. Die Einnahme von Kortison halte ich nur in schweren Fällen für angebracht, da nicht auszuschließen ist, dass eine Kortisontherapie in diesem Fall für die MS ungünstig ist.

Wichtig
Grundsätzlich ist es zweckmäßiger zu versuchen, eine Allergie gänzlich auszuschalten, statt sie immer wieder mit Medikamenten zu bekämpfen. Ein gewisses Risiko für einen MS-Schub ist mit den üblichen Methoden, etwa der Desensibilisierung, allerdings verbunden. Sie sollten aber bedenken, dass die bestehende Allergie auch ein Schubrisiko bedeutet, und deshalb die Situation sorgfältig abwägen. Wenn sich der Kontakt mit den allergieauslösenden Substanzen nicht vermeiden lässt, beispielsweise bei einer Allergie gegen Pollen oder Hausstaub, ist eine Desensibilisierung besser. Das Schubrisiko durch eine Desensibilisierung ist am niedrigsten, wenn man damit wenige Wochen nach einem erfolgreich behandelten Schub beginnt, am größten, wenn ein schwelender Schub vorliegt. In diesem Fall sollte noch einmal eine entsprechende Schubtherapie durchgeführt und dann erst mit der Desensibilisierung begonnen werden.

Wirbelsäulen- und Gelenkbeschwerden

Diese treten bei MS-Kranken meist früher auf als bei anderen Menschen, vor allem, wenn eine Behinderung besteht. Dafür gibt es eine Reihe von Erklärungen.

An erster Stelle ist der Bewegungsmangel zu nennen. Je stärker die Behinderung, desto mehr ist die Bewegungsmöglichkeit eingeschränkt. Aber auch bei kaum behin

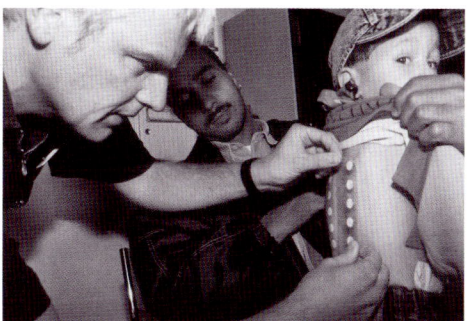

Allergien können den Verlauf der Krankheit negativ beeinflussen. Eine Desensibilisierung ist ratsam, wenn man den Kontakt mit dem Allergen nicht vermeiden kann.

derten Kranken, die zwar gehen, aber nicht laufen können oder die gegenüber Gleichaltrigen langsamer gehen oder früher ermüden, kommt es zwangsläufig dazu, dass sie sich mit der Zeit immer weniger bewegen. Zum Zweiten treten als Folge der erhöhten Muskelspannung wegen der Spastizität der Beine vorzeitige Bandscheiben- und Gelenkabnutzungen auf. Als dritter Faktor sind Haltungsveränderungen zu nennen. Durch Lähmungen bzw. Schwäche oder Koordinationsstörungen und als Ausgleich der neurologischen Störungen treten unnatürliche Bewegungsmuster auf, eine Schiefhaltung, gedrehte oder überstreckte Haltung des Körpers, oft auch des Kopfes, besonders bei einseitig stärkeren Ausfällen, oder eine veränderte Becken- oder Schultergürtelstellung bzw. eine stärkere Rundrückenbildung. Außerdem kann es bei fortgeschrittener Krankheit zu Fehlstellungen verschiedener Gelenke kommen, durch Sehnenverkürzungen als Folge unterschiedlich starker Lähmung von funktionsmäßig verbundenen Muskelgruppen oder als Folge einer lange bestehenden Spastizität.

Durch die Bandscheiben- und Gelenkveränderungen treten nicht nur Schmerzen auf; es kann auf Grund reflexmäßiger Verspannungen auch zu einer zusätzlichen Beeinträchtigung der Beweglichkeit – vor allem des Gehens – kommen und somit die MS-bedingte Behinderung verstärkt werden. Regelmäßige Bewegungsübungen und Wirbelsäulengymnastik sind für Sie also äußerst wichtig. Auch als unbehinderte Kranke sollten Sie auf ausreichende und richtige Bewegung achten, um den unangenehmen Folgen der MS vorzubeugen.

Herz- und Gefäßerkrankungen

Ebenso wie hoher Blutdruck sind Herz- und Gefäßkrankheiten bei MS-Kranken seltener als bei anderen Menschen (die möglichen Gründe habe ich im Kapitel über die Ernährung genannt). Sämtliche dagegen nötigen Medikamente soll natürlich auch der MS-Kranke einnehmen; sie haben keinen Einfluss auf die Krankheit. Lediglich einige blutdrucksenkende Mittel (z. B. Minipress) können bestimmte Formen von Blasenstörungen (Reizblase) verstärken. Wenn Sie darunter leiden, sollten Sie es dem behandelnden Internisten mitteilen. Es gibt viele gute blutdrucksenkende Mittel. Auf jeden Fall wird auch für Sie ein passendes gefunden. Um sicherzugehen, können Sie vor Beginn der Behandlung eine Blasenuntersuchung mit Druck- und Ausscheidungsmessung vornehmen und nach einiger Zeit eine Kontrolle machen lassen.

Niedriger Blutdruck (Hypotonie) findet sich dagegen sehr oft bei MS-Kranken; er scheint förmlich zur Krankheit zu gehören. Die üblichen blutdrucksteigernden und stabilisierenden Medikamente wie Effortil, Gutron, Dihydergot können ohne Weiteres verwendet werden.

MIT MS LEBEN

Schmerzstillende Medikamente

Die gängigen schmerzstillenden und muskelentspannenden Medikamente können von MS-Patienten eingenommen werden – z. B. zur Muskelentspannung (Muskelrelaxation) Myolastan oder Norgesic und zur Schmerzbekämpfung Voltaren bzw. ähnliche Präparate oder Parkemed oder Tramal. Lediglich indomethazinhaltige Medikamente sollten nur ausnahmsweise und kurz verwendet werden, da sie möglicherweise schubfördernd sind. Eine häufige Gabe kortisonhaltiger Mittel sollte unterbleiben, eine einmalige oder seltene lokale Anwendung im Rahmen einer Infiltration (Injektion direkt zum Gelenk) schadet nicht. Man sollte aber andere Möglichkeiten ausgeschöpft haben, z. B. die Infiltration mit einem lokal wirkenden, schmerzbetäubenden Mittel (Lokalanästhetika wie Xyloneural oder Scandicain). Lokalinfiltrationen wirken bei Wirbelsäulenbeschwerden meist besonders gut, weil sie – vor allem bei gleichzeitiger Gabe von muskelentspannenden Mitteln – helfen, die »Schmerzspirale« abzubauen. Schmerzspirale deswegen, weil sich auf Grund eines reflexhaften Geschehens die Wirbelsäulenbeschwerden gegenseitig aufschaukeln: Muskelverspannung macht Schmerz; Schmerz verursacht Muskelverspannung. Günstig ist die gleichzeitige Anwendung von Massagen und Unterwasserbewegungstherapie.

Hormonstörungen

Störungen des weiblichen Hormonhaushalts kommen bei MS-Patientinnen möglicherweise häufiger vor als bei anderen Frauen; es gibt zu diesem Thema aber keine wissenschaftlich fundierten Daten. Nach meiner Beobachtung lassen sich zumindest keine schwer wiegenden Störungen finden.

Wie bereits erwähnt (s. S 191), sind die weiblichen Hormone Östradiol und Progesteron leicht immunmodulierend bzw. neuroprotektiv. Gegen eine Hormonkur bei Menstruationsstörungen oder die Pille und Hormongaben in den Wechseljahren bestehen daher keine Bedenken. Bei der Verabreichung von Progesteron zur Verschiebung der Menstruation kommt es bei einigen Frauen zu einer höheren Wasserspeicherung im ZNS, durch die bestehende neurologische Ausfälle unter Umständen stärker spürbar werden.

Ein Testosteronmangel kommt bei MS-kranken Männern selten vor. Auf keinen Fall sollten Sie einen normalen Testosteronspiegel anheben, etwa mit der Absicht, das sexuelle Verlangen (Libido) oder die Potenz zu steigern (Letztere ist nicht abhängig vom Testosteronspiegel). Ein hoher Testosteronspiegel ist nach neueren Erkenntnissen bei MS eher ungünstig.

Wichtig

Funktionsstörungen der Schilddrüse sind relativ häufig festzustellen. Sie müssen – das gilt auch für Menschen, die nicht unter MS leiden – kontrolliert und behandelt werden. Eine Schilddrüsenüberfunktion kann gefährlich werden, tritt bei MS aber sehr selten auf. Eine Unterfunktion sieht man hingegen häufig. Sie kann auch für die Müdigkeit mitverantwortlich sein. Nach neuen Erkenntnissen über die Zusammenhänge zwischen Hormonen und MS ist nicht auszuschließen, dass sich eine stärkere Störung ungünstig auf den Verlauf der Krankheit auswirkt. Eine Unterfunktion der Schilddrüse sollte deshalb auf jeden Fall behandelt werden. MS-Betroffene leiden etwas häufiger als andere Menschen unter einer Autoimmunentzündung der Schilddrüse (so genannte Hashimoto-Thyreoiditis). Es handelt sich meist um eine relativ harmlose Störung. Die empfohlenen Behandlungen haben keinen nachteiligen Einfluss.

Erkrankungen von Magen und Darm

Im Allgemeinen besteht nur eine geringe Anfälligkeit für Erkrankungen dieser Organe. Eine Ausnahme bildet die Neigung zur Stuhlverstopfung (Obstipation), die sich im Rahmen einer Rückenmarksstörung entwickelt. Bei der Behandlung gibt es keine anderen Richtlinien als für Gesunde (s. S. 167).

▪ Morbus Crohn

Tritt blutig-schleimiger Stuhl auf, muss eine Untersuchung durch einen Magen-Darm-Spezialisten erfolgen, um eine chronisch-entzündliche Darmerkrankung, den so genannten Morbus Crohn auszuschließen. Die Autoimmunerkrankung des Darms tritt bei MS-Kranken etwas häufiger als bei anderen Menschen auf. Die Behandlung muss sorgfältig mit der MS-Therapie abgestimmt werden, weil einige Maßnahmen ungünstig für MS sein können (z. B. Alpha-Interferon).

▮ **Magenschmerzen, Durchfall und Koliken**

Bei Medikamenten gegen Verdauungsbeschwerden, Magenschmerzen und Durchfälle gelten keine besonderen Vorsichtsmaßnahmen. Krampf lösende Mittel, die bei Koliken helfen, können unter Umständen eine vorhandene Blasen- oder Darmstörung verstärken, aber nur vorübergehend. Sorgen brauchen Sie sich deshalb nicht zu machen. Man kann auf solche Mittel bei Koliken nicht verzichten, nicht nur wegen der starken Schmerzen, sondern auch weil Koliken gefährlich sein können (z. B. Gefahr einer Gallenstein- oder Nierensteineinklemmung).

▮ **Magenbeschwerden**

Magenbeschwerden müssen untersucht und abgeklärt werden, vor allem, wenn sie regelmäßig auftreten. Der Arzt sollte darüber informiert werden, wenn er Medikamente verordnet, die den Magen belasten (z. B. Kortison). Darüber hinaus gibt es eine chronische Erkrankung, bei der zu wenig Vitamin B_{12} vom Magen in das Blut übergeht. Es entwickelt sich ein Vitamin-B_{12}-Mangel, der Blutbildveränderungen verursacht und zu einer Rückenmarksstörung führt, durch die MS-bedingte Ausfälle zunehmen. Diese Erkrankung kommt bei MS-Patienten ausgesprochen selten vor, wird aber wegen der MS leicht übersehen. Hinter mancher »Gastritis« (Entzündung der Magenschleimhaut) und Übersäuerung des Magens verbirgt sich eine Infektion mit dem Magenbakterium Helicobacter. Da es

sich hierbei um eine chronische Infektion handelt, welche die MS – wie jede chronische Entzündung – ungünstig beeinflussen kann, sollte sie mit Antibiotika behandelt werden.

Seelische Erkrankungen

Seelisch bedingte Störungen treten häufig auf, meist in Form einer Erschöpfungsdepression oder einer depressiven Reaktion auf die Krankheit. Sie lassen sich jedoch gut behandeln.

Antidepressiva und Neuroleptika

Viele Antidepressiva und Neuroleptika können Blasenstörungen mit Harnverhaltungstendenz, Stuhlverstopfung, Neigung zu niedrigem Blutdruck und Müdigkeit verstärken. Patienten, die unter diesen Beschwerden leiden, vertragen Ludiomil, Tolvin, Trittico (Ö), Deanxit (Ö) und Sinquan relativ gut. Besagte Nebenwirkungen treten bei einer neuen Gruppe von Antidepressiva, zu der auch Fluctine und Seropram gehören, gar nicht auf. Bei dieser Medikamentengruppe kommt es oft zu einer gewissen Unruhe, die von vielen MS-Patienten sogar als angenehm empfunden wird. Gelegentlich werden bei bestimmten Depressionsformen (endogene oder endomorphe Depression) zur Vorbeugung Lithiumsalze eingesetzt (Präparat: Quilonum). Diese sind sehr wirksam, und auch MS-Kranke vertragen sie gut. Lediglich in höherer Dosis können sie ein Zittern verursachen (Tremor); deswegen sind regelmäßige Kontrollen des Lithiumspiegels im Blut nötig.

Tranquilizer

Von reinen Beruhigungsmitteln, den so genannten Tranquilizern wie Valium oder Temesta, halte ich persönlich gar nichts, außer in einer akuten seelischen Krise. Sie decken Probleme nur zu und nehmen dem Kranken damit die Möglichkeit, sie zu verarbeiten. Diese Mittel machen abhängig und obendrein müde. Einige Mittel, etwa Valium, setzen die Muskelspannung herab. Dieser Effekt kann zwar bei Patienten mit Spastizität sinnvoll genutzt werden, indem man Valium mit anderen Mitteln kombiniert. (Ich mache das wegen der Abhängigkeitsgefahr nie.) Meist ist die Nebenwirkung des Valiums aber störend; es kann die Gehleistung vermindern.

Physiotherapie bei anderen Erkrankungen

Eine Physiotherapie wird bei einer Reihe von Krankheiten verordnet, z. B. bei chronischen Schmerzzuständen. Einige der Behandlungen sind bei MS umstritten oder kontraindiziert (nicht angebracht), da sie unter Umständen eine unterschwellig vorhandene Schubneigung bzw. chronische Verschlechterungstendenz anregen können. Unter Umständen können sie sogar einen Schub auslösen oder bestehende neurologische Ausfälle durch eine Beeinflussung der elektrischen Leitvorgänge im Nervensystem verstärken.

Wärme- und Kälteanwendungen, Massagen und Elektrotherapie

Lokale Anwendungen über der Wirbelsäule (Rückenmarksnähe) sind ungünstiger als Bäder; dagegen sind lokale Anwendungen an Gelenken, z. B. am Knie, nicht bedenk-

lich. Alle Wärmebehandlungen wie hoch konzentrierte Moor- und Schwefelbäder, Fangopackungen, Munari-Packungen oder radonhaltige Bäder können indes entzündungsfördernd sein und sind deswegen bei MS nicht unproblematisch: Durch Wärme können die neurologischen Ausfälle zunehmen. Natürlich hängt die Verträglichkeit nicht nur von der Art der Anwendung, sondern auch vom Stadium der MS ab. Ungünstig ist neben Wärme auch Radioaktivität (Radon), besonders in Verbindung mit Hitze. Radioaktivität ist entzündungsfördernd und dürfte speziell die Lymphozytenfunktion anregen. Genau dies kann MS eher verschlimmern als andere entzündungsfördernde Einflüsse.

Thermalbäder ohne Zusatz von Schwefel scheinen nicht so entzündungsfördernd zu sein. Die Wärme wird von MS-Patienten aber oft schlecht vertragen. Wärme ist gegen Schmerzen, z. B. bei Abnutzungserscheinungen der Bandscheiben, aber häufig sehr wirkungsvoll. Oft ist es deshalb sinnvoll, die Schmerzen zu bekämpfen und die vorübergehende Zunahme der neurologischen Ausfälle durch die Wärme in Kauf

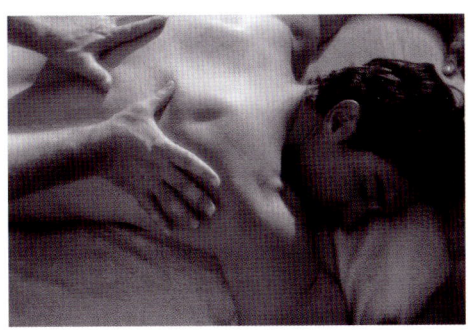

Massagen lockern die Muskulatur. Auch bei Wirbelsäulenbeschwerden sind sie empfehlenswert.

zu nehmen. In jedem Fall sollten Sie sich vor einer Kur, bei der die genannten Anwendungen angeboten werden, mit dem behandelnden Neurologen besprechen.

Massagen gegen Schmerzen können ohne Weiteres durchgeführt werden. Sie sind auch zur Vorbeugung gegen Wirbelsäulenbeschwerden gut. Um eine Spastizität nicht zu verstärken, sollten die Streckseiten der Beine (Vorderseiten) nicht massiert werden. Das Gleiche gilt für Unterwasserstrahlmassagen.

Gegen die Kryotherapie, das sind Kälteanwendungen (Eispackungen) bei Schmerzen und Schwellungen, gibt es keinerlei Bedenken. Sie wird neben anderen Rehabilitationsmaßnahmen bei der Behandlung von MS verordnet, z.B. bei Sehnenverkürzungen.

Auch die Magnetfeldtherapie dürfen Sie bedenkenlos in Anspruch nehmen, die Einstellung sollte aber nicht sehr hoch sein.

Sauerstoffbäder, -inhalationen und -injektionen, Kohlensäurebäder und Kneippanwendungen bei Herz-, Gefäß- und Kreislauferkrankungen; Solebäder zur Regene-

ration; diverse Inhalationen bei Atemwegserkrankungen; Trinkkuren bei Erkrankungen des Magen-Darm-Trakts, der Leber und der Nieren: All diese physikalischen Behandlungen können ohne Weiteres angewendet werden. Wenn möglich, sollten physikalische Behandlungen im Rahmen einer Kur oder wenigstens eines Krankenstandes durchgeführt werden. Wenn man die Therapie neben der vollen Tagesbelastung schnell einschiebt, hilft sie meist nicht so gut wie in einer ruhigen entspannten Atmosphäre.

Technische Untersuchungen bei anderen Erkrankungen

Elektrophysiologische Untersuchungen – Messung der Nervenleitgeschwindigkeit (NLG) und Elektromyogramm (EMG) – führt man bei neurologischen Erkrankungen und Muskelerkrankungen durch. Dabei wird mittels Ableitung der elektrischen Ströme in einem Nerven bzw. an den Übertragungsstellen zwischen Nerven und Muskeln die elektrische Leitfähigkeit gemessen. Das Elektroenzephalogramm (Hirnstrommessung, EEG) wird als einfache Untersuchung bei Erkrankungen des ZNS gemacht, um sich einen groben Überblick über die Funktion zu verschaffen, vor allem aber wird es zur Diagnose und Verlaufskontrolle bei Epilepsie eingesetzt. Alle diese Untersuchungsmethoden sind völlig harmlos.

Wie sieht es mit den bildgebenden Untersuchungsmethoden aus?

▪ Röntgenuntersuchungen einschließlich Computertomographie (CT) sind ungefährlich, sollten aber wegen der Strah-

MIT MS LEBEN

Vorsicht bei Elektrotherapie

Elektrotherapie kann Spastizität, aber auch andere neurologische Ausfälle verstärken, da die Nervenbahnen durch elektrische Impulse überlastet werden. Eine Elektrobehandlung sollte also nur in Ausnahmefällen erfolgen, etwa bei einer Nervenstörung nach einem Unfall oder anderen akuten Ereignissen.

lenbelastung so selten wie möglich durchgeführt werden.

■ Die Magnetresonanztomographie (MRI oder MRT, früher auch Kernspintomographie genannt) wird bei MS eingesetzt.

■ Die Sonographie (Ultraschall) ist in keiner Weise belastend und kann ohne Einschränkung durchgeführt werden.

■ Bei der Szintigraphie (»Scan«), SPECT, PET werden radioaktive Substanzen, die sehr rasch ausgeschieden bzw. abgebaut werden (Substanzen mit sehr kurzer Halbwertszeit), gespritzt, um krankhafte Prozesse, z. B. Tumoren in verschiedenen Organen, aufspüren zu können. Theoretisch könnte Radioaktivität die Entzündungszellen anregen und somit schubfördernd sein. Wegen der besonders kurzen Verweildauer der Substanzen im Körper ist die Gefahr jedoch extrem gering. Jedenfalls sollte man eine Szintigraphie wegen der radioaktiven Belastung nicht leichtfertig und vor allem nicht kurz aufeinander folgend durchführen. Das gilt übrigens für jeden Menschen, nicht nur für Sie als MS-Patienten.

■ Zu den »invasiven« Untersuchungen gehören die Angiographie und die Phlebographie. Hierbei handelt es sich um Kontrastmitteldarstellungen der Arterien bzw. Venen. Die Myelographie ist eine Untersuchung des Wirbelkanals mit Einspritzung des Kontrastmittels im Rahmen einer Lumbalpunktion. Die Angiographie der Hirngefäße und die Myelographie können unter Umständen schubfördernd wirken. Das ist allerdings wissenschaftlich nicht bewiesen, es gibt darüber unterschiedliche Auffassungen.

Theoretisch ist dies möglich, weil das Kontrastmittel im Nervensystem eine »Fremdkörperentzündung« verursacht, also eine vorübergehende, symptomfreie entzündliche Reaktion. Diese könnte eine bereits vorhandene Entzündung verstärken. Eine Angiographie der Hirngefäße und eine Myelographie werden nur bei schwer wiegenden Fragestellungen ausgeführt: vor der Entscheidung, ob eine Gefäßoperation angezeigt ist, ob und mit welcher Methode eine Wirbel- oder Rückenmarkoperation gemacht werden soll, und nach Unfällen, um festzustellen, ob eine Hirnblutung vorliegt. Gegenüber solchen medizinischen Problemen muss die MS unberücksichtigt bleiben. Das Risiko wäre zu groß, wenn man auf die Untersuchung verzichtete.

■ Andere invasive Untersuchungen sind Endoskopien, Biopsien und Punktionen. Bei Endoskopien werden Hohlorgane wie Magen und Enddarm mittels Ausspiegelung nach Einführen eines Schlauches untersucht; dabei wird eine Gewebeprobe entnommen. Die Eingriffe sind zum Teil recht unangenehm. Es wird deshalb vorher ein Beruhigungsmittel gegeben und der Schlauch, wenn möglich, unter der Wirkung einer Lokalanästhesie eingeführt. Die Aussagekraft von Endoskopien ist sehr hoch. Sie können diese ohne Bedenken vornehmen lassen. Bei Biopsien werden Gewebeproben von kompakten Organen, z. B. Leber und Niere, entnommen. Es gibt auch Muskelbiopsien und Haut- bzw. Schleimhautbiopsien (z. B. aus den Nebenhöhlen). Die Untersuchungen werden meist unter Lokalanästhesie durchgeführt. In ihrer Wirkung auf die MS sind sie kleinen Operationen gleichzusetzen; es gelten daher die gleichen Überlegungen (s. S. 200). Nur bei wenigen meiner Patienten wurde eine Biopsie durchgeführt; Schübe sind nicht aufgetreten. Nur bei ernsten Erkrankungen wird eine Biopsie vorgeschlagen; wegen der MS sollten Sie diese nicht ablehnen. Bei den Punktionen unterscheidet man die aus therapeutischen und die aus diagnostischen Gründen notwendigen Eingriffe. Eine therapeutische Punktion, z. B. eine Pleurapunktion (Rippenfellpunktion), ist bei schweren Erkrankungen notwendig. Die Überlegungen zur MS müssen dabei im Hintergrund bleiben. Von den diagnostischen Punktionen ist für MS-Patienten die Lumbalpunktion von besonderer Bedeutung. Andere diagnostische Punktionen (etwa die Sternalpunktion, die beim Verdacht auf eine Knochenmarkserkrankung vorgenommen wird) sind bei MS-Patienten selten nötig. Ich habe keine Kenntnis, ob sie mit einem erhöhten Schubrisiko ein-

hergehen. Theoretische Überlegungen sprechen dagegen. Zur Sicherheit sollte man sich meiner Meinung nach wie bei kleineren Operationen verhalten oder wie bei Zahnextraktionen (s. S. 204).

MIT MS LEBEN

MS und andere Krankheiten

Insgesamt kann man sagen, dass relativ wenige Krankheiten mit einem erhöhten Schubrisiko verbunden sind und dass diese wiederum nur bei einem kleinen Teil der Patienten tatsächlich einen Schub auslösen. Mit ein wenig Bedachtsamkeit, Vorsorge – und natürlich auch Glück – brauchen Sie vor auslösenden Einflüssen keine Angst zu haben. Untersuchungen können üblicherweise völlig gefahrlos durchgeführt werden, und es gibt auch kaum Einschränkungen bei der Einnahme von Medikamenten gegen andere Erkrankungen. Wegen MS sollten Sie auf keinen Fall auf empfohlene Untersuchungen und Behandlungen verzichten und dadurch vielleicht das Risiko einer anderen schweren, den Körper belastenden Krankheit eingehen.

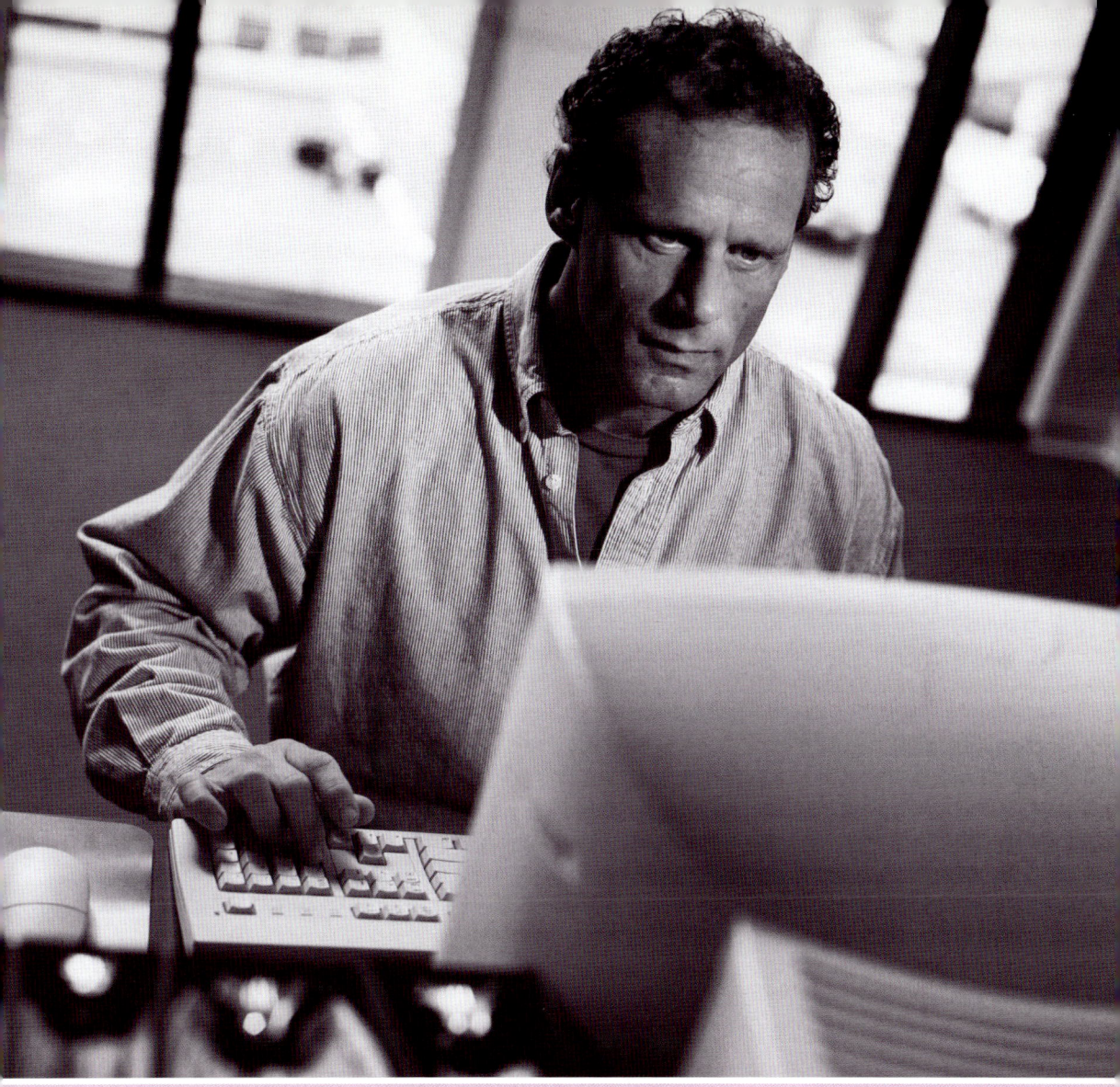

Soziale Fragen rund um die Krankheit

Jede chronische Erkrankung bringt soziale Probleme mit sich, denn sie wirkt sich auf die private, berufliche und finanzielle Situation aus. Multiple Sklerose als chronische, oft mit Behinderungen einhergehende Krankheit kann nicht nur medizinisch, sie muss auch sozialmedizinisch behandelt werden. Viele Gesetze und staatliche Einrichtungen wurden ins Leben gerufen, um die Lebenssituation Betroffener zu verbessern und konkrete Hilfe anzubieten. Lesen Sie im folgenden Kapitel, an wen Sie sich wenden können, wenn Sie Fragen haben.

Rechte und Pflichten

MS-Gesellschaften waren in vielen Ländern die ersten sozialen Vereinigungen, die es sich zur Aufgabe gemacht haben,

- die speziellen Bedürfnisse und Anliegen der Betroffenen gegenüber öffentlichen Stellen darzulegen,
- die Kranken in sozialen Fragen zu beraten,
- sie auf die gesetzlichen Möglichkeiten aufmerksam zu machen,
- eine Verbindung zwischen den Behörden und dem einzelnen Kranken herzustellen.

Sollten Sie Fragen haben oder konkrete Hilfe benötigen, wenden Sie sich auf jeden Fall an die MS-Gesellschaften (Adressen s. S. 242). Die Sozialgesetze und die Hilfsmöglichkeiten sind in den einzelnen Ländern und häufig sogar in den deutschen Bundesländern unterschiedlich.

Auskunftspflicht gegenüber dem Arbeitgeber

Tritt die Krankheit während eines bereits bestehenden Arbeitsverhältnisses auf oder wird während dieser Zeit die Diagnose gestellt, müssen Sie dies Ihrem Arbeitgeber nicht mitteilen. Niemand ist verpflichtet, unbegründete Befürchtungen beim Arbeitgeber hervorzurufen, die ihm letztlich zum Nachteil gereichen könnten. Natürlich gibt es Ausnahmen: etwa eine Arbeit, durch die andere Menschen auf Grund eines neurologischen Ausfalls gefährdet werden könnten. Auch wenn Sie innerhalb der Firma gern eine andere Tätigkeit ausüben möchten, weil die bisherige durch die Krankheit zu anstrengend geworden ist, müssen Sie mit Ihrem Arbeitgeber über die Erkrankung sprechen.

Bei Neueinstellung müssen Sie nur dann über Ihre Krankheit sprechen, wenn Ihr zukünftiger Arbeitgeber konkret nach vorliegenden chronischen Erkrankungen fragt. Sind Sie in den vorangegangenen zwei Jahren schubfrei gewesen, dürfen Sie MS verschweigen, da eine zuverlässige Prognose über den Verlauf der Krankheit nicht möglich ist. Auch das Arbeitsgericht sollte dies in einem möglichen Streitfall so sehen. Wird diese Frage jedoch bei ärztlichen Einstellungsuntersuchungen gestellt, sind Sie zu wahrheitsgemäßen Angaben verpflichtet. Doch Ärzte und Psychologen dürfen dem Arbeitgeber nur darüber unterrichten, ob der Bewerber für die Arbeitsstelle tauglich, bedingt tauglich oder nicht tauglich ist. MS dürfen sie nicht erwähnen.

Bewerbungsgespräche

Ich persönlich meine, dass es oft besser ist, MS zu erwähnen. Einen MS-Verdacht sollte man jedoch nicht äußern, da ja wirklich nicht bekannt ist, ob und wie die Krankheit auftritt. Wenn Sie sich zu Ihrer Erkrankung bekennen, sollten Sie schildern, wie diese bisher verlaufen ist und wie lange bzw. wie oft deswegen eine Krankschreibung erfolgte. Gegebenenfalls sollten Sie auch erzählen, wie es mit Krankenständen aus anderen Gründen, z. B. wegen einer Grippe aussieht. MS-Kranke gehen nachweislich seltener wegen »kleinerer« Beschwerden in den Krankenstand als andere Arbeitnehmer und sind darüber hinaus meist weniger anfällig für Grippe. Diesen Aspekt dürfen Sie beim Bewerbungsgespräch durchaus betonen. Wenn Sie trotz der Erwähnung Ihrer Krankheit die Anstellung bekommen, können Sie sicher sein, dass Ihr Chef bei krankheitsbedingten Problemen am Arbeitsplatz entgegenkommend sein wird.

Wenn die Arbeitskraft nachlässt

Falls Sie kurz hintereinander häufiger krankgeschrieben waren oder ein längerer Krankenstand zu befürchten ist, sollten Sie sich zur Sicherheit mit dem Kündigungsschutz befassen, vor allem wenn die Firma Ungeduld oder Skepsis zeigt oder die wirtschaftliche Lage der Firma nicht sehr gut ist. Sonst kann es passieren, dass Sie während Ihrer Krankschreibung gekündigt werden. Keinesfalls sollte man selbst im Krankenstand kündigen.

Manchmal besteht die Möglichkeit, sich bei gleichem Lohn auf einen anderen Arbeitsplatz versetzen zu lassen oder weniger Wochenstunden abzuleisten, wenn Sie mit der bisherigen Tätigkeit krankheitsbedingt überfordert ist (z. B. halbe Lehrverpflichtung bei Lehrern). Dazu müssen Sie ein ärztliches Attest über das verminderte Leistungsvermögen vorlegen. Ist Teilzeitarbeit nur bei reduziertem Lohn möglich, sollten Sie von der Rentenstelle berechnen lassen, ob nicht eine Frühberentung aus vollem Gehalt heraus besser für Sie wäre. Denn die Jahre der Teilzeitbeschäftigung werden bei der späteren Rente mitberücksichtigt, und diese kann dann trotz längerer Beschäftigungszeit schlechter ausfallen als bei vorzeitigem Ruhestand. Es ist zwar für den MS-Kranken aus psychischen

Gründen besser, länger im Arbeitsprozess zu bleiben, aber die Arbeitsbelastung muss sich natürlich lohnen. Nach den heutigen Gesetzen ist es durchaus möglich, trotz Frührente eine leichte Nebenbeschäftigung anzunehmen.

Hilfen rund um den Arbeitsplatz

Unter Umständen werden von der Renten-/ Sozialversicherung finanzielle Zuschüsse für Aufwändungen gewährt, die dem Erhalt der Arbeitsfähigkeit dienen. Dazu zählen:

- Taxifahrten von und zum Arbeitsplatz, wenn keine öffentlichen Verkehrsmittel benutzt werden können;
- die Anschaffung oder die behindertengerechte Umrüstung eines PKWs, wenn man ein Auto für die Arbeit oder zum Erreichen des Arbeitsplatzes braucht;
- ein geeigneter Bürostuhl und andere notwendige Hilfsmittel.

Ärztliche Begründungen werden in allen Fällen verlangt. Schildern Sie dem Arzt die Arbeitssituation, damit er die Begründung entsprechend gut abfassen kann. Außerdem sind unbedingt Kostenvoranschläge mit einzureichen. Bei einigen Hilfsmitteln, etwa Spezialstühlen oder Rollstühlen, teilen sich Krankenkasse und Rentenversicherung die Kosten. Auch Kuraufenthalte zur Rehabilitation werden bei berufstätigen Kranken manchmal von der Krankenkasse, manchmal von der Sozialversicherung oder von beiden bezahlt.

Frühverrentung oder Umschulung?

Bei langem Krankenstand – frühestens nach einem halben, meist nach einem Jahr – verlangt die Krankenkasse vom Arzt eine

Stellungnahme, aus der hervorgeht, ob der Kranke wieder berufsfähig werden wird. Sie schlägt in diesem Zusammenhang vor, einen Antrag auf Frührente zu stellen.

Wichtig

Erkundigen Sie sich rechtzeitig bei der zuständigen Rentenversicherung, wie die finanzielle Situation im Fall der Frühverrentung ist. Manchmal erbringen einige Arbeitsmonate mehr eine deutlich höhere Rente. Wenn Sie halbwegs in der Lage sind, sollten Sie wenigstens für kurze Zeit zur Arbeit und dann wieder in den Krankenstand gehen, damit Sie Arbeitsmonate dazugewinnen.

Vor der Frühverrentung kann der Rentenversicherungsträger einen Rehabilitationsaufenthalt oder einen so genannten »Arbeitsversuch« verlangen. In manchen Fällen schlägt er eine Umschulung vor, nachdem ein Fachmann den Leistungsumfang des Kranken festgestellt hat. Es ist zweckmäßig, Befunde und einen fachärztlichen Bericht über die neurologischen Ausfälle vorzulegen, damit der Fachmann nicht etwas vorschlägt, was Sie nicht erlernen bzw. erbringen können. Das kann durchaus vorkommen, da nicht immer alle berufsbehindernden Funktionsstörungen zu erkennen sind. Die Kosten der Umschulung trägt die Rentenversicherung.

Wegen MS kann man vom Wehrdienst befreit werden; natürlich muss auch in diesem Falle ein ärztliches Attest vorgelegt werden.

Sozialrechtliche Ansprüche und Rechte

Der Gesetzgeber erkennt an, dass eine chronische, mit Behinderungen einhergehende Erkrankung wie MS mit außergewöhnlich hohen finanziellen Belastungen verbunden ist. Deshalb werden auf Antrag und unter Beilage einer ärztlichen Bestätigung Zuschüsse gewährt. Art und Ausmaß hängen natürlich vom Einkommen ab.

Steuerliche Erleichterungen

Sie können bei Ihrem zuständigen Finanzamt erhöhte Freibeträge beantragen, welche die Lohn- bzw. Einkommensteuer senken. Höhere finanzielle Aufwändungen, etwa für Arztbesuche und Beschaffung von Medikamenten und Heilbehelfen, für Hilfspersonen oder Rehabilitationsmaßnahmen, für Taxifahrten etc. begründen dies. Wenn Sie wegen einer Behinderung für die Berufsausübung ein spezielles Fahrzeug, z. B. mit Automatikgetriebe, anschaffen müssen, kann die Kfz-Steuer rückerstattet werden. Um eine Verlängerung oder Erhöhung der Kinderbeihilfe können Eltern nachsuchen, wenn ihr Kind durch MS in der Schul- oder Berufsausbildung beeinträchtigt ist.

Weitere mögliche Hilfen sind:
- Antrag auf Herabsetzung der Kirchensteuer.
- Befreiung von den Grundgebühren für Telefon und Rundfunk, wenn eine Behinderung besteht.
- Bei niedrigem Einkommen Befreiung von der Rezeptgebühr.
- Beantragung von Wohngeld, wenn durch eine krankheitsbedingte Vermin-

derung des Einkommens die Ausgaben für die Wohnung nicht aufgebracht werden können.

- Vergünstigungen bei öffentlichen Einrichtungen, z. B. bei der Bahn, den städtischen Verkehrsbetrieben und Parkhäusern, sofern ein Schwerbehindertenausweis vorliegt.
- Die möglichen Erleichterungen sind auf Landesebene verschieden geregelt; die jeweiligen MS-Gesellschaften wissen Bescheid und können Ihnen weiterhelfen.

Finanzielle Hilfen bei außergewöhnlichen Belastungen

Für Hilfen bei durch die MS-bedingten finanziellen Belastungen gibt es verschiedene Fonds, aus denen ein Zuschuss gewährt wird, etwa zur Einrichtung einer behindertengerechten Wohnung oder zum Wohnungsumbau. Die Hilfe wird auch gewährt, falls Sie in Not kommen sollten, weil wegen eines krankheitsbedingten Verdienstausfalls Ratenzahlungen nicht aufgebracht werden können, oder für die Anschaffung eines Hilfsmittels oder eines Gerätes zur Rehabilitation, das von der Sozialversicherung nur zum Teil bezahlt wird. Liegt eine solche Situation vor, nennt die MS-Gesellschaft einen passenden Fonds und hilft Ihnen, den Unterstützungsantrag zu stellen.

Bei starker Behinderung und Pflegebedürftigkeit können Sie beim Sozialamt um die Gewährung einer monatlichen Unterstützungszahlung zusätzlich zur Rente nachsuchen. Ein Arzt des Sozialamtes wird Sie aufsuchen, um Ihre Hilfsbedürftigkeit zu bestätigen. Der Zuschuss wird auf jeden Fall bewilligt, wenn man bei den lebensnotwendigen täglichen Verrichtungen –

Essen, Ankleiden etc. – Hilfe benötigt. Die Chance, den Zuschuss zu bekommen, ist meist größer, wenn die MS-Gesellschaft den Antrag weiterleitet, als wenn Sie ihn allein stellen.

Hilfen für das Leben in den eigenen vier Wänden

Die Wohnsituation ist für Ihr soziales Wohlbefinden von großer Bedeutung. Wie bereits erwähnt, sollten auch unbehinderte Kranke im Fall eines Wohnungswechsels die möglichen Folgeerscheinungen mit berücksichtigen. Wenn eine Behinderung besteht, spielen Ausstattung und Lage der Wohnung bzw. des Wohnhauses eine große Rolle für Ihre Zukunft. Sie entscheiden mit, ob Sie sich selbst oder nur mit Hilfe von Angehörigen oder Einrichtungen des Sozialdienstes versorgen und in der eigenen Wohnung bleiben können.

Unter bestimmten Bedingungen werden für einen auf den Rollstuhl angewiesenen Kranken Zuschüsse gewährt:

- zum Einbau eines Liftes in das Haus;
- zum Einbau einer schrägen Rampe am Hauseingang;
- für die Anschaffung eines »treppensteigenden« Rollstuhls;
- für den Kauf eines Fahrrades mit drei Rädern und Transportkorb, um einkaufen zu können;
- für den Kauf eines behindertengerechten Elektrofahrzeugs;
- für den Einbau einer behindertensicheren Heizung oder Kochstelle.

Wichtig

Droht eine schwere Behinderung und ist ein behindertengerechter Umbau der

Technische Hilfsmittel

Es gibt für Behinderte eine Reihe von technischen Hilfsmitteln in der Wohnung:

▌ Haltegriffe zum Festhalten und Hochziehen in Bad und Toilette;

▌ Haltestangen in der Küche;

▌ Duschsitze, um sich ohne Sturzgefahr duschen zu können;

▌ spezielle Duschtassen;

▌ Badelifte, um gefahrlos in die Badewanne zu gelangen;

▌ höhenverstellbare Betten;

▌ Gehgestelle mit Transportvorrichtung, an denen man sich festhalten kann, wenn man Gegenstände, z. B. Wäsche, in der Wohnung befördert;

▌ Drehscheiben, um sicher vom Rollstuhl ins Bett zu gelangen;

▌ erhöhte Toilettensitze, auch mit Armstützen, von denen man leichter aufstehen kann.

Wohnung nicht möglich, sollten Sie sich rechtzeitig bei der MS-Gesellschaft um eine Behindertenwohnung bewerben, denn die Wartezeiten können Jahre betragen. Andernfalls müssten Sie womöglich in ein Pflegeheim, obwohl Sie gar nicht so pflegebedürftig ist. Die Unterbringung in einem Heim ist für MS-Kranke, die nicht ständiger Pflege bedürfen, ein Problem. Es gibt kaum ein wirklich geeignetes Heim. MS-Patienten passen nicht gut in Altersheime oder Behindertenheime. Sie sind im Vergleich zu den übrigen Heiminsassen oft zu jung und geistig zu rege und leben dort deshalb isoliert.

Staatliche, kirchliche und private Hilfs- und Pflegedienste sind mittlerweile derart gut ausgebaut und organisiert, dass der Verbleib in der eigenen Wohnung im Allgemeinen lange sichergestellt werden kann. Ambulante Hilfsdienste übernehmen den Einkauf und helfen beim Kochen und Saubermachen der Wohnung; für kleine Reparaturen in der Wohnung werden Handwerker vermittelt. Das »Essen auf Rädern« bringt Ihnen eine warme Mahlzeit ins Haus. Zivildienstleistende helfen bei Pflegediensten, die Kraft erfordern, etwa beim Umlagern und beim Aufstehen eines an den Rollstuhl gefesselten Kranken. Ehrenamtliche Besuchsdienste kommen zu einem Gespräch vorbei oder machen mit dem Erkrankten einen Spaziergang. Mobile Krankenschwestern führen medizinische Aufgaben aus, z. B. intramuskuläre Injektionen, Wechseln und Spülen eines Blasenkatheters oder Verbandwechsel. Mobile Transportdienste bringen den Kranken auf Krankenkassenkosten zu ärztlichen Untersuchungen und Behandlungen oder befördern ihn zum Tarif eines öffentlichen Verkehrsmittels mit dem Behindertentaxi zu privaten Geselligkeiten. Mobile Physiotherapeuten kommen zur Rehabilitationsbehandlung ins Haus.

Für die Vermittlung dieser Dienste und Hilfe bei Behördenwegen wenden Sie sich am besten an die MS-Gesellschaft. Natürlich können Sie auch direkt bei den entsprechenden Stellen anfragen (Sozialamt, Caritas etc.). Informationen über die Hilfseinrichtungen für Behinderte erhält man von der Verwaltungsbehörde des Wohnortes, also im Rathaus.

MIT MS LEBEN

Kostenübernahme

Den meisten Anträgen auf die genannten technischen Hilfsmittel oder Hilfs- und Pflegeleistungen sind ärztliche Bescheinigungen über den körperlichen Zustand und Begründungen hinzuzufügen. Die Kosten übernehmen Sozialamt oder Krankenkasse aber nur dann, wenn zugleich ein medizinischer Zweck erfüllt wird (z. B. Physiotherapie zu Hause, Spezialbetten).

Die Rentenversicherungsstelle trägt bei berufstätigen Kranken die Kosten, wenn dadurch der Verbleib im Beruf ermöglicht wird (z. B. für Rehabilitationsmaßnahmen, Spezialrollstühle, einen behindertengerechten Umbau am Hauseingang). Auch mehrere Kostenträger können einen Teil der Kosten übernehmen, je nach Lage des Falles. Einen Teil der Kosten muss der Betroffene jedoch meist selbst tragen. Wenn Sie dies nicht können, wissen die MS-Gesellschaften oft eine Möglichkeit, Ihnen weiterzuhelfen.

Führerschein und Autofahren

Eine Reihe von sozialmedizinischen Fragen beziehen sich auf den Führerschein und das Auto. Auto fahren zu können ist für MS-Kranke sehr wichtig. Besteht eine Behinderung, kann man häufig kein öffentliches Verkehrsmittel benutzen, sehr wohl aber selbst ein Fahrzeug lenken. Wer Auto fahren kann, bleibt also länger mobil und unabhängig, kann unter Umständen länger im Beruf bleiben und hat in der Freizeitgestaltung mehr Möglichkeiten. Ich rate daher meinen Patienten, wenn sie nicht oder nur leicht behindert sind und den Führerschein machen wollen, dies auf jeden Fall

zu probieren. Wer sich wegen einer Koordinationsstörung mit den Beinen schwer tut, sollte den »Automatikführerschein« machen. Sie lernen auf einem Auto mit Automatikgetriebe und dürfen deshalb kein anderes Fahrzeug lenken.

Ausweis zum Parken in Behindertenzonen

Wenn Sie gehbehindert sind und einen Behindertenausweis besitzen, dürfen Sie in Kurzparkzonen parken, ohne Gebühren zu entrichten, das Fahrzeug in Behindertenzonen abstellen oder es kurzfristig auch an Orten parken, an denen es sonst verboten ist. Allerdings darf kein anderer dadurch

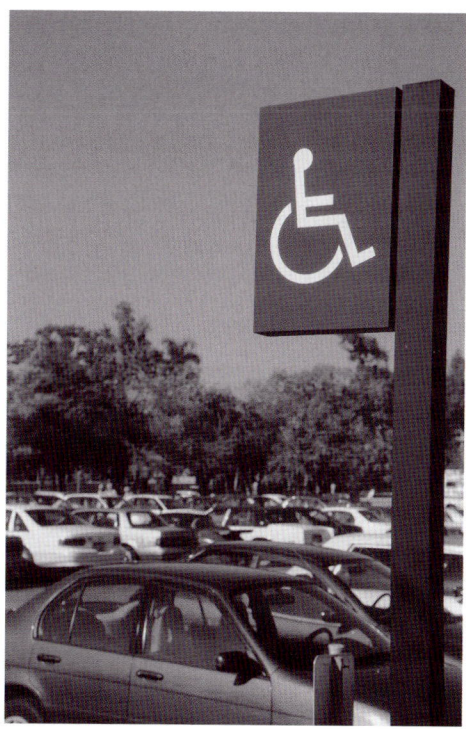

Wer einen Behindertenausweis besitzt, hat die Möglichkeit, kostenlos für Behinderte ausgewiesene Parkplätze zu benutzen.

Führerschein trotz MS

MS stellt grundsätzlich keinen Ausschließungsgrund für die Führerscheinprüfung dar und steht der Lenkung eines Autos nicht entgegen. Sofern Sie unbehindert sind oder die MS nicht gesichert ist, müssen Sie – wenn danach gefragt wird – angeben, dass wegen einer Erkrankung oder Entzündung des Nervensystems eine Behandlung stattgefunden hat. Der Amtsarzt kann Befunde oder ein fachärztliches Attest über die Fahrtüchtigkeit verlangen. Liegen neurologische Restausfälle vor, die im Fall einer Zunahme eine Gefahr beim Lenken eines Fahrzeugs bedeuten können, wird der Führerschein nur befristet ausgestellt. In bestimmten Abständen, meist jährlich, ist dann eine erneute amtsärztliche Untersuchung nötig. Es ist in so einem Fall ratsam, einen ärztlichen Befund über den Krankheitsverlauf in diesem Zeitraum und über die aktuellen neurologischen Ausfälle dabeizuhaben.

Selbst wenn eine stärkere Behinderung besteht, kann der Neurologe in dem Befund ausführen, ob der Kranke aus seiner Sicht einen PKW, ein Automatikauto oder ein Behindertenfahrzeug lenken kann. Der Amtsarzt muss sich allerdings nicht an diese Empfehlung halten. Wenn Sie den Führerschein schon vor Auftreten von MS besessen haben, ist die Erkrankung bei der Behörde nicht zu melden.

Oft sind Unfälle der Anlass, dass eine amtsärztliche Stellungnahme über die Fahrtüchtigkeit des Kranken verlangt wird. Es ist daher nicht nur aus Sicherheitsgründen, sondern auch um einen drohenden Führerscheinentzug zu vermeiden, ratsam, vorsichtig und vorausschauend Auto zu fahren. Das gilt natürlich auch für Gesunde. MS-Erkrankte sollten sich bewusst sein, dass unerwartete Ermüdungserscheinungen der Beine, der Arme oder der Augen die Fahrsicherheit beeinträchtigen können, selbst wenn keine Behinderung besteht.

behindert werden. Bevor Sie den entsprechenden Ausweis erhalten, stellt der Amtsarzt fest, ob Sie tatsächlich nicht in der Lage sind, eine im Gesetz vorgeschriebene Mindestgehstrecke zu Fuß zurückzulegen. Lassen Sie sich in Anbetracht der allgemeinen Parkplatznot nicht dazu verleiten, diesen Ausweis aus purer Bequemlichkeit zu beantragen, sondern prüfen Sie für sich selbst, inwieweit Sie ihn wirklich benötigen. Bei dieser Gelegenheit kann nämlich passieren, dass der Amtsarzt den Führerschein befristet oder ganz einziehen lässt, wenn er der Meinung ist, Ihre Gehbehinderung sei eine Gefahr beim Führen eines Kfz im Straßenverkehr.

Sehr selten gelingt es, dass ein Angehöriger – damit der Erkrankte ein- und aussteigen kann – einen Behindertenausweis benutzen darf, um damit an einer verbotenen Stelle zu halten. Die Behörden befürchten Missbrauch, weshalb dem Angehörigen die Sondergenehmigung meist nicht erteilt wird, obwohl sie berechtigt wäre. Bei starker Gehbehinderung kann man bei der Polizei den Antrag auf Errichtung eines Behindertenparkplatzes vor dem Wohnhaus oder der Arbeitsstelle des Kranken stellen. Leider achtet die Polizei viel zu wenig darauf, dass der Behindertenparkplatz auch wirklich für den Behinderten frei bleibt.

Vorsicht bei Versicherungen und Krediten

Beim Abschluss von Privatversicherungen, besonders bei Lebensversicherungen und privaten Krankenversicherungen, sind Sie verpflichtet, die Krankheit anzugeben – sofern man nach einer chronischen Erkrankung fragt. Andernfalls könnte es Schwierigkeiten geben, wenn Sie die Versicherung in Anspruch nehmen müssen.

Es ist ratsam, eine ärztliche Bestätigung über das bisherige Krankheitsgeschehen und die vermutliche Prognose vorzulegen. Lebensversicherungen werden manchmal verweigert, weil in den Versicherungsanstalten noch immer die Meinung vorherrscht, MS würde auf jeden Fall die Lebenserwartung verkürzen. Mit privaten Krankenversicherungen bekommt man keine Probleme, wenn die MS nachweislich zur Zeit des Versicherungsabschlusses noch nicht bestanden hat. Es kommt in diesem Punkt leider immer wieder zu Streitigkeiten mit der Versicherung.

Ihr gutes Recht nach einem Unfall

Wenn Sie einen nicht selbst verschuldeten Unfall erleiden und danach ein Schub auftritt, können Rechtsstreitigkeiten die Folge sein. Oft behauptet die Gegenseite, der Schub wäre auch ohne den Unfall gekommen, und beruft sich dabei auf einschlägige (ziemlich alte) Literatur. Tatsächlich ist der Zusammenhang zwischen einem Unfall (und dem damit verbundenen Schock) und einem Schub derzeit nicht bewiesen, obwohl die neuen psycho-neuro-immunolo-

---

MIT MS LEBEN

Vorsicht bei Krediten

Bevor Sie einen höheren und langfristigen Kredit aufnehmen, sollten Sie sich unbedingt mit Ihrem Arzt beraten, sich nach der Prognose erkundigen und klären, ob Sie voraussichtlich so lange voll arbeitsfähig sind, bis der Kredit zurückgezahlt ist. Ein unnötiges Risiko sollten Sie nicht auf sich nehmen, schon gar nicht für Dinge, die sich im Notfall nicht wieder verkaufen lassen. Es genügen die Sorgen rund um die MS; unnötige finanzielle Sorgen sollte man sich nicht zusätzlich aufbürden.

---

gischen Untersuchungen eine solche Verbindung annehmen lassen. Der Beweis ist sehr schwer zu erbringen.

Wenn lange Zeit kein Schub aufgetreten war, ist es sehr wahrscheinlich, dass der Unfall ihn ausgelöst hat. Wenn nach einem Unfall durch längere Bettlägerigkeit oder Ruhigstellung durch einen Gips eine bleibende Verschlechterung der neurologischen Ausfälle festzustellen ist, so ist dies meines Erachtens sehr wohl als Unfallfolge anzusehen. Inaktivität kann bekanntlich die Ausfälle auch ohne Schub verstärken. (Sonst wären ja auch Rehabilitationsmaßnahmen überflüssig.) Gegen eine Ablehnung von Schadensersatzansprüchen können Sie in solchen Fällen auf jeden Fall Berufung einlegen.

Dass sich die Versicherung nach einem vom Kranken selbst verschuldeten Unfall weigert, die Kosten für den Schadensfall beim Unfallgegner zu übernehmen, habe ich zwar noch nie gehört, kann es aber nicht ganz ausschließen. Sie sollten zur Sicherheit also mit Ihrem Arzt klären, ob Sie fahrtüchtig sind. Bei Einnahme von Medikamenten, die müde machen, sollte zumindest in den ersten Wochen nicht Auto gefahren werden.

Wenn die Ehe zerbricht ...

Leider ist die Scheidungsrate bei MS-Kranken höher als ohnehin. Betroffen sind vor allem Frauen. Nie sollten Sie freiwillig auf Unterhaltszahlungen »im Fall von unverschuldeter Not« verzichten. Im Übrigen habe ich festgestellt, dass sich Männer, die ihre kranke Frau verlassen, im finanziellen Bereich meist fair verhalten; aber blind vertrauen sollte man ihnen sicher nicht. Manchmal ist die Frau besser daran, wenn sie nicht in die Scheidung einwilligt, sondern lediglich der Trennung zustimmt. Das hängt von der persönlichen Situation der Betroffenen ab. Diskutieren Sie, auch wenn es schwer fällt, mit Ihrem Partner darüber, und treffen Sie ein Arrangement, mit dem beide leben können. Sturheit und Bösartigkeit führen nur zu Nachteilen für Sie selbst.

Das Sorgerecht für Kinder geht bei Scheidungen meist an die Frau. Achten Sie auf ausreichende Unterhaltszahlung, weil Sie unter Umständen größere Ausgaben als üblich haben, z. B. für die Beaufsichtigung der Kinder oder Hilfen im Haushalt.

Wenn Sie auf eine Eheschließung verzichten, also nur eine Lebensgemeinschaft eingehen, sollten Sie auf gar keinen Fall dem Wunsch des Partners nachgeben und Berufstätigkeit oder eigene Wohnung aufgeben. Scheitert die Beziehung, könnten Sie nämlich in eine echte Notlage geraten.

Sie sind nicht allein

Es gibt hierzulande laufend sozialmedizinische Verbesserungen, denn das Bewusstsein der Behörden und der Öffentlichkeit für die Anliegen und Bedürfnisse von chronisch kranken und behinderten Menschen nimmt ohne Zweifel zu. Nach wie vor sind es jedoch die MS-Gesellschaften, die dem Kranken und seinen Angehörigen am besten mit Rat und Tat zur Seite stehen. Auch Selbsthilfegruppen und MS-Clubs haben neben dem gesellschaftlichen Aspekt großen sozialmedizinischen Wert. Die Kranken fühlen sich unter ihresgleichen wohl, weil sie verstanden werden. Auf Grund eigener Erfahrungen können sie sich gegenseitig Tipps zur Problembewältigung geben. Und was besonders wichtig ist: Sie stärken durch Gespräch und Erfahrungsaustausch Ihre Mündigkeit als Patient.

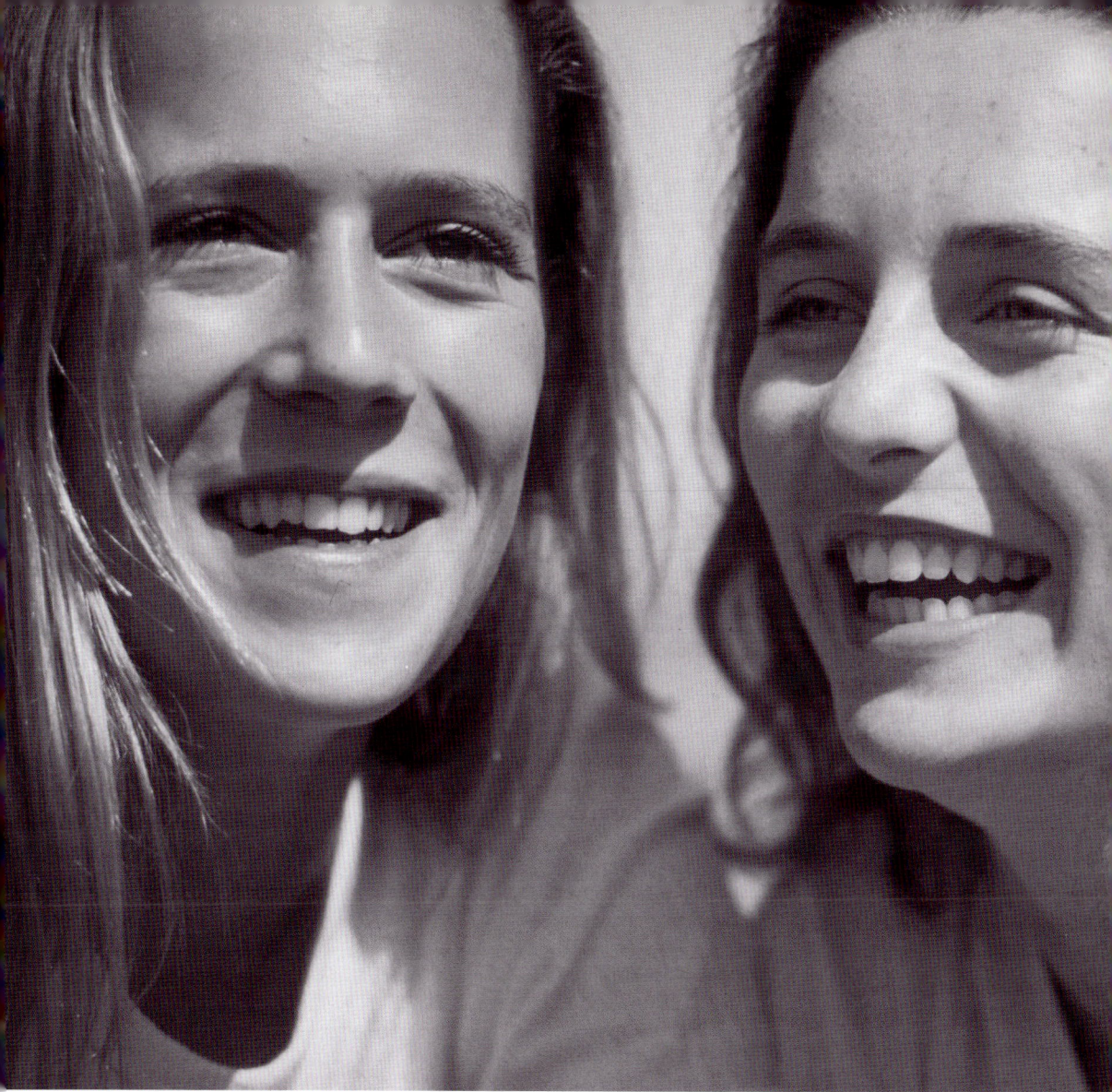

Auswirkungen auf die Psyche

Die Tatsache, an MS zu leiden, löst bei fast allen Betroffenen psychische Reaktionen und ernsthafte Krisen aus. Noch immer herrscht die Vorstellung, diese Krankheit bedeute irgendwann zwangsläufig ein Leben im Rollstuhl. Das stimmt nicht. MS verläuft oft viel leichter und lässt sich inzwischen gut behandeln. Doch wer kann in solch einer Situation so optimistisch sein zu glauben, er selbst gehöre nicht zu den schweren Fällen? Das Ungewisse macht Angst, und Angst schürt Pessimismus. Wie Sie – trotz dieser Diagnose – den Mut nicht verlieren, darüber erfahren Sie in diesem Kapitel mehr.

Psychische Reaktionen auf die Diagnose

Die Angst vor Siechtum und Hilflosigkeit ist bei den meisten Menschen stärker als die Furcht vor dem Tod. Das Damoklesschwert der drohenden Behinderung löst folglich eine schwere Identitätskrise aus. Jeder Mensch hat von sich, seinen Beziehungen zu den Mitmenschen und seinen Lebenszielen eine ganz bestimmte Vorstellung, die seine Persönlichkeit ausmacht. Die Möglichkeit oder die Tatsache einer Behinderung bringt dieses Selbstbild ins Wanken. Plötzlich sieht man sich als einen Menschen, der man bisher nicht war, und das ist schwer zu verkraften.

Die Diagnose MS löst eine Persönlichkeitskrise aus, weil die Krankheit auf alle Lebensbereiche Einfluss nimmt: auf das Körperbewusstsein und das äußere Selbstbild, auf Berufsziele, Freizeitverhalten, Partnerschaft und sexuelle Beziehungen, auf das Verhältnis zu Angehörigen und Freunden und auf die Stellung in der Gesellschaft. Neben der Angst können Komplexe auftreten, weil man etwas, das wichtig ist, nicht mehr in gewohnter Weise fortsetzen und ausbauen kann oder weil man fürchtet, es zukünftig nicht mehr zu können.

Nur sehr wenige in sich ruhende und selbstsichere Menschen schaffen es auf Anhieb, mit der neuen Situation fertig zu werden und die Krankheit als eine Herausforderung an die Persönlichkeit zu betrachten. Sie schaffen es, über sich hinauszuwachsen und die Krankheit als eine vom Leben gestellte Aufgabe zu sehen, die es zu bewältigen gilt.

MIT MS LEBEN

Folgen der Verdrängung

Eine junge allein stehende Frau nahm kurz nach der Diagnose MS einen Kredit auf, um sich eine Wohnung zu kaufen. Sie übersah: Das Haus hatte eine Wendeltreppe und verfügte über keinen Aufzug. Nach einigen Jahren war die Krankheit so weit fortgeschritten, dass sie nicht mehr in der Lage war, nach dem Einkauf noch die Treppen in ihre Wohnung hinauf zu steigen. Sie, die immer unabhängig bleiben wollte, war von da an auf fremde Hilfe angewiesen. Für eine andere Wohnung fehlte es an Geld, weil sie den Kredit noch nicht abbezahlt hatte. Sie wäre nicht in diese Situation geraten, hätte sie ihre MS bei der Entscheidung für den Wohnungskauf mit in ihre Überlegungen einbezogen.

Bei den meisten Betroffenen kommt es als natürliche Folge der Ängste und Komplexe zu mehr oder weniger lange anhaltenden seelischen Reaktionen. In der Psychologie nennt man sie Abwehrmechanismen (Ego-Defence-Mechanismen). Von diesen hängt es ab, was Sie aus Ihrer Krankheit und dem Leben mit MS machen.

Flucht aus der Realität: Wenn die Krankheit verdrängt wird ...

Viele Betroffene reagieren auf die Diagnose, indem sie die Krankheit verdrängen. Die Folge: Sie nehmen sich die Möglichkeit, das Leben mit der Krankheit richtig zu planen und geraten dadurch nicht selten völlig unvorbereitet in schwierige Situationen.

Die verdrängte MS wiegt dann doppelt schwer. Denn nun hat man plötzlich psychisch neu zu bewältigen, dass man an MS leidet, und obendrein ist eine Situation praktisch zu meistern, in die man vielleicht ohne die Verdrängung der MS gar nicht gekommen wäre. Lassen Sie sich trotz Krankheit nicht von der Verwirklichung Ihrer Ziele abbringen, aber bleiben Sie realistisch, und versuchen Sie, diese mit der Krankheit in Einklang zu bringen.

Ein Beispiel dafür, wie schlecht es sein kann, die Krankheit zu verdrängen:

Auch einzelne Schübe werden von vielen Betroffenen verdrängt. Sie hoffen, dass die Beschwerden eine Täuschung sind. Viele glauben, wenn sie nicht zur Behandlung gingen, hätten sie auch keinen Schub. So verständlich diese Verdrängung auch sein mag, sie schadet Ihnen. Ein Schub sollte bald behandelt werden, damit sich die Ausfälle gut zurückbilden können.

Zugegeben, es ist schwer für Sie, damit umzugehen: Auf der einen Seite sollen Sie sich nicht ständig selbst beobachten und nicht auf jede Kleinigkeit mit panischer Angst vor einem Schub reagieren, auf der anderen Seite sollen Sie rechtzeitig registrieren, wenn die Beschwerden eines Schubes auftreten. Ich glaube, dass es in erster Linie Aufgabe des in der Betreuung von Kranken erfahrenen Arztes ist, Ihnen zu helfen, die Symptome harmloser Änderungen der Befindlichkeit, der Tagesschwankungen, von solchen eines beginnenden Schubes zu unterscheiden, Ihre Beschwerden realistisch und ohne Angst einzuschätzen und im Zweifelsfall ohne Scheu

MIT MS LEBEN

Herausforderungen annehmen

Angehörige, Freunde, aber auch Ärzte haben oft die durchaus gut gemeinte Neigung, Sie in der Verdrängung zu unterstützen. Eine Hilfe ist das nicht wirklich. Vielmehr sollte man Sie ermutigen, selbstbewusst zu sein, auch wenn Sie da und dort Abstriche machen müssen. Im Grunde hat jeder Mensch früher oder später irgendeine Bürde zu tragen. Zufrieden ist – ob gesund oder krank –, wer sich dem Leben stellt und Herausforderungen akzeptiert. Liegt denn nicht gerade darin der Sinn des Lebens, dass wir als Menschen mit Bewusstsein und freiem Willen die Fähigkeit besitzen, das Beste aus einer Lage zu machen? Wenn Sie diese Fähigkeit durch Arbeit an sich selbst nutzen, werden Sie selbstbewusst und zufrieden – mit Recht, denn Sie haben etwas geleistet.

nachzufragen. Ein mit den Beschwerden und Ängsten der MS vertrauter Arzt wird dafür Verständnis haben.

Sich das Gegenteil beweisen wollen: Die Überkompensation

Eng verknüpft mit der Verdrängung ist die Überkompensation: Sie wollen sich mit aller Gewalt beweisen, dass Sie gesund sind. Sie tun Dinge, von denen Sie wissen, dass sie Ihnen schaden können. Meist sind es aktive, willensstarke Menschen, die zu einem solchen Verhalten neigen. Aber gerade für solche Menschen ist es sehr leidvoll zu erfahren, dass man Gesundheit nicht erzwingen kann, indem man die Krankheit herausfordert. Ich möchte wieder ein paar Beispiele anführen:

Folgen der Überkompensation

Ein ehemaliger Fahrschullehrer (er musste seine Berufstätigkeit wegen der MS-bedingten Behinderung aufgeben) fuhr, als es ihm wegen eines Schubes schlecht ging, eine extra weite Strecke mit dem Auto und verursachte aufgrund der zunehmenden neurologischen Ausfälle einen Unfall. Daraufhin wurde ihm der Führerschein entzogen, was ihn besonders hart traf. Nach Abklingen des Schubes hatten sich die Ausfälle so weit zurückgebildet, dass er wieder ein Fahrzeug hätte lenken können; er erhielt den Führerschein jedoch nicht zurück.

Ein anderer Betroffener – vor der Krankheit ein ausgezeichneter Skifahrer – wollte sich unbedingt beweisen, dass er Höchstleistungen vollbringen könnte. Er fuhr eine besonders schwere Abfahrt, konnte die Ski aufgrund einer durch die Belastung auftretenden Schwäche nicht mehr steuern, stürzte und zog sich einen komplizierten Bruch zu. Durch die lange Ruhigstellung trat eine stärkere Behinderung auf, als sie durch MS allein gegeben war. Er brauchte sehr lange, bis er wieder gut gehfähig war. Skifahren konnte er jedoch nicht mehr.

Eine attraktive MS-kranke Frau suchte regelmäßig die Beziehung zu sehr erfolgreichen, aber gefühlsarmen Männern, die mehr Wert auf die äußere Erscheinung als auf innere Werte legten. Als sie ihnen dann sagte, dass sie an MS leide – sie war nicht sichtbar behindert –, brachen diese Männer die Beziehung ab. Bei der Frau traten schwere Depressionen auf. Häufiger kam es in dieser Phase zu einem Schub, offensichtlich ausgelöst durch das psychische Trauma.

Insgesamt habe ich festgestellt, dass attraktive oder zu besonderen körperlichen Leistungen fähige Patienten häufig viel schwerer mit der Krankheit fertig werden als »durchschnittliche« Menschen. Das liegt wohl daran, dass sie körperlichen Gegebenheiten einen höheren Stellenwert einräumen und einen größeren Teil ihres Selbstbewusstseins aus der körperlichen Überlegenheit beziehen. Eine drohende oder eingetretene Behinderung greift ihr Selbstwertgefühl und ihre Persönlichkeit viel stärker an. Sie müssen sich ihr Selbstbewusstsein auf einer anderen Ebene neu aufbauen, und das ist oft sehr schwer.

Alles auf andere schieben: Die Außenprojektion

Manchmal kommt es auch zu Reaktionen, die man als Außenprojektion bezeichnen kann. Das bedeutet, dass Sie sich selbst gegenüber die Angst vor der Krankheit oder die Minderwertigkeitsgefühle nicht eingestehen und anderen zuschieben. Ein Beispiel:

Schuld sind andere

Eine unternehmungslustige junge Frau zog sich nach der Diagnose MS völlig aus der Gesellschaft zurück. Sie begründete ihren Rückzug damit, dass es ihrem Ehemann peinlich sei, wegen ihrer leichten Behinderung mit ihr in die Öffentlichkeit zu gehen. Das traf überhaupt nicht zu, in Wirklichkeit schämte sie sich selbst ihrer Krankheit. Ihr Mann aber fühlte sich ungerecht beschuldigt, und die Partnerschaft litt unter diesen Missverständnissen.

Groteske Situationen können entstehen, wenn Sie und Ihre Angehörigen sich gegenseitig der übertriebenen Angst bezichtigen und behaupten, zwar selbst stark zu sein, aber durch die Angst des anderen gehemmt zu werden. Die Folge ist, dass ein Gefühl der Wut auf den anderen entsteht oder aus gegenseitiger Rücksichtnahme über die Krankheit und die Ängste nicht gesprochen wird. Dabei ist es so wichtig, über Ängste und Zweifel zu reden.

Ängste nicht zeigen: Die Innenprojektion

Sehr häufig reagieren Betroffene mit einer Art Innenprojektion. Die Folge ist nicht selten die Entwicklung einer Depression. Ängste und Minderwertigkeitsgefühle rauben dem Betroffenen jegliche Vitalität: Er wird inaktiv, hat die Neigung, sich zu isolieren, empfindet das Leben mit MS als sinnlos und findet keine neuen Lebensziele. Er glaubt, allen zur Last zu fallen, und dass er zu nichts mehr zu gebrauchen sei.

Sollten auch Sie eine solche Haltung einnehmen, werden Sie sich vernachlässigen, sich nicht um körperliche Aktivität bemühen und sich seelisch nicht weiterentwickeln. So verständlich diese Haltung auch sein mag: Versuchen Sie das Gefühl der Trostlosigkeit zu bekämpfen.

Es ist nicht sinnlos, mit MS leben zu lernen, denn man kann sehr lange damit leben. Wenn Sie die Krankheit schon in vielem, was Sie gerne tun möchten, einschränkt, dürfen Sie sich nicht auch noch seelisch hemmen lassen.

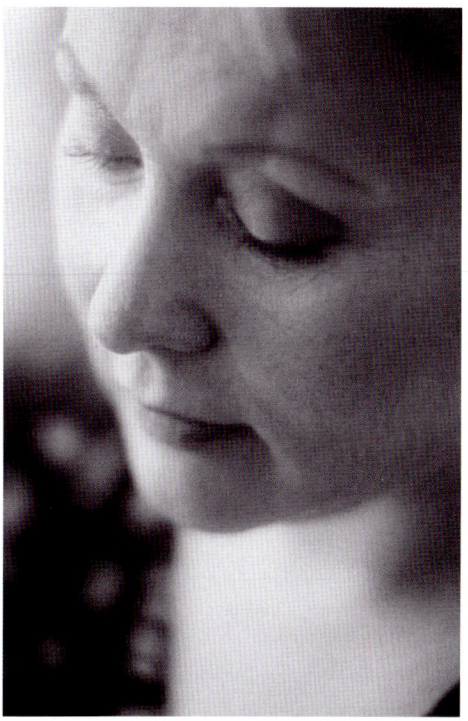

Die Diagnose MS macht betroffen. Ein Gefühl der Trostlosigkeit stellt sich ein.

Die Ersatzangst oder Substitution

In seltenen Fällen reagieren Betroffene auf die Diagnose MS mit der psychischen Reaktion der Substitution. Was heißt das?

Sie gestehen sich die Angst vor der Krankheit nicht ein, sondern ersetzen sie durch die Angst vor etwas anderem. Auf dieser Basis entsteht oft eine starke Angst vor Medikamenten, und notwendige Behandlungen werden nicht durchgeführt. Diese Haltung kann sich sehr ungünstig auf den Verlauf der MS auswirken.

Rückfall in die Kindheit: Die Regression

Die psychische Situation, in der Sie sich als Betroffener befinden, löst leicht ein Zurückfallen in kindliche Verhaltensmuster, eine Regression aus, sei es als dauernde Reaktion auf die Krankheit oder im Rahmen eines Schubes. Das ist nicht verwunderlich. Denn Ängste, Minderwertigkeitsgefühle und eine mehr oder weniger starke oder auch nur drohende Abhängigkeit von Verständnis und der Hilfe anderer ähnelt bis zu einem gewissen Grade wieder der Kindheitssituation. Je nach Charakter können verschiedene Verhaltensformen auftreten – sie alle schaden dem Betroffenen.

▪ Trotzreaktionen

Es kann zu Trotzreaktionen kommen, aus denen heraus der Kranke notwendige Behandlungen nicht durchführt, Vorsichtsmaßnahmen zur Schubvermeidung nicht einhält und so erst einen Schub heraufbeschwört. Die Trotzreaktionen wenden sich gegen beratende Ärzte oder wohlmeinende Angehörige, richten sich aber letztlich gegen die betroffene Person selbst. Sie entstehen, weil man sich durch Empfehlungen eingeengt fühlt. Diese Gefühle sollten offen besprochen werden.

▪ Wut

Eine andere kindliche Reaktion ist es, die Wut, die man auf die Diagnose MS empfindet, auf den Arzt zu übertragen, der sie gestellt hat, und ihn deswegen nicht mehr aufzusuchen. Dadurch kann wertvolle Behandlungszeit verloren gehen. Der Arzt kann ja nichts dafür, dass Sie MS haben; er ist aber dazu da, Ihnen bei der Bewältigung der Krankheit zu helfen.

▪ Selbstmitleid

Übertriebenes Selbstmitleid wirkt sich hemmend aus. Natürlich ist es verständlich, dass Sie sich fragen, warum gerade Sie an MS leiden müssen. Darauf gibt es keine Antwort, und letztlich ist entscheidend, dass Sie die Krankheit akzeptieren. Zu großes Selbstmitleid macht inaktiv; man lernt nicht, mit der MS zu leben und neue Freuden zu finden. Selbst wenn man das ganze Leben auf den Kopf stellen muss: Es gibt doch für jeden Menschen irgendetwas, das ihm Freude bereiten kann. Sei es auch nur die Tatsache, dass er es sich mühsam erarbeitet hat, mit der Krankheit zu leben.

In Gemeinschaft anklammern

Andere kindliche Verhaltensweisen, die sich als Folge der MS entwickeln können, betreffen Ihr Leben in der Gemeinschaft. Sie entwickeln die Tendenz, sich übermäßig verwöhnen und manchmal auch gehen zu lassen. So wollen Sie erreichen, dass sich alles nur noch um Sie dreht – als Ausgleich für die Frustration, dass Ihr Leben nicht mehr nach den ursprünglichen Vorstellungen geführt werden kann. Auch kann die Angst, durch die Krankheit abhängig zu werden, zur Forderung nach verstärkter Zuwendung Angehöriger, vor allem des Ehepartners, und zu einem übertriebenen Anklammerungsbedürfnis führen.

So verständlich dieses Verhalten aus Angst vor Hilflosigkeit sein mag, es birgt die Gefahr, die Umgebung zu überfordern und letztlich das Gegenteil zu erreichen. Auch wenn Sie tatsächlich bewirken, dass die Umgebung sich ganz auf Sie einstellt, ist das nicht immer befriedigend. Die Überfürsorge mag angenehm sein, zugleich aber bedeutet sie Einengung, Gängelung und sogar eine gewisse Entmündigung, die einen erwachsenen Menschen nicht wirklich zufrieden stellen kann.

Ich möchte ein paar Beispiele von solchen kindlichen Verhaltensweisen und ihren ungünstigen Auswirkungen auf die MS anführen:

In den unten geschilderten Fällen versuchen Patienten, ihre Frustration über die Krankheit, aber auch ihre Furcht vor Hilflosigkeit und die Angst, wegen der Krankheit verlassen zu werden, durch die Forderung nach Zuwendung auszugleichen.

Jeder Betroffene sollte kritisch das Vorhandensein solcher unbewussten Reaktionen überprüfen, denn sie bewirken oft das Gegenteil des erwünschten Ziels.

Die Umkehrung ins Gegenteil: Die Konversion

Bei einer allerdings seltenen Reaktion auf die Krankheit werden Frustrationen, Ängste und vor allem die Furcht vor Hilflosigkeit seelisch so schlecht aufgearbeitet, dass sie

---

MIT MS LEBEN

Ungesunde Reaktionen

Ein Patient, der schon einmal während eines Urlaubs im Süden einen Schub erlitten hatte, war beleidigt, als ich ihm davon abriet, im Sommer erneut dorthin zu fahren. Seine Reaktion: Er werde jetzt erst recht in den Süden fahren. Im Urlaub bekam er wiederum einen Schub.

Nach vier kurz aufeinander folgenden Schüben war eine Frau mit einer schweren MS-Verlaufsform bereits behindert. Sie erholte sich durch die Behandlung so gut, dass sie wieder weitgehend beschwerdefrei war. In der ersten Zeit achteten ihre Angehörigen darauf, dass sie die Medikamente einnahm. Dann konnte sie wieder selbst für sich sorgen und vernichtete die Medizin. Ihre Begründung: Sie hätte ihr nicht geschmeckt. Auch sie bekam erneut einen Schub.

Eine andere Frau gab viel Geld für Behandlungen aus, die sie alle nach kurzer Zeit abbrach, weil diese für sie zu unbequem oder aufwändig waren. Das betraf auch solche Therapien, die objektiv und nach ihrem eigenen Empfinden gut halfen. Zum Teil setzte sie die Behandlungen ohne Rücksprache ganz plötzlich ab, obwohl man sie besser langsam hätte einstellen sollen. Kurz danach kam es – nicht unerwartet – zu Schüben. Sie führte dennoch die Behandlungen ohne System und zum Teil in Form von Eigentherapie durch und fügte sich damit unnötigen Schaden zu.

Er sollte alle Arbeiten im Haushalt erledigen. Das erwartete eine unbehinderte Betroffene von ihrem beruflich stark engagierten Mann. Der im Grunde hilfsbereite und verständnisvolle Mann kam sich ausgenutzt vor und verließ die Frau.

Eine Patientin erklärte ihrem Mann, sie dürfe sich nicht aufregen, sonst bekäme sie einen Schub, und untersagte ihm mit dieser Begründung jegliche Erfüllung seiner eigenen Wünsche. Der Mann bekam schließlich starke Depressionen und konnte diesen Konflikt erst durch psychotherapeutische Behandlung lösen.

sich förmlich ins Gegenteil verkehren (Konversion) und in eine ausgeprägte Körpersprache münden: Rein seelisch (also unbewusst) verursacht, treten organisch nicht begründbare Bewegungsstörungen auf oder bestehende Ausfälle verstärken sich.

Dass sich starke seelische Regungen, vor allem Angst, auf den Körper auswirken können, kennt jeder Gesunde in Form der bekannten Schrecksekunde. Man ist unfähig, sich zu bewegen, oder in einer Angst einflößenden Situation zittern Knie oder Hände.

Wichtig

Bei Kranken, die stark zur Körpersprache neigen, können seelisch bedingte Lähmungen oder andere neurologische Ausfälle lange bestehen. Es ist nicht etwa so, dass sich die Kranken diese Ausfälle einbilden; sie haben sie tatsächlich, aber sie rühren nicht nur von der MS her. Diese Menschen sind besonders betroffen, denn sie leiden unter einer stärkeren Behinderung, als sie diese allein durch MS hätten. Bemerkungen wie »Reiß dich zusammen« sind hier fehl am Platze, sie machen die Kranken nur noch unglücklicher, weil sie sich unverstanden fühlen, denn schließlich bestehen die Ausfälle wirklich.

Liebevolle, verständnisvolle Gespräche, die Mut machen, sind nötig, häufig auch psychotherapeutische Hilfe. Das heißt natürlich nicht, dass jede Lähmung mit Psychotherapie zu heilen wäre, denn derartige seelisch bedingte Ausfälle sind, wie gesagt, sehr selten.

Die Hoffnung auf ein »Wunder«

Manchmal hört man von »Wunderheilungen«, bei denen ein MS-Kranker nach Anwendung irgendeines Mittels wieder gehen kann, nachdem er jahre- oder jahrzehntelang im Rollstuhl verbracht hat. In solchen Fällen hat der Glaube an das Mittel eine lange bestehende seelische Blockade aufgelöst. Wenn langjährige organische Vernarbungen die Ursache von bleibenden Ausfällen sind, ist eine solche Wiederherstellung organisch nicht möglich.

Leider knüpfen viele MS-Kranke, bei denen diese Möglichkeit zur Rückbildung der Ausfälle nicht mehr gegeben ist, all ihre Hoffnungen an solche Einzelberichte und sind dann sehr enttäuscht, wenn der erwartete Erfolg nicht eintritt.

Die Krankheit annehmen

Als vernunftbegabtes Wesen kommen wir mit Angst auslösenden Situationen meist besser zurecht, wenn wir dafür eine Erklärung haben oder die Ursache kennen. MS ist nicht zuletzt deswegen so belastend für die Betroffenen, weil man nicht weiß, wodurch sie eigentlich ausgelöst wird und welche Faktoren ihren weiteren Verlauf bestimmen. Schübe entstehen durch eine Reihe von Einflüssen, und viele Betroffene suchen nach derartigen Auslösern. Für sie wäre es beruhigend zu wissen, was diese Krankheit in Gang setzt. Deshalb ist ihr Interesse an der Forschung sehr groß.

Vielleicht knüpfen auch Sie die Hoffnung auf Heilung an die Ergebnisse der Forschung. Viele MS-Kranke sind deswegen bereit, durch ihre Angaben und Beobachtungen oder gar Untersuchungen und Behandlungen an der Forschung mitzuarbeiten. Ich halte dies für sehr wichtig, denn es hilft, sich dem Problem über den Verstand zu nähern. So sind Sie nicht nur Ihren Gefühlen ausgeliefert.

(Be-)Handeln statt grübeln

Allerdings sollten Sie das Grübeln über die Ursachen der MS und der Wunsch, die Krankheit an der Wurzel zu packen (was zurzeit noch nicht möglich ist), nicht dazu verleiten, die Symptome nicht zu bekämpfen. Ich kenne eine Betroffene, die nur zur Untersuchung kommt, um über die möglichen Ursachen der Krankheit und die Erklärung ihrer diversen Beschwerden und Phänomene zu diskutieren. Sie weigert sich, eine Behandlung durchzuführen, weil diese ja nicht an der Ursache ansetze, obwohl es ihr in kürzerer Zeit viel schlechter geht als den Patienten, die zur Behandlung kommen. Hier wirkt sich die sonst so positive psychische Reaktion des Erklärungs- und Forschungsbedürfnisses nicht beruhigend aus. Sie ist ein Hemmschuh.

Eine gute Möglichkeit, mit den Ängsten und Komplexen fertig zu werden, besteht darin, Gefühle auf höhere geistige oder seelische Ebenen zu übertragen. Das befreit und gibt das Empfinden von Leistung. Ich kenne eine Reihe von Betroffenen, die malen oder wunderschöne Gedichte schreiben. Einige mit handwerklichem Geschick fertigen schöne und nützliche Din-

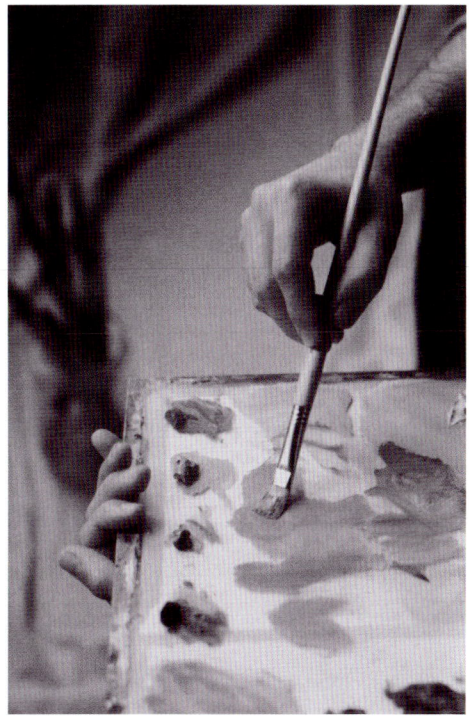

Viele Betroffene entdecken im Verlauf ihrer Krankheit ungeahnte Begabungen.

ge, mit denen sie anderen große Freude bereiten. Eine Patientin hat ihre künstlerischen Fähigkeiten so weit ausgebaut, dass sie mit ihren fantasievollen selbst produzierten Gegenständen Ausstellungen veranstaltet. Sportlich begabte Kranke haben sich sehr sinnvolle Übungen ausgedacht, die ich schon mehrmals an andere weitergegeben habe.

Es ist ideal, wenn es Ihnen gelingt, Ihre seelischen Belastungen in dieser Form zu bewältigen. Jeder, der körperlich krank ist, sollte ganz bewusst nach geistigen Interessen und neuen Lebensinhalten suchen. In den meisten Menschen schlummern verborgene Talente, auf die sie im normalen

Alltag noch nicht gestoßen sind. Manchmal kommt man gerade durch die körperliche Beeinträchtigung erst darauf, was alles so in einem steckt. Sie werden stolz auf sich sein – trotz der Krankheit – und selbstbewusst. Das trägt wesentlich dazu bei, besser und zufriedener mit der Krankheit leben zu können.

Aus dem Rückzug in die Offensive

Sie sollten keine Gelegenheit versäumen, die eigenen vier Wände zu verlassen und unter Menschen zu gehen. Abwechslung verhindert, dass Sie zu oft mit sich und Ihrer Krankheit allein sind. Sonst kann leicht ein Gefühl der Leere und Sinnlosigkeit entstehen und die MS sogar verschlimmern. Sich einigeln ist nie gut. So sollten Sie sich auch mit der Krankheit nicht von anderen abkapseln.

Vielen Menschen in seelischen Krisen hilft es sehr, wenn sie sich mit jemandem identifizieren können, wie beispielsweise noch unsichere Jugendliche mit Film-, Musik- und Sportidolen. Auch Kranke können ihre Ängste leichter meistern, wenn sie jemanden zum Vorbild haben, der es gelernt hat, mit der Krankheit selbstbewusst und zufrieden zu leben. Das ist auch die Idee der sehr begrüßenswerten Selbsthilfegruppen bzw. MS-Clubs. Jemanden kennen zu lernen, der seinen Lebensstil gefunden hat, ausgeglichen ist und Freude empfinden kann, ist ein großes Glück für jeden Betroffenen. Versuchen Sie selbst, die Krankheit so zu verarbeiten, dass Sie für einen anderen Vorbild sind.

Das Selbstwertgefühl stärken

Die Abnahme des Selbstwertgefühls infolge der Krankheit sehe ich als psychologisches Hauptproblem an. Selbst wenn Sie mit den großen Belastungen – Beruf, Familie, persönliche Interessen, Abhängigkeit von anderen – ganz gut fertig werden, kann Sie im täglichen Leben immer wieder die Lieblosigkeit anderer Mitmenschen zurückwerfen. Die vielen kleinen negativen Erlebnisse können zermürben: die Ungeduld anderer, wenn Sie langsamer sind, etwa an der Kasse eines Supermarktes oder beim Überqueren einer Straße; die Bösartigkeit, wenn andere eine Behinderung ausnutzen, etwa um sich irgendwo vorzudrängen; die Achtlosigkeit, wenn Sie beim Treppensteigen oder in öffentlichen Verkehrsmitteln Hilfe brauchen. Nicht zu vergessen die abfälligen Bemerkungen und das ablehnende Schauen, wenn Sie unsicher gehen oder stürzen und man Sie deshalb für betrunken hält. So etwas tut weh.

Wichtig

Das Gleiche bewirken Vorurteile, die in ländlichen Gebieten häufig besonders ausgeprägt anzutreffen sind. Wer nicht sichtlich schwer behindert ist, wird als faul hingestellt, wenn er seinen Garten nicht pflegt oder eine Rente bezieht. Jeder Behinderte gilt als dumm. Die Krankheit wird als Strafe Gottes für böse Taten angesehen.

In der Stadt leiden die Betroffenen unter der Gleichgültigkeit, auf dem Land unter der Beobachtung und der möglichen bösen Nachrede. Beides kann dazu führen, dass Sie sich zurückziehen und die Öffentlichkeit scheuen, weil Sie nur den einen

Wunsch haben, sich den häufigen unangenehmen Konfrontationen zu entziehen. Verständlich. Führen Sie sich immer wieder vor Augen, dass Sie es in vielem schwerer haben als ein Gesunder, die Bewältigung der Probleme eine Herausforderung der eigenen menschlichen Qualitäten ist.

Natürlich ist es schwer, eine ideale Einstellung zum Leben mit MS zu finden; sie muss mühsam erarbeitet werden. Nicht jeder schafft das auf Anhieb, denn viele tragen unaufgearbeitete Probleme aus der Kindheit mit sich herum oder befinden sich in einer psychisch belastenden beruflichen oder familiären Situation. Dann wirkt sich MS wie ein Tropfen aus, der das Fass zum Überlaufen bringt, und man kann nicht nur die Krankheit, sondern auch alle anderen Probleme viel schlechter bewältigen. Gerade wenn man unter einer chronischen Krankheit wie MS leidet, ist es umso wichtiger, alle inneren und äußeren Konflikte zu bereinigen, wenn nötig auch mit psychotherapeutischer Hilfe. Je unbelasteter Sie im Allgemeinen sind, desto leichter lernen Sie, mit MS zu leben. Der Alltag wirft durch den wechselhaften Verlauf immer wieder neue Probleme auf, mit denen Sie sich auseinander setzen müssen. Gerade die Unsicherheit, nicht zu wissen, was in der Zukunft sein wird, belastet das Leben mit MS so sehr.

Ich sehe es als wichtige Aufgabe des Arztes an, nicht nur die Krankheitssymptome zu behandeln, sondern auch die psychologischen Aspekte zu berücksichtigen und dem Kranken und seinen Angehörigen bei der seelischen Bewältigung der Krankheit zu helfen. Der Arzt soll sozusagen einen Stützpunkt darstellen, an den sich der Kranke mit allen Fragen, die MS betreffen, wenden kann. Er weiß, wie oft das Gefühl, nicht verstanden oder mit seinen Fragen allein gelassen zu werden, die durch die Krankheit ausgelösten Ängste verstärken kann, und er kann und soll dem Betroffenen das Gefühl des Verlassenseins nehmen. Er weiß aber auch, in welch großartiger und bewundernswerter Weise viele Betroffene das Leben mit der Krankheit meistern, und er kann diese Erfahrungen anderen Betroffenen weitergeben.

Nach Verständnis suchen

Die Folgezustände der MS beeinflussen alle Bereiche des täglichen Lebens. Sie müssen Probleme auf vielen Ebenen bewältigen. Auch äußerlich unbehinderte Personen sind oft nicht so fit wie Gesunde und leiden darunter. Vielleicht hindert Sie die vorzeitige Ermüdbarkeit daran, unbefangen an eine Aufgabe heranzugehen. So verlieren Sie das Vertrauen in sich und ihre Leistungsfähigkeit. Außerdem sind Sie gezwungen, diese Erscheinung nach außen hin zu vertuschen, vor allem im Berufsleben, denn die Umgebung reagiert darauf meist wenig verständnisvoll. Wer nicht sichtbar krank ist und dennoch keine gleichmäßige oder sogar überdurchschnittliche Leistung vollbringen kann, erlangt leicht den Ruf, faul zu sein, sich gehen zu lassen oder ein Hypochonder zu sein. Das macht die Kranken mit Recht unglücklich, sie fühlen sich unverstanden.

Wichtig

Sich nun in einen Schmollwinkel zurückzuziehen ist sicher falsch. Die eigenen Be-

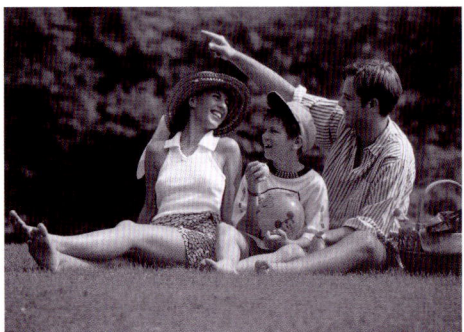

Statt sich zurückzuziehen, sollten Sie – so oft es Ihr Gesundheitszustand erlaubt – unter Leute gehen oder etwas unternehmen.

schwerden sollten Sie zwar nicht an die große Glocke hängen, aber Sie sollten deutlich zu verstehen geben, dass Sie sich sehr wohl bemühen, auch wenn Sie nicht gesund sind. Isolieren Sie sich nicht, sondern suchen Sie unter den Kollegen nach einem verständnisvollen Freund, dem Sie erzählen können, mit welcher Anstrengung die geforderten Leistungen manchmal verknüpft sind. Irgendein Vertrauter findet sich fast immer.

Neues Selbstverständnis im Beruf

Das Berufsleben hält noch weitere Quellen für Frustrationen bereit. Gerade Erfolg und Leistungsstärke dienen vielen Menschen als Ersatz oder Ventil für Probleme, deren Ursachen ganz woanders liegen. Wer an einer schweren Krankheit leidet, ist wegen der seelischen Belastung auf positiven psychischen Ausgleich angewiesen. Bei MS-Betroffenen kann der Beruf diesem Zweck wahrscheinlich nicht mehr dienen. Die Aufstiegschancen sind vermutlich eingeschränkt, weil der Arbeitgeber aus Angst

vor einem längeren Ausfall den Betroffenen nicht mit einer verantwortungsvollen Position betrauen will. Oft schränkt eine Behinderung auch den vorhandenen Leistungswillen ein, und man kann sich am Arbeitsplatz nicht genügend engagieren, weil man nicht so schnell und geschickt ist. Oder die Behinderung macht es unmöglich, in dem Beruf tätig zu sein, den man sich wünscht: Man fühlt sich unzufrieden und nicht ausgelastet, statt einen psychischen Ausgleich für die Krankheit zu haben.

Die verschiedenen beruflichen Einschränkungen haben oft finanzielle Nachteile zur Folge, so dass außer den ideellen auch materielle Abstriche zu bewältigen sind. Manche Kranke streben eine Frühverrentung an, auch wenn sie noch arbeiten könnten, weil sie unter den gegebenen Bedingungen mit all den Benachteiligungen an der Arbeit keine Freude mehr haben. Diese Reaktion ist vor allem bei Menschen, die Selbstbestätigung durch den Beruf suchen, nicht unverständlich, aber meist sind gerade die leistungsbereiten Menschen mit dieser Lösung nicht wirklich glücklich. Sie ent-

MIT MS LEBEN

Andere Maßstäbe

Eines liegt klar auf der Hand: Sie können Ihre Leistungsstärke nicht mit der gesunder Menschen vergleichen. Legen Sie also nicht unbedingt den Maßstab des Gesunden an sich selbst an. Sie können stolz auf sich sein, wenn Sie das Geforderte schaffen, denn es ist oft mit viel mehr Einsatz und Anstrengung verbunden. Auch wenn niemand das wahrnimmt, Sie wissen es selbst – und das sollten Sie mit Befriedigung registrieren.

wickeln das Gefühl, vorzeitig aufgegeben zu haben. Schließlich arbeiten wir ja nicht nur, um anderen etwas zu beweisen, sondern um uns selbst zu zeigen, wozu wir in der Lage sind.

Partnerschaft und Familie

Das Familienleben ist bei Kranken größeren psychischen Belastungen ausgesetzt als bei Gesunden. Das verlangt von Ihnen und Ihren Angehörigen ein hohes Maß an Einfühlungsvermögen, Toleranz, Rücksichtnahme und Geduld. Dazu ist nicht jeder von vornherein fähig. Die Krankheit wird so auch zum Prüfstein für die Tragfähigkeit einer Beziehung. Die Charakterzüge der Partner treten deutlicher zutage, und beide müssen sich als Mensch – im edelsten Sinn des Wortes – bewähren, was oft erst mühsam zu erarbeiten ist.

Die Angst vor Zurückweisung

Hinsichtlich ihrer Partnerschaft sind MS-Kranke oft verunsichert:

- Bin ich für den anderen noch attraktiv?
- Schämt sich mein Partner in der Öffentlichkeit, vor Freunden oder Kollegen mit mir?
- Bin ich sexuell nicht mehr anziehend, entwickeln sich durch MS vielleicht sexuelle Störungen?
- Bin ich für den anderen uninteressant, wenn ich im Beruf weniger Arbeitsleistung erbringe, weniger Ansehen habe oder weniger verdiene?
- Ist mein Partner verärgert, wenn ich gemeinsame Unternehmungen nicht mehr mitmachen kann oder wenn er auf dieses oder jenes verzichten muss?

- Ist es unbequem für ihn, wenn er helfen oder Rücksicht nehmen muss?
- Zähle ich für den anderen nichts mehr, wenn ich eine bestimmte Aufgabe oder Rolle in der Gemeinschaft nicht mehr übernehmen kann?

Wichtig

All das führt zur Angst, den Partner zu verlieren. Durch diese Angst wird man oft empfindlicher und schwieriger und reagiert in manchen Situationen anders, als es der Partner gewöhnt ist. Dadurch wird die Beziehung zusätzlich belastet.

Den Partner nicht überfordern

Viele Kranke – vor allem Frauen – neigen dazu, sich verstärkt anzuklammern und besonders viele Zeichen der Zuwendung zu verlangen. Erreicht wird damit meist das Gegenteil. Denn vor allem Männer ertragen eine Beziehung nicht, in der sie sich eingeengt und gedrängt fühlen. Deshalb gilt:

Häufig ist die Tendenz zu erkennen, sich wegen der Krankheit in der Partnerschaft zurückzuziehen. Sie werden überempfindlich, misstrauisch, abweisend und lehnen gut gemeinte Ratschläge und Hilfe ab. Hinter dieser Reaktion verbirgt sich meist die Angst, enttäuscht oder allein gelassen zu werden. Auch das erschwert eine Bezie-

Freiraum für den Partner

Je mehr Sie vom Partner abhängig sind, desto mehr Freiraum sollten Sie ihm gönnen. Das ist schwer, aber klüger, als Zuneigung und Fürsorge unbedingt erzwingen zu wollen. Hat Ihr Partner eine liebevolle Beziehung zu Ihnen, weiß er es mit Sicherheit zu schätzen, wenn Sie ihn sein Leben leben lassen, ihm die Zeit für eigene Hobbys und Freunde einräumen. Er weiß, dass dahinter Rücksichtnahme, Verständnis und Verzicht stehen, und ist dadurch viel eher bereit, auf Sie und Ihre Wünsche einzugehen und selbst auf manches zu verzichten.

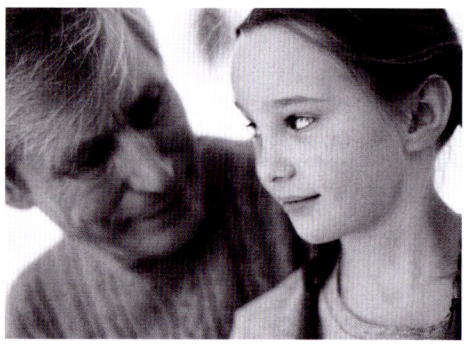

Kinder sind belastbarer, als manche Eltern glauben. Sie entwickeln sehr viel Verständnis für die Krankheit.

hung, weil ein Partner, der sich um den Kranken bemüht, diese Ablehnung nicht versteht, ihn für stolz und undankbar hält, nun seinerseits beleidigt reagiert und ihn dann vielleicht wirklich im Stich lässt.

Wichtig

Neigen Sie zu einem abweisenden Verhalten (das ja nur Selbstschutz ist), sollten Sie innehalten und versuchen, gut Gemeintes auch einmal anzunehmen. Statt sich gegen eine

mögliche spätere Enttäuschung zu wappnen, sollten Sie sich über die hier und jetzt erbrachte Rücksichtnahme und Hilfe freuen. Gönnen Sie es Ihrem Partner, wenn er sich dafür geachtet und bestätigt fühlt. Auch wenn es schwer fällt, sollten Sie ihm sagen, dass Sie sich über sein Verständnis freuen.

Sie als Betroffene müssen sich eventuell neue Ideale für die Basis der Beziehung suchen, Ihre Einstellung zu manchen Dingen ändern und über den eigenen Schatten springen. Aber es lohnt sich. Wenn Sie es geschafft haben, können Sie stolz sein. Das gleicht auch so manche MS-bedingte Frustration aus. Ich habe gesehen, dass Kranke häufig viel mehr Verständnis, Toleranz und Reife als Gesunde aufbrachten und dadurch viel zufriedener wurden und mit ihrem Schicksal besser leben konnten.

Keine Schuldgefühle den Kindern gegenüber

MS kann auch bei der Betreuung und Erziehung der Kinder zur psychischen Belastung werden. Nicht selten spielen Schuldgefühle eine Rolle, z. B. weil Sie als Mutter den Nachwuchs nicht richtig versorgen können und diesen zu sehr sich selbst überlassen müssen. Oder es besteht die Angst, dass sie sich gegenüber Kindern mit gesunden Eltern zurückgesetzt fühlen könnten, dass man ihnen die unbeschwerte Kindheit verderben könnte, weil sie Rücksicht nehmen und auf manches verzichten müssen, oder dass man sie überfordern könnte, wenn sie helfen müssen. Seien Sie unbesorgt: Kinder sind von Natur aus hilfsbereit. Sie haben viel Verständnis für Hilfsbedürftigkeit, weil sie selbst noch auf Hilfe angewiesen sind.

Dazu kommt:

- Kinder sind sehr flexibel. Sie tun sich in einer ungewöhnlichen Familiensituation viel leichter als manche Erwachsene. Denn sie müssen sich nicht erst umstellen, sondern wachsen in der Situation auf; daher belastet sie diese weniger als einen Erwachsenen.
- Kinder sind mutig und bereit, für den kranken Elternteil Partei zu ergreifen, wenn andere Kinder oder Erwachsene abfällige Bemerkungen machen.
- Kinder sind stolz, wenn sie in einer schwierigen Situation etwas leisten, ihnen Vertrauen entgegengebracht wird und sie ihrem Alter entsprechend Mitverantwortung übernehmen können.

Zeigen Sie allerdings Ihre eigenen ungerechtfertigten Schuldgefühle allzu deutlich und entschuldigen sich ständig für die Krankheit, machen Sie Ihre Kinder eigentlich erst richtig darauf aufmerksam, dass etwas nicht stimmt, dass Ihre Kindheit – im Vergleich zu anderen Kindern – belastet ist. So ist es möglich, Selbstmitleid, Gefühle der Einschränkung und andere negative Gefühle bis hin zur Ablehnung des Kranken in den Kindern erzeugen. Damit tut man ihnen nichts Gutes. Loben Sie Ihre Sprösslinge für Ihren Einsatz, damit sie sehen, dass Sie dies nicht als Selbstverständlichkeit betrachten.

Wichtig

Man tut den Kindern nichts Gutes, wenn man aus Schuldgefühlen heraus versucht, unter größter Anstrengung so viel wie möglich für sie zu leisten und sie zu verwöhnen, mehr vielleicht, als wenn man gesund wäre. Leicht werden sie so zu unso-

zialen Wesen, die nur an sich denken und kühl darüber hinwegschauen, wenn sich andere abmühen und aufopfern. Das kann nicht der Sinn der Kindererziehung sein. Natürlich sollten Sie sich andererseits bemühen, den Kindern entgegenzukommen und vor allem hilfsbereite und verständnisvolle Kinder nicht zu überfordern und auszunutzen. Sprechen Sie aus, dass Sie sich manchmal schwer tun, für das Kind da zu sein, dass Sie es aber – so gut es geht – gerne tun.

Falsch verstandenes Pflichtgefühl

Was die »hausfraulichen Pflichten« anbelangt, entwickeln an MS erkrankte Frauen paradoxerweise oft ein Schuldgefühl. Das hängt sicher mit den Erwartungen zusammen, die Gesellschaft und Familie an eine Frau stellen und die diese Frauen ganz automatisch akzeptieren, weil sie damit aufgewachsen sind: das Bild der opferfähigen Frau, die unermüdlich für andere da ist und der man damit dankt, dass man sie freundlich behandelt und nicht tadelt. Nicht nur, dass es für alle Frauen an der Zeit ist, diese für andere so bequeme Rolle zurückzuweisen – für MS-Betroffene ist es lebenswichtig, sich ihrer Leistung und ihres menschlichen Rechts auf Unterstützung und Anerkennung bewusst zu werden. Es ist Ihnen nicht zuzumuten, die aufgrund der MS auftretenden Erschwernisse des täglichen Lebens zu bewältigen und gleichzeitig noch mit Schuldgefühlen zu leben. Sie haben das Recht und die Pflicht, sich von der unbewussten Angst, verstoßen zu werden, wenn Sie nicht mehr leisten können, zu befreien oder selbst Ansprüche zu äußern. Andernfalls machen Schuldgefühle und Angst Sie so unsicher und deprimiert, dass sich Ihre Krankheit verschlimmern kann.

Selbstmitleid ist der falsche Weg

Genauso verkehrt und schädlich ist es, sich gar nicht mehr zu bemühen und nur noch zu erwarten, dass man Ihnen alles abnimmt und sich das ganze Familienleben um Ihre Krankheit dreht. Das gilt natürlich auch für Männer. Auch wenn Sie als »Herr im Haus« durch die Krankheit belastet sind, dürfen Sie Ihre Familie nicht überfordern und bei den Angehörigen Schuldgefühle erzeugen, wenn man Ihnen nicht alles abnimmt. In der Familie ist es besonders wichtig, dass jeder offen seine Wünsche, aber auch sein Unbehagen, seine Befürchtungen und persönlichen Konflikte ausspricht und dass man gemeinsam einen Kompromiss findet, bei dem jeder, so gut es geht, seine Ansprüche stellen kann, aber auch Opfer bringt. Miteinander zu reden ist in jeder Familie wichtig, ganz besonders aber, wenn eine außergewöhnliche Belastung vorliegt.

Jugendliche mit MS

Bei jugendlichen Kranken löst MS oft Konflikte in der Beziehung zu den Eltern aus. Die Jugendlichen befinden sich in einer schwierigen Lage. Eltern machen sich verständlicherweise große Sorgen, wenn bei der Tochter oder dem Sohn MS festgestellt wird, und sie reagieren mit verstärktem Schutzverhalten. Sie beobachten jede Kleinigkeit im Befinden des Jugendlichen, sie trauen ihm nicht zu, mit der Krankheit richtig umgehen zu können, neigen zu Überbehütung. Sie machen ihnen Vorschriften, warnen vor allem Möglichen und wollen seinen Lebensrhythmus bestimmen, wie sie es beim kleinen Kind getan haben. Das ist zwar eine natürliche Reaktion, sie löst aber große Spannungen aus. Denn der durchaus schon zur Eigenverantwortung fähige Jugendliche, der dem elterlichen Einfluss gegenüber noch nicht selbstsicher auftreten kann, neigt in der Folge zu Fehlreaktionen, die für ihn schädlich sein können.

Fehlreaktion Passivität und Sich-treibenlassen

Ein Teil der Jugendlichen, vor allem solche, die sehr verwöhnt sind und zur Bequemlichkeit neigen, werden passiv, verdrängen die Krankheit und lernen nicht, sie in ihr Leben einzubeziehen. Sie lassen sich treiben, bemuttern und werden nicht selbstständig, suchen sich keine Berufs- und Lebensziele und passende, verständnisvolle und hilfreiche Freunde und Partner. Zugleich spüren sie, dass sie sich nicht richtig verhalten. Je unselbstständiger sie sind, desto größer wird ihre Angst vor der Zukunft mit MS – und sie werden zunehmend depressiver, was sie wiederum passiver werden lässt. Ein Teufelskreis. Nicht selten endet er damit, dass die Jugendlichen, wenn die Eltern nicht mehr am Leben sind, allein bleiben, in schlechten sozialen Verhältnissen leben und sich nicht zu helfen wissen. So hart das für Sie als Eltern auch sein mag: Sie helfen dem Jugendlichen mehr, wenn Sie ihm nicht alles abnehmen, sondern ihn zur Eigenständigkeit ermuntern und ihn ein Leben nach seiner Fasson finden lassen.

Fehlreaktion Trotz und Ablehnung

Andere betroffene Jugendliche wiederum reagieren auf die Sorge und das behütende Verhalten der Eltern mit Trotz und extremer Ablehnung. Sie schlagen, ohne nachzudenken, alle Ratschläge – auch die vernünftigen – in den Wind. Ebenso lehnen sie sich oft gegen die sachlichen Vorschläge des Arztes auf, verschweigen Beschwerden und verschlampen dadurch Schübe, halten sich an keine Behandlungsmaßnahmen und führen ein ungesundes Leben. Sie können ihnen nicht helfen, indem Sie die Jugendlichen wie kleine Kinder für ihre Unvernunft tadeln. Zeigen Sie ihnen, dass Sie ihre Krise verstehen und dass Sie sich nicht überbehütend verhalten, weil Sie ihnen nichts zutrauen, sondern weil Sie dadurch Ihre eigenen Ängste und Sorgen zu bekämpfen versuchen.

Früh mit der Krankheit reifen

Ein dritter und – wie ich bei meiner Arbeit feststellen konnte – großer Teil der Jugendlichen reagiert ausgesprochen reif. Sie sind belastbar, realistisch und zugleich optimistisch, sind zu den Einschränkungen durch die Krankheit bereit, suchen ihre Lebensziele zu verwirklichen und entwickeln ihre eigene Lebensphilosophie. Man gewinnt den Eindruck, als würde die Tatsache, dass sie MS haben, rascher zu einem Reifungsprozess führen, einer Art von vorgezogener Lebensweisheit. Ich bewundere diese jungen Leute, denn es ist schwer, von heute auf morgen die Unbeschwertheit der Jugend verlieren zu müssen und doch den jugendlichen Optimismus, Lebenswillen und Kampfgeist zu bewahren und richtig zu steuern.

Viele von ihnen haben ebenso gefasste, belastbare Eltern, die den Drang ihrer Kinder zur Eigenverantwortung verstehen und hilfreich unterstützen. Manchmal sind aber ihre Eltern innerlich viel weniger gefestigt als sie selbst, was zu absurden Konflikten führen kann. So kommt es vor, dass die erkrankten Jugendlichen ihre Eltern beruhigen und deren Angst ausgleichen müssen, dass sie die Überbehütungstendenz – weil sie diese ja verstehen – geschickt und ohne Aggressionen zurückweisen. Oft gestatten sie sich aus Feingefühl gegenüber den Eltern nicht, über ihre Beschwerden oder ihre eigenen Ängste zu reden. Das alles belastet sie zusätzlich, weshalb man diese Jugendlichen – wo es nur geht – seelisch unterstützen muss.

Erste Liebe und Veränderungen im Freundeskreis

Ein weiteres Problem, das jugendliche MS-Kranke in besonderem Maße betrifft, sind Liebesbeziehungen, ein passender Partner und ein Freundeskreis. Normalerweise reagieren andere Jugendliche sehr verständnisvoll und menschlich auf die Probleme des Kranken, aber er gilt als anders, und das macht es schwer, eine dauerhafte Beziehung oder Freundschaften aufzubauen. Letztlich besitzen viele noch nicht die nötige Reife, um sich an einen Erkrankten stärker binden zu können, weil sie Angst vor der Verantwortung oder auch nur vor der

Unbequemlichkeit haben. Die Betroffenen spüren diese Zurückhaltung und reagieren meist falsch: mit besonderer Anklammerung, die den anderen abschreckt, oder mit der Tendenz, sich beleidigt oder schroff zurückzuziehen.

Besser wäre es, gemeinsame Aktivitäten zu planen, die auch der kranke Jugendliche mitmachen kann. Gesunde Jugendliche, vor allem Mädchen, glauben oft, alles Mögliche machen zu müssen, um dem Wunschpartner zu gefallen und sich ihm anzupassen. Das hat schon bei Gesunden wenig Sinn, weil man es auf Dauer nicht durchhält, irgendeine Rolle zu spielen,

denn nach einiger Zeit beginnt man sich zu ändern, und die Partnerschaft kommt in eine Krise. Bei Kranken ist dieses Verhalten besonders ungünstig, denn sie müssen dazu noch die Krankheit in den Hintergrund schieben, und das belastet viel zu stark. Außerdem brauchen sie ja einen Partner, mit dem sie auch ihre krankheitsbedingten Verzichte, Komplexe und Ängste besprechen können. Ein Partner, der damit nichts zu tun haben will, ist mit Sicherheit nicht der richtige.

Freund oder Freundin ins Vertrauen ziehen

Es ist überflüssig, jedem mehr oder weniger Fremden gleich zu erzählen, dass man MS hat. Auch wenn man dazu die Neigung verspürt, weil es eine Art Herausforderung ist, das Gegenüber damit zu konfrontieren. Es

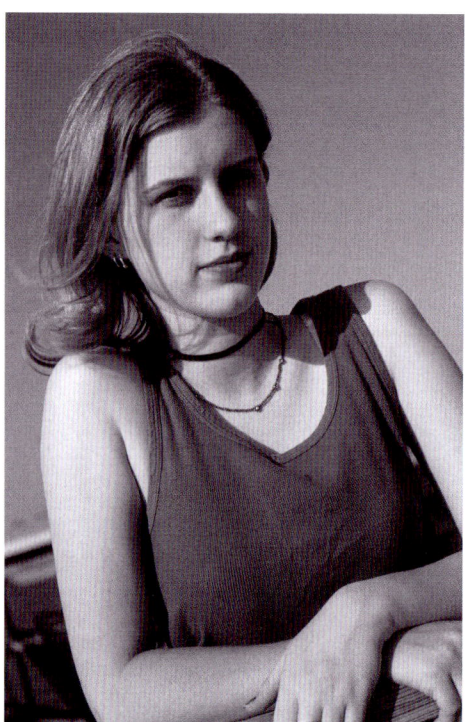

Jugendliche MS-Betroffene haben es nicht leicht, einen Freund zu finden, der Verständnis für ihre Krankheit aufbringt.

MIT MS LEBEN

Mitmachen statt isolieren

Die MS erfordert ein Umdenken bei der Wahl der Freizeitpartner und der Ausbildung persönlicher Interessen und Hobbys. Aufgrund der erhöhten Ermüdbarkeit oder einer Behinderung sind Sie oft nicht in der Lage, manchem früheren Hobby nachzugehen. Es besteht die Gefahr der gesellschaftlichen Isolation, wenn Sie im Kreise Gleichgesinnter nicht mehr mitmachen können. Keinesfalls sollten Sie sich aus Angst, die anderen zu hemmen, oder weil Sie sich schämen zu sagen, dass Sie dies oder jenes nicht tun können, von der Gemeinschaft zurückziehen. Zuvor sollten Sie ausprobieren, ob Sie sich nicht wohl fühlen, auch wenn Sie nur dabei sind, ohne ganz mithalten zu können, und wie die Freunde reagieren. Wirkliche Freunde haben Verständnis.

kommt einer demonstrativen Provokation und zugleich oft vorgezogenen Kapitulation gleich. Meist bleibt ein ungutes Gefühl zurück, wenn man nicht akzeptiert wird. Freund oder Freundin muss sehr wohl mit der Krankheit konfrontiert werden. Die Frage ist nur, wann im Laufe einer Beziehung das geschehen soll. Teilt man schon in der Kennenlernphase mit, dass man MS hat, könnte der eine oder andere verständnisvolle und durchaus belastbare Mensch vorzeitig Angst vor einer engeren Beziehung entwickeln. Ich glaube, dass jeder ohne Erwartungen in eine Beziehung treten und erst einmal sehen sollte, wie der andere wirklich ist. Erst wenn sich ein gewisses Vertrauen entwickelt hat, sollte man sagen, dass man MS hat. Dann kann schon so viel Zugehörigkeitsgefühl vorhanden sein, dass der andere nicht mehr verschreckt wird. Trotzdem kann es passieren, dass er sich zurückzieht.

Nachwort

Ich sehe es als eine wichtige Aufgabe des betreuenden Arztes an, nicht nur die Krankheitssymptome zu behandeln, sondern auch die psychologischen Aspekte zu berücksichtigen und dem Patienten und seinen Angehörigen bei der seelischen Bewältigung der Krankheit zu helfen. Der Arzt soll eine Vertrauensperson sein, an die sich der Patient mit allen Fragen, die MS betreffen, wenden kann. Ein Arzt, der viele Patienten betreut, kennt die Probleme, die im Zusammenhang mit der Krankheit auftreten. Er weiß, wie oft das Gefühl, nicht verstanden oder mit seinen Fragen allein gelassen zu werden, die durch die Krankheit ausgelösten Ängste verstärkt, und er kann deshalb dem Patienten das Gefühl des Verlassenseins nehmen. Er weiß aber auch, in welch großartiger und bewundernswerter Weise viele Patienten das Leben mit der Multiplen Sklerose meistern, und er kann diese Erfahrungen an andere Betroffene weitergeben.

Ich hoffe, mir ist all das mit diesem Buch ein wenig gelungen …

Serviceteil

Adressen

Nationale Multiple-Sklerose-Gesellschaften:

Deutschland:

Deutsche Multiple Sklerose Gesellschaft (DMSG) Geschäftstelle des Bundesverbandes e. V.
Küsterstraße 8
30519 Hannover
Tel. (05 11) 968 34–0
Fax (05 11) 968 34–50
E-Mail: dmsg@dmsg.de
Internet: www.dmsg.de

Die Deutsche Multiple Sklerose Gesellschaft mit Bundesverband, 16 Landesverbänden und derzeit rund 900 örtlichen Kontaktgruppen ist eine große und starke Gemeinschaft von MS-Betroffenen, ihren Angehörigen und vielen engagierten ehrenamtlichen Helfern und hauptberuflichen Mitarbeitern.
Der DMSG Bundesverband e. V. wurde 1952 als Zusammenschluss medizinischer Fachleute gegründet. Er vertritt die Belange von Menschen, die an MS erkrankt sind.
Der DMSG-Bundesverband gibt MS-Infos, Bücher und Broschüren zu speziellen Themen und die vierteljährlich erscheinende Zeitschrift »AKTIV« mit aktuellen Informationen heraus.

Auf der Internetseite des Bundesverbandes finden Sie die Adressen der jeweiligen Landesverbände.

Österreich:

Österreichische Multiple Sklerose Gesellschaft
LG Wien
Neurologische Universitätsklinik
Währinger Gürtel 18–20
1090 Wien
Tel. (2 22) 40 400–31 21
Fax (2 22) 40 400–31 41
E-Mail: office@msges.at
Internet: www.msges.at

Schweiz:

Schweizerische Multiple Sklerose Gesellschaft (SMSG)
Josefstrasse 129
Postfach, 8031 Zürich
Tel. (0 43) 44 44 343
Fax (0 43) 44 44 344
E-Mail: info@multiplesklerose.ch
Internet: www.multiplesklerose.ch

Internetadressen:

www.multiple-sklerose-e-v.de (Initiative Selbsthilfe)
www.multiplesklerosechat.de (deutschsprachiger Chatraum)
www.msif.org (internationaler Bund für Multiple Sklerose)
www.ms-life.de (Infos rund um die Krankheit, Service)
www.ms-gateway.de (MS-Information der Firma Schering)
www.multipleskleroseliste.com (deutschsprachige Mailingliste)
www.dgn.org (Deutsche Gesellschaft für Neurologie)
www.ms-infozentrum.de (Infos rund um die Krankheit, Service)

Bücher zum Weiterlesen

Auf der Internetseite der Deutschen Gesellschaft für Multiple Sklerose finden Sie ausführliche Literaturlisten. Hier eine kleine Auswahl:

Braasch, Diana; Warnecke, Gudrun: **Bewegungstraining bei Multipler Sklerose.** Übungen für zu Hause. Deutscher Medizinverlag 2003.

Devine, Monique: **Myelin geht mir auf die Nerven.** Ein Aktivitätsbuch für Kinder von 6 bis 12. Deutsche Multiple Sklerose Gesellschaft, Hannover 1997.

Evers, Joseph: **Die Evers Diät.** Haug Verlag in MVS Medizinverlage Stuttgart 2002.

Fried, Karin: **Flieg weiter, Schmetterling.** Und jetzt erst recht. Triga 2004.

Frommhold, Renate: **In Bewegung kommen.** Pala-Verlag 2005.

Heilige, Barbara: **Balanceakt Multiple Sklerose.** Leben und Pflege bei chronischer Krankheit. Kohlhammer Verlag Stuttgart 2002.

Hildel, Leo; Rybcynski, Ralf: **Multiple Sklerose. Schicksalsschlag und Chance.** Frieling und Partner 2001.

Jaffee, Cyrisse; Frankel, Debra; LaRoche Barbara; Dick, Patricia: **Jemand, den du kennst, hat Multiple Sklerose.** Ein Buch für Familien. Deutsche Multiple Sklerose Gesellschaft, Hannover o. J.

Jasper, Tatjana: **Familie, Partnerschaft und Sexualität bei Multipler Sklerose.** Unterstützung gewinnen – Alltag organisieren. Deutscher Medizinverlag 2004.

Kesselring, Jörg: **Multiple Sklerose.** Kohlhammer Verlag Stuttgart 2005.

Kitter, Erika: **Multiple Sklerose, 30 Jahre leben mit einer Krankheit.** Ein Erfahrungsbericht, Radius Verlag 2000.

Krämer, Günter; Besser, Roland: **Multiple Sklerose – Antworten auf die häufigsten Fragen.** TRIAS Verlag in MVS Medizinverlage Stuttgart 2003.

Krämer, Günter: **Multiple Sklerose von A-Z.** TRIAS Verlag in MVS Medizinverlage Stuttgart 2004.

Lehners, Katharina: **Das MS-Kochbuch.** Deutscher Medizinverlag 2004.

Limmroth, Volker; Sindern, Eckhart: **Multiple Sklerose.** Taschenatlas spezial, Thieme Stuttgart 2004.

Pöhlau, Dieter; Werner, Gudrun: **Gesund und bewusst essen bei Multipler Sklerose.** TRIAS Verlag in MVS Medizinverlage Stuttgart 2003.

Sassonov, Sylvia: **Ich tanze, solange ich kann.** Lübbe 2004.

Schapiro, Randell: Multiple Sklerose: **Symptome aktiv lindern.** TRIAS Verlag in MVS Medizinverlage Stuttgart 2004.

Schäfer, Ulrike; Kitze, Bernd; Poser, Sigrid: **Multiple Sklerose. Mehr wissen, besser verstehen.** Alles über Diagnose, Verläufe und die besten Therapien für Sie. TRIAS Verlag in MVS Medizinverlage Stuttgart 2005.

Wagener-Thiele: **Natürliche MS-Therapien.** Sanfte und wirksame Behandlung von Multipler Sklerose. Ullstein Verlag München 2005 (2005).

Zaruba, Barara: **Diagnose MS. Wie ich meine Hoffnung wiederfand.** Nymphenburger Verlagsbuchhandlung, München 2000.

Serviceteil

Stichwortverzeichnis

*Bibliografische Information der
Deutsche Bibliothek*
Die Deutsche Bibliothek verzeichnet diese
Publikation in der Deutschen Nationalbibliografie;
detaillierte bibliografische Daten sind im Internet
über http://dnb.ddb.de abrufbar

Programmplanung:
Uta Spieldiener

Lektorat:
Annerose Sieck

Umschlaggestaltung:
Cyclus · Visuelle Kommunikation, Stuttgart

Umschlagfoto: Corbis
Die abgebildeten Personen haben in keiner Weise
etwas mit der Krankheit zu tun.

Textzeichnungen:
Viorel Constantinescu

Fotos:
Archiv der Thieme Verlagsgruppe

Wichtiger Hinweis:
Wie jede Wissenschaft ist die Medizin ständigen
Entwicklungen unterworfen. Forschung und klini-
sche Erfahrung erweitern unsere Erkenntnisse,
insbesondere was Behandlung und medikamentöse
Therapie anbelangt. Soweit in diesem Werk eine
Dosierung oder eine Applikation erwähnt wird, darf
der Leser zwar darauf vertrauen, dass Autoren und
Verlag große Sorgfalt darauf verwandt haben, dass
diese Angabe **dem Wissensstand bei Fertigstellung
des Werkes** entspricht.
Für Angaben über Dosierungsanweisungen und
Applikationsformen kann vom Verlag jedoch keine
Gewähr übernommen werden. **Jeder Benutzer ist
angehalten,** durch sorgfältige Prüfung der Beipack-
zettel der verwendeten Präparate und gegebenenfalls nach Konsultation eines Spezialisten festzustellen, ob die dort gegebene Empfehlung für
Dosierungen oder die Beachtung von Kontraindika-
tionen gegenüber der Angabe in diesem Buch ab-
weicht. Eine solche Prüfung ist besonders wichtig
bei selten verwendeten Präparaten oder solchen,
die neu auf den Markt gebracht worden sind. **Jede
Dosierung oder Applikation erfolgt auf eigene
Gefahr des Benutzers.** Autoren und Verlag appel-
lieren an jeden Benutzer, ihnen etwa auffallende
Ungenauigkeiten mitzuteilen.

4. überarbeitete Auflage
© 1997 Georg Thieme Verlag KG
© 2002, 2005 TRIAS Verlag in MVS
Medizinverlage Stuttgart GmbH & Co. KG
Oswald-Hesse-Str. 50, 70469 Stuttgart
Printed in Germany

Satz: Fotosatz H. Buck, Kumhausen
Druck: Grafisches Centrum Cuno, Calbe
Gedruckt auf chlorfrei gebleichtem Papier

ISBN 3-8304-3236-4   2 3 4 5 6

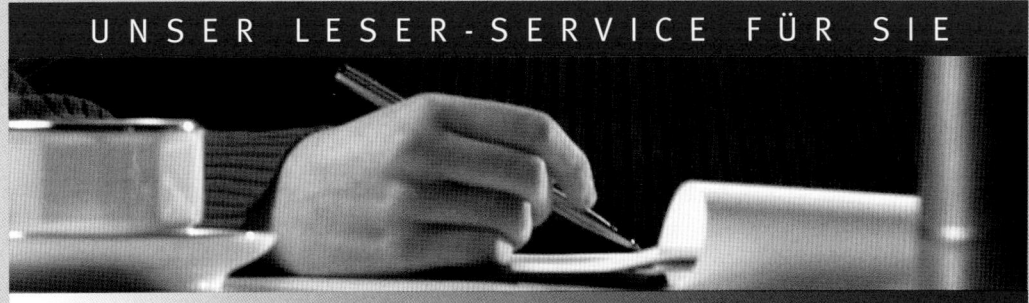

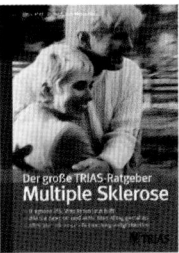

Liebe Leserin, lieber Leser,

wir freuen uns, dass wir Ihnen mit diesem Buch weiterhelfen konnten. Fragen zum Inhalt dieses Buches leiten wir gern an die Autorin oder den Autor weiter.

Auch Anregungen und Fragen zu unserem Programm wie auch Ihre Kritik sind uns herzlich willkommen!

Denn: **Ihre Meinung zählt.**
Deshalb zögern Sie nicht – schreiben Sie uns!

Ihre

Uta Spieldiener

▌ Adresse: Lektorat Trias Verlag
                  Postfach 30 05 04
                  70445 Stuttgart
▌ E-Mail
  Leserservice: heike.bacher@medizinverlage.de
▌ Fax: 0711-8931-748

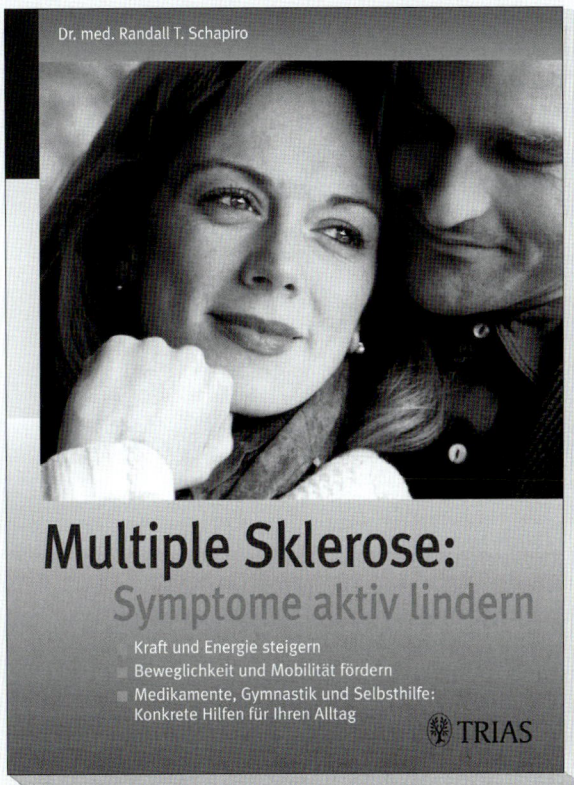
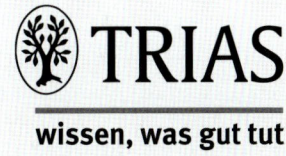